重点专病专科系列丛书

溃疡性结肠炎的中西医结合治疗

唐志鹏　郝微微　主　编

科学出版社

北　京

内 容 简 介

本书系统介绍溃疡性结肠炎的流行病学和疾病自然史、病理生理学、诊断和评估、治疗目标和治疗策略、药物治疗、粪便微生物移植治疗、外科手术治疗、并发症和肠外表现治疗、饮食管理,以及溃疡性结肠炎相关异型增生、结直肠癌的防治和监测,还介绍了其中医病因病机,辨证论治,名家诊治经验,中药局部治疗,针灸、推拿和导引治疗,中西医结合治疗,中医护理。本书更新和充实了有关溃疡性结肠炎的中西医基础和临床研究最新知识,内容翔实,贴合实际,具有很强的科学性和实用性。

本书适合于临床医生、科研人员和护理人员等阅读,有助于提升其中西医结合临床诊治溃疡性结肠炎的水平,使其更好地从事临床实践和临床研究,更加有效地帮助溃疡性结肠炎患者。

图书在版编目(CIP)数据

溃疡性结肠炎的中西医结合治疗 / 唐志鹏,郝微微主编. —北京:科学出版社,2021.5
(重点专病专科系列丛书)
ISBN 978-7-03-068597-1

Ⅰ. ①溃… Ⅱ. ①唐… ②郝… Ⅲ. ①溃疡-结肠炎-中医治疗法 Ⅳ. ①R574.620.5

中国版本图书馆 CIP 数据核字(2021)第 064841 号

责任编辑:陆纯燕 / 责任校对:谭宏宇
责任印制:黄晓鸣 / 封面设计:殷 靓

科 学 出 版 社 出版
北京东黄城根北街 16 号
邮政编码:100717
http://www.sciencep.com

南京展望文化发展有限公司排版
苏州市越洋印刷有限公司印刷
科学出版社发行 各地新华书店经销

*

2021 年 5 月第 一 版 开本:787×1092 1/16
2021 年 5 月第一次印刷 印张:14
字数:320 000

定价:80.00 元
(如有印装质量问题,我社负责调换)

重 要 提 示

本书提到的中医、西医诊疗方法及药物的使用方法等信息仅供专业人士参考。建议在临床实践中,药物的适应证和用法用量请务必遵循《中华人民共和国药典》(2020 年版)和药品说明书。

前　　言

　　溃疡性结肠炎(ulcerative colitis，UC)是一种侵袭性的从直肠延伸至结肠黏膜的连续性炎症性疾病。其特点是病情轻重不等，易反复发作。溃疡性结肠炎的典型临床表现包括黏液血便、腹泻、排便急迫感、里急后重，以及不同程度的腹痛，通常在排便后腹痛缓解。溃疡性结肠炎常出现并发症如机会性感染、贫血、疲劳、焦虑和抑郁、疼痛、功能性肠道症状和睡眠问题等，以及肠外表现(皮肤、骨关节、眼部和肝胆管疾病等)。本病还与结直肠癌的风险增加有关。随着生活方式和饮食结构的改变，在过去 20 年里，中国溃疡性结肠炎的发病率和患病率急剧上升。由此带来了疾病负担的增加，患者生活质量的下降。如何有效诊治和管理本病，无论是对患者还是对临床医生和卫生管理人员，都是一个巨大的挑战。

　　目前认为，宿主遗传易感性和(或)环境因素引起的宿主免疫与肠道微生物群关系的失衡，促进了溃疡性结肠炎患者肠道炎症的发生。内镜检查和活检组织病理学检查在确定溃疡性结肠炎的诊断、评估治疗应答，以及监测疾病复发、异型增生或癌变等方面起重要作用。

　　溃疡性结肠炎的治疗目标和治疗策略已发生重大转变。治疗的总体目标是达到无激素临床缓解和黏膜愈合，避免治疗药物毒性，改善生活质量，预防疾病并发症(包括异型增生和癌变)。溃疡性结肠炎的药物治疗是合理选择和优化药物使用，加强治疗药物监测，以获取最佳疗效，提高患者用药的依从性，减少药物毒副作用。同时管理维持治疗的疗程和药物退出策略，尤其重视特殊时期(妊娠期和哺乳期)溃疡性结肠炎治疗药物的风险。

　　溃疡性结肠炎外科手术的绝对适应证包括大出血、肠穿孔、难治性中毒性巨结肠、结直肠癌和不适于内镜切除的异型增生性病变。难治性急性重度溃疡性结肠炎或药物难治性溃疡性结肠炎，也需要手术治疗。

　　溃疡性结肠炎是发生结直肠癌的危险因素,有效的药物治疗、足够疗程的维持治疗、结肠镜筛查和监测、异型增生的管理可以降低癌变的风险。采用先进的内镜成像技术和靶向活检,可以早期识别异型增生。异型增生是选择内镜下切除还是外科手术切除,已有最新的治疗建议。

　　溃疡性结肠炎归属于中医学"痢疾""肠澼"等病证范畴。本病的病因包括脾气虚弱、感受外邪、饮食不节(洁)、情志失调等。脾气虚弱、湿热瘀互结是本病的关键病机。溃疡性结肠炎的治疗原则是扶正祛邪。祛邪是清除湿热瘀毒等病理产物,扶正是调节阴阳、调理脏腑、补益气血,以达到消炎愈疡、增强体质和防止复发。中药保留灌肠和栓剂直肠给药是常用的局部治疗方法,使药物直达病处,疗效显著。临床运用针灸和推拿疗法也有良好的疗效。

　　优化溃疡性结肠炎的中西医结合治疗方案。运用中医扶正祛邪的治疗理念,采用综合性、个体化治疗策略,关注整体与局部,开展中西医结合治疗,各取所长,能够显著提高本病治疗的临床缓解率和黏膜愈合率,减少复发,改善患者的生活质量。溃疡性结肠炎患者的中医特色调护涉及饮食、情志、运动、生活起居等方面,值得临床推广应用。

　　本书的特点:

　　(1)中西医互补。融汇新知识,吸纳名家临证经验,注重中西医临床思维和临床决策能力的提升,协调规范性和灵活性,采用综合性和个体化诊疗方案。

　　(2)执简驭繁,详略得宜。溃疡性结肠炎基础和临床的各个层面都是目前生物医药研究的热点领域。例如,发病机制中的人类遗传学、黏膜免疫学和微生物组学研究,诊断和评估中的新型高清晰度内镜技术、生物标志物、疾病活动性评估指数、患者报告结局(patient reported outcome, PRO)和生活质量量表,治疗中的生物制剂和小分子药物、治疗药物监测、粪便微生物移植,以及饮食管理等,内容十分丰富。本书既有简单的全景描述,又有选择性详尽叙述细节之处、关键之处,纲要分明。

　　(3)兼顾临床实践和临床研究。目前溃疡性结肠炎的治疗效果和管理水平尚有许多方面未能满足需求,需要不断地进行阐释发病机制、准确评估疾病活动性和分型、研发新药、合理选择和优化使用治疗药物等研究。本书侧重于临床方面,既注重临床实践,也介绍临床研究的方法和进展情况,以及如何将临床试验的循证医学结果转化应用于日常临床实践,体现出中西医结合诊疗方案的科学性和实用性。

　　作者团队长期从事中西医结合防治溃疡性结肠炎的临床实践和科学研究工作,本书的写作过程其实是一个持续的学术探索性活动过程。在此过程中,随着对知识和经验更深、更广的梳理和收集,不断有新的关键资料和观点涌现,以及对困惑已久的临床问题的释疑和理解,更新和充实了对中西医结合治疗溃疡性结肠炎现状和未来前景的认识。希望本书有助于临床医生、科研人员和护理人员提升溃疡性结肠炎的中西医结合临床实践和临床研究水平,能够更加有效地帮助溃疡性结肠炎患者,开卷有益。

唐志鹏

2020 年 10 月

目　　录

第十一章　溃疡性结肠炎的中医病因病机

——— 131 ———

第十二章　溃疡性结肠炎的辨证论治

——— 139 ———

第十三章　溃疡性结肠炎的名家诊治经验

——— 161 ———

第十四章　溃疡性结肠炎的中药局部治疗

——— 179 ———

第一章 溃疡性结肠炎的流行病学和疾病自然史

溃疡性结肠炎(ulcerative colitis, UC)是第一个被确定为一种独特疾病实体的炎症性肠病(inflammatory bowel disease, IBD)亚型。溃疡性结肠炎这个词通常被认为是起始于塞缪尔·威尔克斯(Samuel Wilks)爵士(1824~1911),他在1859年写的一份病例报告中,描述了一种类似于溃疡性结肠炎的症状[尽管有人认为威尔克斯实际上描述的是克罗恩病(Crohn's disease, CD)][1]。1936年中国首例溃疡性结肠炎患者记录在册,大约在1950年记录了首例克罗恩病患者。炎症性肠病传统上被认为是西方国家常见的肠道疾病,而中国长期以来被视为发病率低的国家[2]。但近20年,中国炎症性肠病发病人数在迅速增加[3],逐渐成为消化内科的常见疾病。溃疡性结肠炎是一种与生活方式相关的疾病,其发病率的快速增长可能与社会经济发展和饮食方式日渐西方化有关。随着溃疡性结肠炎医疗费用的大幅增加,对患者生活质量的严重影响,诊治本病对患者、临床医生和卫生管理人员都是一个巨大的挑战。

第一节 溃疡性结肠炎的流行病学

一、发病率和患病率

从全球来看,溃疡性结肠炎在西方国家的发病率较高,特别是在北欧和北美[4,5]。流行病学调查资料显示,随着工业化进程,中国溃疡性结肠炎的发病率和患病率在过去20年急剧上升。研究者调查了1998~2013年中国云南炎症性肠病发生的时间变化趋势,发现该省溃疡性结肠炎发病率从1998年0.068/10万人年显著上升到2013年的1.075/10万人年。2017年,Li等利用前瞻性流行病学研究对中国不同地区发病率进行了系统综述和Meta分析,发现溃疡性结肠炎的发病率为1.18/10万人年[6]。另外,调查发现南方(广东省中山市)溃疡性结肠炎标化后发病率为2.05/10万[7]。北方(黑龙江省大庆市)溃疡性结肠炎标化后发病率为1.64/10万[8]。这些数据显示,中国溃疡性结肠炎的发病率在南方(城市化程度和经济发展程度较高的地区)似乎高于北方。然而,目前还没有覆盖全国高质量的以人口为基础的溃疡性结肠炎发病率和患病率的研究资料。

二、发病年龄

炎症性肠病可以发病于任何年龄,但通常发生在成年早期较为多见。有一项已发表的研究调查了2000~2010年上海儿童炎症性肠病发病率的上升趋势[9]。0~14岁儿童的炎症性肠病年度发病率稳步上升,从2000年的0上升到2010年的6.051/10万。作者同时分析了上海儿童炎症性肠病的临床特点,大多数为轻度或中度活动性病变。

中国溃疡性结肠炎患者的平均年龄在 40 岁左右,没有第二次发病高峰年龄。与此不同的是,西方报告显示 15~30 岁是第一次发病高峰,50~80 岁是第二次发病高峰。

三、性别

没有观察到男性和女性在溃疡性结肠炎患病率之间的持续显著差异。中国溃疡性结肠炎患者男性略多于女性,中位数性别比(男性/女性)为 1.28(范围:0.84~2.74),Meta 分析的汇总性别比为 1.29(95% CI:1.21~1.38)[6]。

四、地域和民族

研究显示,溃疡性结肠炎多发于北欧、北美等地区,而在东亚、中东和非洲等地区较为少见,其原因可能与不同地域所具有的日照强度、土壤类型、气候条件、温度湿度及空气状况等不同有关[10]。

从历史上看,白人特别是德系犹太人的后裔,有较高患病率。然而,在过去的 20 年中,亚裔和拉美裔的发病率一直在上升[11-14]。研究还表明,从低患病率地区移民到高患病率地区的人患炎症性肠病的风险增加。随着工业化进程和生活方式西方化,炎症性肠病发病率逐年增加。这也能部分解释居住在城市的人群比居住在农村的人群更容易患本病。

研究表明,溃疡性结肠炎的患病率在民族和种族上表现出来的差异,更多的是与环境影响、饮食习惯和生活方式有关,而不是真正的基因差异。

五、疾病活动度

中国溃疡性结肠炎多为慢性复发型,疾病活动度多为轻度、中度。职业压力和诊断时疾病的严重程度是影响中国溃疡性结肠炎患者疾病复发的最大危险因素。在缓解期的维持治疗中,女性、年老、白蛋白水平高和吸烟是中国溃疡性结肠炎患者复发减少的独立预测因素。

六、肠外表现

中国溃疡性结肠炎患者出现肠外表现的比例为 10.9%(95% CI:10.2%~11.6%),其中关节病变为 5.4%(95% CI:4.8%~5.9%),口腔病变为 2.1%(95% CI:1.8%~2.5%),皮肤病变为 1.5%(95% CI:1.2%~1.8%),眼睛病变为 1.0%(95% CI:0.8%~1.2%)[6]。

七、结直肠癌

据报道,在一个中国溃疡性结肠炎患者队列中,结直肠癌的发生率为 0.62%(4/642)。溃疡性结肠炎相关结直肠癌患者的总中位病程为 15.5 年(6~21 年)。其中 75%(3/4)在确诊时处于晚期。较长病程和广泛结肠炎被确定为发生结直肠癌的危险因素[15]。

八、病死率

中国多中心研究显示,中国溃疡性结肠炎患者的病死率为 0.6%(19/3 100)[16],比美国和欧洲报告的病死率略低,其原因可能是中国炎症性肠病患者疾病活动度以轻度、中度为主。

第二节　溃疡性结肠炎的危险因素

一项在印度西部进行的对炎症性肠病危险因素的前瞻性、多中心病例对照研究发现,溃疡性结肠炎的主要危险因素包括高学历、专业性职位、高收入家庭、已婚和阑尾切除,而素食对溃疡性结肠炎有保护作用,居住区域、吸烟和乙醇摄入量对其没有影响[12]。

一、家族史

有溃疡性结肠炎或克罗恩病家族史的人更容易患溃疡性结肠炎。溃疡性结肠炎患者的亲属有更高的患病风险。家族史可能是中国炎症性肠病的危险因素之一。Xu等[17]对4个有炎症性肠病病史的家系进行了家系分析,探讨了遗传因素和环境因素与炎症性肠病易感性的关系。研究共纳入10例炎症性肠病患者(8例克罗恩病患者,2例溃疡性结肠炎患者)和90名家庭成员。将家族性受试者的临床特征与散发性炎症性肠病患者的临床特征进行比较研究,发现在中国的家庭中,单基因和多基因的遗传模式是导致炎症性肠病的主要原因。

二、吸烟

烟草摄入可预防和减轻溃疡性结肠炎的严重程度,但可能不会改变疾病的自然史[18]。相比之下,已戒烟的人患本病的风险比从不吸烟的人高出约70%。与从未吸烟的人相比,已戒烟的人患本病通常病变更广泛,更难以治疗。戒烟容易导致溃疡性结肠炎发作[14]。既往吸烟是与溃疡性结肠炎相关的最强危险因素之一,而主动吸烟者较既往吸烟者和非吸烟者发生溃疡性结肠炎的可能性较小,病程较轻。

三、感染性肠病史

对中国炎症性肠病患者的调查报告显示,感染性腹泻可能是溃疡性结肠炎的一个危险因素。有报道称14岁之前有过敏史、肠道感染性疾病和频繁使用抗生素可能会增加日后患溃疡性结肠炎的风险[19]。

四、饮食

溃疡性结肠炎的发生被认为是机体对食物抗原的免疫反应。精制碳水化合物、加工肉类、总脂肪、动物脂肪和多不饱和脂肪酸摄入的增加与溃疡性结肠炎发病率的增加有关。在临床上发现有些溃疡性结肠炎患者病情的复燃与进食海鲜有关。饮酒、辛辣食物和糖摄入可能是危险因素,而饮茶和饮用自来水是溃疡性结肠炎的保护因素[20]。研究表明,不一致的用餐时间可能是溃疡性结肠炎的危险因素[19]。每周多于3次不按时吃饭的人患溃疡性结肠炎的风险增加。

五、其他

有研究表明,有规律的体育锻炼是一种保护因素,而压力是一种风险因素[14,20]。

目前,阑尾切除对溃疡性结肠炎发生及发展的影响仍存有争议,但多数研究支持阑尾切除是溃疡性结肠炎保护因素的观点。阑尾切除似乎对溃疡性结肠炎的发生具有保护作用。儿童期或青春期的阑尾炎和肠系膜淋巴结炎与成年期溃疡性结肠炎风险降低有关[5,21]。如果在溃疡性结肠炎发病后进行阑尾切除术,其对病程的影响尚不明确。

药物如口服避孕药、替代疗法使用的激素和非选择性非甾体抗炎药,都与溃疡性结肠炎风险增加有关。

母乳喂养似乎降低了溃疡性结肠炎的发病风险。

第三节 溃疡性结肠炎的疾病自然史

了解溃疡性结肠炎的疾病自然史对于理解疾病演变、评估治疗策略、确定疾病致残的预测因子,以及为患者提供综合信息以促进共同决策是至关重要的[22]。

溃疡性结肠炎是一种慢性炎症性肠病,通常起病于青年期,病变可持续终身[23]。基于人群的队列研究表明,溃疡性结肠炎患者中 30%~60% 为直肠炎,16%~45% 为左半结肠炎,14%~35% 为广泛结肠炎。大多数溃疡性结肠炎患者的病变严重程度以轻度至中度为主,通常在诊断时最严重,然后在缓解期或轻度活动之间波动[22]。但也有 14%~17% 的患者可能经历一个急性严重恶化的侵袭性过程,1/5 的患者可能需要住院治疗。溃疡性结肠炎患者 5 年和 10 年结肠切除术的累积风险分别为 10% 和 15%,虽然短期结肠切除术的比例有所下降,但长期结肠切除术的比例一直保持稳定。一部分急性重度溃疡性结肠炎住院患者的短期结肠切除率为 25%~30%[24]。侵袭性或复杂性疾病的危险因素包括发病年龄较轻(<40 岁)、广泛结肠炎、临床缓解时缺乏内镜愈合、深溃疡和高浓度的核周抗中性粒细胞胞质抗体。除了由于症状而显著影响生活质量和工作效率外,溃疡性结肠炎还与结直肠癌的风险增加有关[25]。

参 考 文 献

[1] Fielding J F. "Inflammatory" bowel disease[J]. Br Med J (Clin Res Ed), 1985, 290 (6461): 47, 48.

[2] Cui G, Yuan A. A systematic review of epidemiology and risk factors associated with Chinese inflammatory bowel disease[J]. Front Med (Lausanne), 2018, 5: 183.

[3] 钱家鸣,杨红.中国炎症性肠病研究的历史回顾、现状和展望[J].中国实用内科杂志,2015, 35(9): 727-730.

[4] Ng S C, Shi H Y, Hamidi N, et al. Worldwide incidence and prevalence of inflammatory bowel disease in the 21st century: a systematic review of population-based studies[J]. Lancet, 2018, 390(10114): 2769-2778.

[5] Magro F, Gionchetti P, Eliakim R, et al. Third European evidence-based consensus

on diagnosis and management of ulcerative colitis. Part 1：Definitions, diagnosis, extra-intestinal manifestations, pregnancy, cancer surveillance, surgery, and ileo-anal pouch disorders［J］. J Crohns Colitis, 2017, 11(6)：649－670.

［6］ Li X, Song P G, Li J, et al. The disease burden and clinical characteristics of inflammatory bowel disease in the Chinese population：a systematic review and meta-analysis［J］. Int J Environ Res Public Health, 2017, 14(3)：238.

［7］ Zeng Z R, Zhu Z H, Yang Y Y, et al. Incidence and clinical characteristics of inflammatory bowel disease in a developed region of Guangdong province, China：a prospective population-based study［J］. J Gastroenterol Hepatol, 2013, 28(7)：1148－1153.

［8］ Yang H, Li T M, Wu W, et al. The incidence of inflammatory bowel disease in Northern China：a prospective population-based study［J］. PLoS One, 2014, 9(7)：e101296.

［9］ Wang X Q, Zhang Y, Xu C D, et al. Inflammatory bowel disease in Chinese children：a multicenter analysis over a decade from Shanghai［J］. Inflamm Bowel Dis, 2013, 19(2)：423－428.

［10］ Beamish L A, Osornio-Vargas A R, Wine E. Airpollution：an environmental factor contributing to intestinal disease［J］. J Crohns Colitis, 2011, 5(4)：279－286.

［11］ Sorrentino D. The coming of age of inflammatory bowel diseases in Asia［J］. Inflamm Intest Dis, 2017, 2(2)：93, 94.

［12］ Kedia S, Ahuja V. Is the emergence of inflammatory bowel disease a prime example of "the third epidemiological transition"？［J］. Indian J Gastroenterol, 2018, 37(3)：183－185.

［13］ Kaplan G G, Ng S C. Understanding and preventing the Global Increase of Inflammatory Bowel Disease［J］. Gastroenterology, 2017, 152(2)：313－321.

［14］ Ng S C, Tang W, Leong R W, et al. Environmental risk factors in inflammatory bowel disease：a population-based case-control study in Asia-Pacific［J］. Gut, 2015, 64(7)：1063－1071.

［15］ Zhang Q, Sha S M, Xu B, et al. Prevalence of colorectal cancer in patients with ulcerative colitis：a retrospective, monocenter study in China［J］. J Cancer Res Ther, 2015, 11(4)：899－903.

［16］ Wang Y F, Ouyang Q, APDW 2004 Chinese IBD working group. Ulcerative colitis in China：retrospective analysis of 3100 hospitalized patients［J］. J Gastroenterol Hepatol, 2007, 22(9)：1450－1455.

［17］ Xu S F, Zou H, Zhang H, et al. Investigation of inflammatory bowel disease risk factors in 4 families in central China［J］. Exp Ther Med, 2018, 15(2)：1367－1375.

［18］ To N, Ford A C, Gracie D J. Systematic review with meta-analysis：the effect of tobacco smoking on the natural history of ulcerative colitis［J］. Aliment Pharmacol

Ther, 2016, 44(2): 117 - 126.

[19] Niu J K, Miao J R, Tang Y, et al. Identification of environmental factors associated with inflammatory bowel disease in a southwestern highland region of China: a nested case-control study[J]. PLoS One, 2016, 11(4): e0153524.

[20] Wang Y F, Ou-yang Q, Xia B, et al. Multicenter case-control study of the risk factors for ulcerative colitis in China [J]. World J Gastroenterol, 2013, 19 (11): 1827 - 1833.

[21] Andersson R E, Olaison G, Tysk C, et al. Appendectomy and protection against ulcerative colitis[J]. N Engl J Med, 2001, 344(11): 808 - 814.

[22] Fumery M, Singh S, Dulai P S, et al. Natural history of adult ulcerative colitis in population-based cohorts: a systematic review[J]. Clin Gastroenterol Hepatol, 2018, 16(3): 343 - 356.

[23] Ungaro R, Mehandru S, Allen P B, et al. Ulcerative colitis[J]. Lancet, 2017, 389 (10080): 1756 - 1770.

[24] Narula N, Marshall J K, Colombel J F, et al. Systematic review and meta-analysis: infliximab or cyclosporine as rescue therapy in patients with severe ulcerative colitis refractory to steroids[J]. Am J Gastroenterol, 2016, 111(4): 477 - 491.

[25] Singh S, Allegretti J R, Siddique S M, et al. AGA technical review on the management of moderate to severe ulcerative colitis[J]. Gastroenterology, 2020, 158 (5): 1465 - 1496.

第二章 溃疡性结肠炎的病理生理学

溃疡性结肠炎发病的确切机制尚不完全清楚,人类遗传学、黏膜免疫学和微生物组学研究的进展,极大地加深了对溃疡性结肠炎病因和发病机制的认识。目前认为,宿主遗传易感性和(或)异常环境因素引起的宿主免疫与肠道微生物群关系的失衡,促进了溃疡性结肠炎患者肠道炎症的发生。

第一节 遗 传 因 素

溃疡性结肠炎是一种复杂的遗传性疾病,是由多种遗传和环境变量干扰免疫-微生物组轴而引发和放大的。对溃疡性结肠炎发病机制的探索,促进了人类遗传学和功能基因组学转化方法的发展[1]。溃疡性结肠炎存在一些家族聚集发病的现象。双胞胎研究显示,在异卵双胞胎中溃疡性结肠炎共患率为3%,在同卵双胞胎中溃疡性结肠炎共患率为10%。溃疡性结肠炎患者的亲属有更高的患病风险。在一级亲属中的溃疡性结肠炎风险最大[相对发病率指数(incidence rate ratio, IRR):4.08;95% CI:3.81~4.38],在溃疡性结肠炎患者的二级亲属(IRR:1.85;95% CI:1.60~2.13)和三级亲属(IRR:1.51;95% CI:1.07~2.12)风险也明显升高[2],表明本病的部分遗传模式。

遗传连锁分析(genetic linkage analysis)是鉴定少数高外显率位点的合适方法,因此,仅限于鉴定炎症性肠病相关基因。人类后基因组时代迅速引入了绘制人类遗传异质性的研究,目标是功能分配基因型-表型关系,特别是在复杂的遗传性疾病的背景下。一项基于所谓的"共同疾病,共同变异"(common disease, common varian)假说的全基因组关联分析(genome-wide association study, GWAS)已在进行。这一假说认为,几个具有低个体效应的突变加在一起,可能导致炎症性肠病等相对常见的复杂疾病的发生[3]。GWAS通过扩展阵列来实现关键免疫相关位点的密集基因分型。最近的GWAS研究揭示了与溃疡性结肠炎病理生理学相关的一些基因组位点,其中 TNFRSF14、TNFRSF9、IL1R2、IL8RA/B、IL7R、DAP、PRDM1、IRF5、GNA12 和 LSP1 的功能或表达改变,与溃疡性结肠炎发病机制相关,分别通过肿瘤坏死因子(tumor necrosis factor, TNF)受体突变、增加白介素-2(interleukin-2, IL-2)分泌、促进IL-1β(炎症因子)生产、IL-8超等位基因(中性粒细胞趋化吸引子)突变、增加IL-7表达(参与初始T细胞和记忆T细胞生存)、自噬调节异常、改变B细胞和T细胞增殖,通过Toll样受体(Toll-like receptor, TLR)信号转导而诱导细胞因子的生产、修改紧密连接集合体和无效的中性粒细胞转移[4-6]。这些遗传易感性的变化,会削弱肠黏膜屏障功能,引起免疫系统异常反应,并影响肠道微生物群的多样性和组成改变。

值得注意的是,许多人携带炎症性肠病风险等位基因,却从未发病,提示遗传在炎症性肠病发生的可能性中只起部分作用[7,8]。

最近的研究也强调了表观遗传修饰,即 DNA 甲基化和非编码 RNA,在炎症性肠病发病和病程中的作用[9-11]。与炎症性肠病相关的遗传变异存在不完全外显率,同卵双胞胎发生炎症性肠病的病例不到50%,产生这种不同的原因,可能与环境因素有关,因此,环境因素被认为是炎症性肠病发生的危险因素。一些环境因素可能通过表观遗传修饰来调节发生炎症性肠病的风险。miRNA 是由大约 22 个核苷酸组成的小非编码RNA 分子,由细胞间通信系统中的微囊分泌,调节多个靶基因或信号通路。目前,炎症性肠病患者表观遗传修饰的证据,来自炎症性肠病患者和对照人群结肠黏膜样本中存在特殊 miRNA 的差异表达[12],以及炎症性肠病患者外周血和组织中存在特殊miRNA[13]。在过去的 10 年中,许多研究集中于 miRNA 在疾病发生中的新作用及潜在的疾病生物标志物[14]。已经证明,miRNA 失调参与 Th17 细胞在炎症性肠病发病中的作用。虽然活动期和缓解期的炎症性肠病 miRNA 数量不会改变,但与缓解期患者比较,在活动期患者中高度表达特殊 miR - 16、miR - 21 和 miR - 223[14]。虽然溃疡性结肠炎和克罗恩病患者的 DNA 甲基化差异已被认识,但结果还不够稳定,一致性较差,不足以建立与炎症性肠病基因表达之间的因果关系。

此外,虽然遗传学研究在临床领域并不普遍适用,但此类研究可能有助于炎症性肠病的诊断和分类,有助于预测治疗应答和药物毒性,并通过风险建模评估预后,从而实现患者的个体化精准用药。

总的来说,遗传因素可以增加溃疡性结肠炎的易感性是明确的,但作用较小。但也有研究表明,溃疡性结肠炎患者接受一个多基因风险评分(包括所有的易感性位点)评估,结果显示没有遗传易感性[15]。这提示环境因素、异常免疫反应和肠上皮屏障功能障碍在溃疡性结肠炎疾病发病机制中起关键作用。

第二节 环 境 因 素

与遗传因素不同,环境因素可以更明显影响人体的生理病理过程,可能与溃疡性结肠炎的发病机制、复燃的诱发因素及疾病过程的决定因素有关,因此,必须研究潜在的环境因素,了解这些危险因素有利于控制发病率,对预测疾病过程或临床表现至关重要。

溃疡性结肠炎环境致病因素与生活方式和环境条件的改变有关,在过去 100 年的欧洲和过去 20~30 年的许多亚洲国家都可以观察到这些变化[16],并由此产生了"溃疡性结肠炎发病与所谓的西方化生活方式的特定因素有关"的概念。西方化是指伴随着新的城市生活方式,如暴露于污染、饮食结构的改变、抗生素的过度使用、卫生条件优越和感染情况的减少,以上这些都被认为是总体西方化生活方式的促成因素。"卫生假说"认为,儿童时期提高卫生程度和减少接触病原体,可能会导致黏膜免疫系统训练不足,从而容易出现失控的炎症反应[17]。卫生条件的改善总是伴随着家用设备的变化,如冰箱的使用或环境细菌的变化。另外,兄弟姐妹的数量、宠物的存在和家庭成员中是否存在寄生虫病,这些保护因素都支持卫生假说。当然,在寻找预测环境因素方面的一个主要障碍,是很难确定在过去若干年中某个单一因素变化与发病的直接关系。

目前认为,发生溃疡性结肠炎风险的概率,西方化生活方式和环境因素占70%,而遗传易感性仅占30%。另外,这些环境因素可能主要影响具有一定遗传风险的人群。

以下是已经明确会在一定时期内增加溃疡性结肠炎复燃的风险因素[18]。

(1)低维生素D水平是诱发疾病复燃的危险因素。对于维生素D缺乏的患者,溃疡性结肠炎复燃的风险增加了2倍[19]。此外,血清维生素D水平的降低也与溃疡性结肠炎患者结直肠癌风险的增加有关[20]。

(2)使用非甾体抗炎药后,溃疡性结肠炎复燃风险增加[21]。

(3)饮食影响溃疡性结肠炎的疾病过程[22,23]。高红肉饮食会导致溃疡性结肠炎的发生和复燃。海鱼油中的高ω-3多不饱和脂肪酸有潜在的保护作用,但是在临床上观察到部分溃疡性结肠炎患者复燃与进食海鲜有关。

(4)在缓解期摄入纤维和高纤维食物似乎有一定的保护作用,可以预防疾病的复燃。但在疾病复燃期间,多摄入纤维食物可能是无益的。

(5)定期进行低强度运动可以改善溃疡性结肠炎患者的生活质量。另外,长期高强度的耗氧运动可能起到相反的效果,这是溃疡性结肠炎复燃的风险因素。

(6)溃疡性结肠炎患者伴有焦虑和抑郁症状,也会增加未来12个月内复燃的风险[24]。

环境因素和生活方式因素,很可能是溃疡性结肠炎发病和疾病过程的重要因素[25]。许多对生活方式因素进行的流行病学研究,结果是相互矛盾的,如饮食或母乳喂养对溃疡性结肠炎的影响。这些数据相互矛盾的原因之一是我们只观察这些环境因素与疾病风险增加之间的关联,而不了解其潜在的病理生理机制。显然,关联并不等于因果关系。混杂因素可能会使许多研究产生偏差。因此,我们目前面临着一个很大的挑战,即确定环境因素对疾病过程影响的病理生理通路。

第三节　肠上皮屏障因素

肠上皮屏障受损是溃疡性结肠炎的致病因素。这是通过肠上皮的分泌改变或受损(如抗菌肽、损伤相关分子模式或黏液)与物理缺陷(如上皮紧密连接破裂、再生或解毒缺陷)造成的。

肠道暴露于有较多食源性抗原和细菌抗原的微生物群中。与此同时,肠道承载着人体大部分的免疫细胞,这些细胞的任务是识别和击退外来抗原和微生物。上皮细胞层防止这些抗原与免疫细胞过度接触,因此,也保护肠道免受不必要的免疫反应。这是通过复杂的肠上皮组织来实现的,它建立了一个严格调控的屏障[26]。

肠上皮屏障的完整性受到细胞高周转率的挑战。肠上皮细胞在4~5日内完全更新一遍,细胞从表面脱落至肠腔。肠隐窝内的干细胞分化和增殖,以弥补肠上皮细胞数量的持续丢失。如果肠上皮细胞数量的补充不协调一致,就可产生严重的屏障缺陷,导致肠腔内抗原的过度侵犯和形成肠道炎症。

屏障功能不仅依赖于细胞增殖和丢失之间的协调一致,也与肠上皮细胞的细胞旁屏障功能有关。细胞旁屏障功能是由紧密连接决定的,紧密连接是一种多蛋白复合物,它使细胞旁裂口收紧,同时特异性调节其通透性。

炎症过程对紧密连接有一定的影响。超微结构上,紧密连接链的连续性和数量的改变表明细胞旁屏障被破坏。炎症性肠病中紧密连接由典型的紧致上皮的连续线性链模式转变为颗粒型外观,链断裂并失去连续性,并且水平方向链的数量减少[27]。在分析炎症于分子水平上的影响时,可以检测到几种紧密连接蛋白的表达和定位的改变。在炎症性肠病中,通常是通过上调闭合蛋白2(claudine-2)和下调形成屏障的闭合蛋白4(claudine-4)与闭合蛋白7(claudine-7)介导,增加溶质和水的细胞旁转运。由此导致的结果是离子和水从血液扩散到肠腔内,导致漏流腹泻[28]。另外是对包括肠道病原体[如食物抗原和细菌脂多糖(lipopolysaccharide,LPS)]在内的大分子的渗透性增加,这可能会引发免疫反应,引起或维持炎症过程。

肠上皮不仅是一个物理屏障,它还具有先天的免疫细胞功能,通过抗菌肽和保护性黏液层积极对抗病原体。特殊的肠上皮细胞,如杯状细胞和帕内特细胞分泌的黏液和抗菌蛋白为肠腔内抵抗细菌、真菌和其他抗原提供了屏障[29]。小肠和大肠的黏液层厚度不同[30],在小肠中可以观察到松散附着的黏液层,黏液层向结肠方向增厚。小肠黏液只有一层,结肠黏液有两层。结肠黏液外层是松散的,细菌可以进入,但内层附着在上皮表面,被认为具有保护功能,因为它不被管腔细菌渗透。黏液屏障的主要框架是由凝胶形成的黏蛋白构建的,如杯状细胞分泌的黏蛋白2(mucin 2,MUC2)和黏蛋白6(mucin 6,MUC6)[31,32]。黏蛋白是一种糖蛋白,它构建的网络在很大程度上是病原体无法渗透的。此外,杯状细胞能产生三叶因子3(trefoil factor 3),它与黏蛋白一起被证明对黏膜修复非常重要[33-35]。另一种分泌宿主防御分子的重要上皮细胞是小肠隐窝的帕内特细胞。帕内特细胞在肠道干细胞间相互交织,分泌大量抗菌肽,其中以防御素最为丰富。

溃疡性结肠炎患者肠道屏障中的黏液层变薄,认为是溃疡性结肠炎患者黏蛋白生产缺陷及黏液降解细菌数量增加的结果。事实上,MUC2缺陷小鼠会自发地患结肠炎,这证明了该因子维持肠道内环境稳定的必要性。Nod样受体含热蛋白结构域蛋白6,对上皮细胞的黏蛋白分泌有重要作用,也与小鼠结肠炎易感性有关。与对照组相比,溃疡性结肠炎患者在未发生炎症的回肠活检标本中含有黏液的杯状细胞数量明显减少。以上提示即使在没有宿主炎症细胞反应的情况下,黏液的产生也会发生失调。减少黏液层厚度,增加微生物群与溃疡性结肠炎患者上皮之间的接触,可能加剧免疫刺激和加重炎症[36-38]。

溃疡性结肠炎的发病机制与结肠上皮细胞、黏膜屏障和上皮屏障缺陷密切相关[39]。过氧化物酶体增殖物激活受体γ(peroxisome proliferator-activated receptor gamma,PPAR-γ)是核因子-κB(nuclear factor-κB,NF-κB)依赖性炎症的负性调节者,它在溃疡性结肠炎患者结肠细胞中减少,提示是一种因果关系[40,41]。总之,活动期溃疡性结肠炎患者的结肠杯状细胞耗损和黏液屏障通透性增加,这一事实支持了肠上皮屏障功能缺陷是本病的主要驱动因素的观点[38]。

第四节　免　疫　因　素

最近的证据表明,肠道免疫稳态是通过宿主免疫和肠道微生物群的相互作用来维持的。多种先天免疫细胞促进或抑制 T 细胞的分化和激活,以响应肠道细菌或其代谢物。一些共生菌或细菌代谢物通过诱导辅助性 T 细胞 17(helper T cell 17, Th17)或调节性 T 细胞(regulatory T cell, Tr 细胞)来增强或抑制宿主免疫[42]。宿主免疫细胞和肠道微生物群之间的肠上皮细胞有助于这些群体的分离,并调节宿主对肠道微生物群的免疫反应。因此,宿主遗传易感性或异常环境因素引起的宿主免疫与肠道微生物群的失衡,促进了肠道炎症的发生。

溃疡性结肠炎的特点是黏膜中有许多免疫细胞浸润和激活,包括中性粒细胞、巨噬细胞和 T 细胞。这些炎症细胞被溃疡性结肠炎患者黏膜中大量上调的趋化因子和细胞因子募集与激活,进一步促进活动性疾病的炎症和损伤。与健康对照相比,溃疡性结肠炎患者血清中吸引单核细胞、树突状细胞、T 细胞和中性粒细胞的趋化因子(包括 CXCL5 和 CCL23)水平升高。溃疡性结肠炎患者外周血中巨噬细胞迁移抑制因子(macrophage migration inhibitory factor, MIF)、巨噬细胞炎症蛋白 3(macrophage inflammatory protein 3, MIP3)(又称为 CCL23)、单核细胞趋化蛋白 - 1(monocyte chemoattractant protein 1, MCP - 1)(又称为 CCL2)、CCL21、粒细胞趋化蛋白 2(granulocyte chemotactic protein 2, GCP2)(又称为 CXCL6)水平升高。CCL25 与 CCR9 相互作用,调节白细胞进入肠道,也在介导结肠炎症中发挥作用。

先天免疫细胞和适应性免疫细胞参与了溃疡性结肠炎的免疫发病过程[43~46]。

(1)帕内特细胞:位于小肠的隐窝中,通过产生大量存在于黏液层的抗菌肽,在维持肠道内稳态方面发挥着重要作用。这也表明,抗菌肽可能有能力调节肠道微生物群的多样性和数量,并有助于清除入侵的病原体,从而保护肠上皮免受外来病原体的侵袭。抗菌肽的产生和释放依赖于自噬。自噬是一种细胞通路,通过传递物质到溶酶体,降解细胞质基质如蛋白质细胞器和微生物成分[47]。自噬过程出现功能障碍时,通过改变宿主杀死细胞内细菌的能力,降低帕内特细胞分泌抗菌肽的能力,并对杯状细胞分泌黏液产生负面影响,从而影响肠道屏障的功能[47]。这些机制的功能改变使宿主更容易受到细菌刺激和感染因子的伤害,因为宿主不能清除细菌产物,导致无法解决的内质网应激增加。

(2)中性粒细胞:是先天免疫系统到达炎症肠道区域的首类细胞。一旦进入肠道上皮细胞,它们就会因接触到大量的细菌刺激而被激活,然后通过识别和吞噬入侵的微生物,通过不同的细胞毒性机制杀死微生物来发挥限制微生物入侵的重要作用。显然中性粒细胞不仅在炎症急性期直接参与消除病原体,而且有能力通过与上皮细胞、先天免疫系统和适应性免疫系统细胞如巨噬细胞、自然杀伤细胞(natural killer cell, NK cell)、树突状细胞和 T 细胞相互作用,调节整个免疫反应[48]。这些相互作用包括直接细胞-细胞接触或通过分泌细胞因子、趋化因子和趋化因子受体。在活动期溃疡性结肠炎中,中性粒细胞大量浸润,产生活性氧,释放丝氨酸蛋白酶、基质金属蛋白酶和髓过氧化物酶,导致黏膜上皮糜烂和隐窝脓肿,最终出现屏障渗漏[49]。如上所述,中性粒细胞通过释放促炎因子和数种细胞因子,有力调节炎症。但也有研究表明中性粒细胞具有不同的功能,在炎症性肠病患者的黏膜炎症早期,中性粒细胞促进黏膜愈合和消除炎症,但大量的中性粒细胞浸润,在炎症黏膜的上皮中贮积,则会产生炎症介质,进而破坏肠上皮屏障[48]。虽然控制中性粒细胞影响炎症的最终结果的机制尚未完全阐明,但这些相反的功能必须协调平衡。

(3)Th2细胞:溃疡性结肠炎患者中虽然存在丰富的促炎细胞因子和抗炎细胞因子,如IL-12、TNF-α、IL-1β、IL-16、转化生长因子-β(transforming growth factor-β,TGF-β)等,但是溃疡性结肠炎在传统上被认为是CD4$^+$Th2细胞疾病。这一观点来自Th2细胞相关因子,包括IL-5、IL-13,可以在溃疡性结肠炎患者和实验性结肠炎模型中检测到。一些研究表明,Th2细胞相关因子可诱导黏膜损伤。例如,在某些情况下,IL-13介导上皮细胞的细胞毒性、细胞凋亡和细胞屏障功能障碍。然而,相对于其他细胞因子通路,目前尚不清楚Th2细胞因子在溃疡性结肠炎发病中的重要性。

(4)Th17细胞:最近的研究也表明,Th17细胞是CD4$^+$T细胞的子集,主要分泌IL-17;Th17细胞及其相关细胞因子增加炎症区域的中性粒细胞募集,在溃疡性结肠炎发病机制中发挥重要作用。然而,关于Th17相关细胞因子(如IL-17A)是致病作用还是保护作用仍存在争议。最近的GWAS鉴定出许多与溃疡性结肠炎易感性相关的Th17相关基因。IL-23通路中诱导Th17细胞分化的多个基因,包括*IL23R*、*JAK2*、*STAT3*和*IL12B*,也与溃疡性结肠炎和克罗恩病易感性相关。与对照组相比,活动期溃疡性结肠炎患者和结肠炎鼠肠黏膜中IL-17含量与Th17细胞数量均有所增加。尽管一些研究表明IL-17抗体耗损会增加小鼠急性结肠炎的严重程度。但也有小鼠实验证明IL-17受体(IL-17R)缺陷可以减轻结肠炎的严重程度。因此,目前的许多证据表明,Th17细胞及其相关细胞因子在溃疡性结肠炎发病机制中起关键作用。

(5)Tr细胞:是T细胞的一个子集,能够抑制参与肠道炎症的数种免疫细胞的激活和效应功能。Tr细胞在维持免疫稳态、诱导和维持对食物与共生菌群产生的肠腔内抗原的免疫耐受性方面至关重要。在正常情况下,肠黏膜会出现大量的Tr细胞,通过分泌转化生长因子、IL-10等抗炎细胞因子来调节淋巴细胞[50]。Tr细胞在炎症性肠病中的作用尚未完全阐明,但有证据表明它们在疾病发展过程中非常重要。Tr细胞的失调会使疾病和炎症的恶性循环持续,这可能会导致屏障功能受损。研究表明,溃疡性结肠炎患者在活动性疾病中具有较低数量的黏膜Tr细胞[51]。与此相反,在炎症活动期,Tr细胞的贮积表明迁移增加[51,52]。

(6)巨噬细胞:肠道巨噬细胞是一种异质性的天然免疫细胞,不仅在宿主防御中起关键作用,还为其驻留的组织提供支持。众所周知,肠道巨噬细胞不断与微环境联系,通过巨噬细胞对肠腔内细菌和细菌抗原产生异常反应,触发和驱动放大肠道炎症免疫反应,导致肠上皮屏障受损,这可能导致更多的肠腔内容物通过受损的肠上皮屏障。巨噬细胞是吞噬性抗原提呈细胞,根据其定位具有不同的功能,分为促炎症的M1型细胞和调节性的M2型细胞[53]。最近有研究表明,CX3CR1$^+$巨噬细胞具有对病原体快速做出反应的能力,通过迁移到肠腔内,限制细菌突破肠上皮屏障的数量,从而阻止其穿越上皮细胞。此外,巨噬细胞通过IL-10等抗炎细胞因子受体的表达,能够防止对无害共生菌产生不必要炎症,并诱导机体对饮食抗原的耐受。最近,在一个模拟炎症性肠病的共培养系统中,显示巨噬细胞和肠上皮细胞之间存在交叉。交叉涉及炎症介质从活化的巨噬细胞分泌,导致上皮细胞连接蛋白的过度表达。连接蛋白是形成缝隙连接的蛋白,提示巨噬细胞和肠上皮细胞之间的通信,可能导致肠上皮屏障的失调。在炎症性肠病患者炎症黏膜组织中观察到存在明显的未成熟巨噬细胞浸润,导致大量促炎介质如IL‐6、TNF‐α、一氧化氮、活性氧等的分泌,进一步对肠上皮屏障功能产生负面影响[54]。

(7)肥大细胞:是一种可以被神经介质控制的免疫细胞,可以通过直接或间接的机制而激活。肥大细胞涉及多种与疾病发病相关的机制,如肠上皮屏障功能的改变或免疫反应的激活;也涉及几种类型的神经炎症反应和肠道运动障碍。肥大细胞常位于神经附近,两者之间经常发生直接的相互作用。在神经刺激下,肥大细胞通过严格调控的选择性分泌,释放多种生物活性介质,包括储存在颗粒中的预先形成的介质,如胰蛋白酶和组胺,以及新合成的介质,如前列腺素、白三烯和细胞因子(包括TNF‐α、IL‐3、IL‐4、IL‐5、IL‐16和IFN‐γ)。其中一些介质如胰蛋白酶、IFN‐γ和TNF‐α,影响肠道屏障功能。肥大细胞除了与肠神经有密切联系外,还表达神经肽受体。这与介质释放一起显示肥大细胞作为脑‐肠轴末端的肠黏膜效应细胞的重要意义。大量证据表明,肥大细胞与肥大细胞介导的神经免疫相互作用,在炎症性肠病中表现为介质的分泌增加、肥大细胞的数量和脱颗粒增加共同影响肠道屏障,从而增加肠道的通透性[55-57]。此外,溃疡性结肠炎患者肥大细胞上神经肽受体表达上调,进一步影响肠道屏障。

(8)嗜酸性粒细胞:通过分泌毒性炎症介质来保护宿主免受感染性病原体(如细菌、真菌、病毒或寄生虫)的伤害。这些毒性炎症介质储存在预先形成的小泡中,以及在细胞激活后重新合成。嗜酸性粒细胞主要分泌的蛋白有嗜酸性细胞阳离子蛋白、主要碱性蛋白、嗜酸性细胞衍生神经内毒素和嗜酸性细胞过氧化物酶。这些蛋白特别是主要碱性蛋白可以引起组织损伤,增加肠道通透性。在正常情况下,肠黏膜含有适量的功能活跃的嗜酸性粒细胞。但在活动期溃疡性结肠炎患者和非活动期溃疡性结肠炎患者中激活的嗜酸性粒细胞数量较正常对照组明显增多。有趣的是,与活动期炎症黏膜相比,非活动期黏膜中嗜酸性粒细胞数量更多[58]。这表明嗜酸性粒细胞在炎症性肠病的病理生理学中可能发挥了不同的作用,对肠道屏障既有促炎作用,又有组织修复作用。

已证实嗜酸性粒细胞和肥大细胞之间的密切相互作用,可导致肠道屏障功能的改变。例如,在压力下,大脑释放P物质,激活嗜酸性粒细胞,导致促肾上腺皮质激素释放激素的分泌,进而激活肥大细胞[59]。肥大细胞一旦被激活,就开始分泌可能引起屏障功能受损的介质,进而导致炎症反应。已证实溃疡性结肠炎中胆碱能神经,通过嗜酸性粒细胞和肥大细胞形成的神经免疫细胞间回路,可导致黏膜屏障破坏和通透性增加[60]。

(9)自然杀伤细胞:可与肠道微生物相互作用,通过作用于专职抗原提呈细胞如树突状细胞,影响和形成适应性T细胞介导的免疫反应。肠道相关自然杀伤细胞的表型和功能特征与外周血中典型的自然杀伤细胞不同。表达一些自然杀伤细胞标志物的肠道淋巴样细胞,称为先天淋巴样细胞(innate lymphoid cell, ILC),似乎参与了肠道黏膜稳态的调节和肠道相关淋巴样结构的产生。ILC3是慢性肠道炎症的主要介质[61]。此外,从活动期溃疡性结肠炎患者分离的 ILC 显示关键的 ILC3 细胞因子(IL - 17A 和 IL - 22)、转录因子(RORC 和 AHR)和细胞因子受体(包括 IL - 23R)的基因表达增加[62]。由此可见,自然杀伤细胞(ILC1)和 ILC 的其他亚群(ILC2、ILC3)不仅参与健康肠道的调控,还参与炎症性肠病和结直肠癌等肠道疾病的发病和演变。

第五节 肠道微生物群因素

胃肠道估计有超过 10^{14} 个细菌。肠道内的细菌种类估计在 500~1 000 种,然而,最具代表性的菌门(90%)包括四种类型:厚壁菌门、拟杆菌门、变形菌门和放线菌门。肠道微生物组首先是在新生儿分娩时引入的,之后肠道微生物组和免疫系统在生命的最初几年并行发育,发展出一种依赖关系,建立起宿主-微生物组稳态。

在过去的 20 年中,人们已经确定了肠道微生物群在建立和维持健康及疾病发病机制中的关键作用。肠道微生物群以共生的方式产生维生素,抑制致病生物的扩张,促进饮食底物的消化,同时始终与宿主免疫系统保持联系,并对其进行调节。肠道微生物群与病原体竞争营养物质,并产生细菌素、短链脂肪酸和过氧化氢,从而有效地保护宿主免受细菌感染。

微生物群受益于与人体的互惠关系,也受人体的影响。宿主饮食习惯、生活方式、卫生状况及抗生素的使用情况等环境因素会导致肠道微生物群的组成发生迅速而持续的变化[16,63]。

(一)肠道生态失调

炎症性肠病与肠道生态失调之间存在明显相关性。当个体的遗传背景使其患病易感性增加,在伴有其他环境因素介入时,微生物群的组成和功能发生变化,微生物群的这种变化在疾病的发病中起着关键作用[64]。例如,出生方式(经阴道产、剖宫产)、母乳喂养、卫生状况、感染、抗生素和饮食既是众所周知的影响肠道微生物群的因素,也是发生炎症性肠病的危险因素。一些容易发生自发性结肠炎的动物模型,在无菌条件下不会形成结肠炎。经过手术转移粪便流、广谱抗生素治疗和粪便微生物群移植,炎症性肠病的临床症状可以得到改善。到目前为止,关于肠道微生物群对炎症性肠病影响的研究,主要集中在肠道细菌种群的组成和功能上,但也有人已经认识到真菌和病毒等成员可能在其中发挥作用[65,66]。

虽然比较炎症性肠病患者和健康对照者肠道微生物群,并没有发现确定而显著的因果关系,这是因为炎症活动本身可以改变肠道微生物群[65]。但微生物群的差异有望为炎症性肠病的病因学和可能的治疗提供思路[7]。有报道称,在溃疡性结肠炎患者中,肠道微生物群的生物多样性下降,厚壁菌门的数量减少,而变形菌门和拟杆菌门的数量增加[67]。具体而言,与健康对照组相比,溃疡性结肠炎患者普拉梭菌减少。这种细菌被认为是肠道微生物群中主要的丁酸盐制造者之一,可能有助于抗炎,这也支持了普拉梭菌存在潜在"保护"作用的观点。也有研究发现在溃疡性结肠炎患者中阿克曼氏菌(是疣微菌门的一个属)减少,但尚不清楚这是致病的原因还是疾病的结果。先前的研究已经证明了阿克曼氏菌衍生的囊泡具有抗炎作用,可以减少引发结肠炎的物质。另外,溃疡性结肠炎患者阿克曼氏菌丰度可能由于黏蛋白的减少而降低,因为黏蛋白是该菌的主要能量来源。与健康对照组相比,溃疡性结肠炎患者中的直肠真杆菌持续下降,它也是肠道中主要的丁酸盐制造者;放线菌门的一部分红蝽菌科细菌减少,包括柯林斯菌、埃格特菌、斯莱克氏菌属和阿托波菌属,它们是人类肠道的正常菌群[68]。

在炎症性肠病患者中发现最一致的潜在有害微生物群是埃希菌属,特别是大肠埃希菌。大肠埃希菌属于肠杆菌科,这一发现可能提示这些患者曾经有肠道感染史。另一种可能的解释是肠道环境的改变,包括严格厌氧菌的减少、潜在的黏膜炎症和胃肠道动力的增加,这种环境的改变有利于兼性的、不需要复杂营养的细菌如大肠埃希菌的增多。其中黏附性侵袭大肠埃希菌菌株的特点是能够黏附并侵袭肠上皮细胞,导致炎症免疫反应。由于技术的限制,在炎症性肠病中绝大多数的微生物群研究都没有在菌株水平上进行分析,所以观察到的大肠埃希菌增加是否由致病菌株引起尚不清楚[68]。此外,也存在溃疡性结肠炎患者结肠内的硫酸盐还原 δ 变形菌纲增多[69]。但目前尚不清楚微生物生态失调是引起结肠黏膜炎症的原因还是结肠黏膜炎症导致的结果。

(二) 肠道微生物代谢物改变

肠道微生物群与宿主相互作用的主要方式之一是通过代谢物实现的。代谢物是一些小分子物质,作为微生物代谢的中间产物或终产物所存在,或是源自细菌对饮食的代谢,或来自对宿主分子如胆汁酸的修饰,或直接来自细菌。微生物代谢物的信号会影响免疫成熟、免疫稳态、宿主能量代谢和黏膜完整性的维持。已有研究观察到炎症性肠病患者肠道微生物代谢物谱也发生了改变。

代谢组学是对生物样本或组织中的小分子(分子量<1 500 Da)进行研究,是通过一系列基于质谱或 MR 的高通量分析技术和平台开展的。质谱方法通常与分离技术结合使用,如气相色谱法或液相色谱法的变体——高效液相色谱法和超高效液相色谱法。非靶向代谢组学(untargeted metabolomics)结合了最大范围的光谱,以非靶向性的方式应用此类技术,因为结果无偏见,所以可以识别先前未知的关联。与此同时,这些技术也可以针对已知区域进行特定类别代谢产物的研究,这称为靶向代谢组学(targeted metabolomics)[70]。

用非靶向代谢组学技术,已经发现炎症性肠病患者粪便样本中存在胆汁酸代谢失调,氨基酸、鞘脂、多胺水平发生变化,中链脂肪酸和短链脂肪酸水平出现降低[70]。Franzosa 等[71]对来自探索组(155 例)和验证组(65 例)的克罗恩病、溃疡性结肠炎和非炎症性肠病对照组的横断面粪便样本进行了非靶向液相色谱-质谱联用代谢组学分析。通过测量超过 8 000 个代谢物特征,确定了炎症性肠病中差异丰富的化学物质和化学类别,包括鞘脂和胆汁酸的富集、甘油三酯和四吡咯的损耗。作者推测此类与炎症相关的代谢组变异,可以解释在溃疡性结肠炎患者代谢组中观察到的变化,其中大约一半的溃疡性结肠炎患者代谢组谱与非炎症性肠病对照组相似,另一半溃疡性结肠炎患者代谢组谱与克罗恩病患者相似。

炎症性肠病患者肠道微生物靶向代谢组学分析,主要是短链脂肪酸、胆汁酸和色氨酸代谢。

(1) 短链脂肪酸:是脂肪分子尾为 1~6 个碳的羧酸,其中乙酸盐(C2)、丙酸盐(C3)和丁酸盐(C4)是肠道中膳食纤维经微生物厌氧发酵产生最多的产物。膳食纤维是指含有 3 个或 3 个以上单体的碳水化合物,在人的小肠中不能消化或吸收。人肠道中产生丁酸盐的主要细菌属于厚壁菌门,特别是疣微菌科的普拉梭菌和柔嫩梭菌,以及毛螺菌科的直肠真杆菌和人罗斯拜瑞氏菌。丁酸盐是结肠上皮细胞的主要能源,能够促进结肠中 Tr 细胞的存在,加强肠道屏障功能,减少上皮氧化作用,以及抑制结肠干细胞过度增殖。一般来说,炎症性肠病患者的生态失调与产生短链脂肪酸/丁酸盐的细菌数量减少有关,特别是厚壁菌门成员的减少。此外,更具体的研究表明,普拉梭菌的减少是活动期炎症性肠病患者的一个标志。益生元(prebiotic)和益生菌(probiotic)能够增加溃疡性结肠炎患者粪便中丁酸盐的浓度,减轻肠道炎症,并且改善临床症状[72-76]。

(2)胆汁酸:胆酸和鹅去氧胆酸可与牛磺酸或甘氨酸共轭。这些初级胆汁酸表现出两亲性,有助于消化和吸收小肠中脂质。95%胆汁酸在到达远端回肠时被重新吸收(从而进入肠肝循环)。其余部分的循环和替换由成纤维细胞生长因子 19 控制,该因子由胆汁酸与法尼醇 X 受体结合释放。胆汁酸和微生物群相互之间具有双向作用。胆汁酸可以在结肠中从初级胆汁酸转化为次级胆汁酸,这种转化由 $7\alpha/\beta$ -脱羟基酶介导,在更小的梭菌属种类范围内发生。胆汁酸进一步转化为脱氧胆酸,鹅去氧胆酸转化为石胆酸及其他衍生物。与此同时,胆汁酸对肠道菌群组成和丰度也有很大影响。已有研究报道了炎症性肠病患者粪便胆汁酸谱的变化。为了与潜在的混杂因素作区分,Duboc等[77]重点研究了单独的结肠型炎症性肠病患者,观察到粪便中结合的初级胆汁酸增加,血清和血浆中次级胆汁酸减少,这与一些非靶向性研究的结果相一致。此外,与健康对照组相比,活动期炎症性肠病患者粪便样品中存在较高水平的 3 - OH -硫酸化胆汁酸,胆汁酸的去结合、转化和脱硫功能存在广泛受损[70]。

(3)色氨酸:是人类必须通过饮食获得的必需的芳香族氨基酸。家禽、鱼类、燕麦、牛奶和奶酪等是饮食中色氨酸的常见来源。色氨酸是合成许多重要生物活性分子(如5 -羟色胺、褪黑激素、烟酰胺和维生素 B_3)的前体。这种合成代谢作用主要在胃肠道中进行。色氨酸可以被肠道菌群代谢成一系列吲哚代谢物,其中一些可以充当芳烃受体的配体,该受体与炎症性肠病发病机制有关。更重要的是,除了色氨酸的直接代谢外,微生物群和微生物代谢物还对两种宿主色氨酸通路发挥重要的调节作用[70,78,79]。

第六节　硫化氢毒素假说

溃疡性结肠炎肠道炎症的生物地理学提示近端结肠到远端结肠呈现递增的毒素浓度梯度。硫化氢(hydrogen sulfide,H_2S)一直被认为是一种候选毒素。硫化氢毒素假说认为每个宿主可能对特定浓度的硫化氢有不同的耐受性,超过某个浓度就会导致肠道损伤[80-83]。

结肠中的硫元素来自饮食摄入和内源性产生。动物性饮食中蛋白质含量高,可为远端肠道微生物群提供更多的硫元素[84]。此外,典型的动物性饮食中较高的脂肪含量可能导致牛磺酸(牛磺酸是一种含硫氨基酸,在肝脏中由蛋氨酸和半胱氨酸合成)与胆汁酸的结合增加,并通过内源性途径导致结肠腔内硫元素的含量相应增加[85]。重要的是,动物性饮食模式减少了膳食纤维的摄入,这可能会促使微生物群的代谢从碳水化合物发酵转向蛋白质发酵,并增加黏蛋白的降解[86,87]。

体内清除硫化氢主要是通过细胞内硫化物氧化实现的,少部分可以通过肛门排气而清除。结肠黏膜具有一个非常特殊的硫化氢解毒系统,这些通路的缺陷被认为是导致结肠炎发病的原因之一。硫化氢解毒能力和参与硫化氢解毒通路的酶(硫化物:醌氧化还原酶、过硫化物双加氧酶1和硫代硫酸盐硫转移酶)的表达呈现出在近端结肠最高到直肠最低的总体趋势[88]。

美沙拉秦是治疗轻度到中度溃疡性结肠炎的一线药物,在体外实验中观察到将美沙拉秦添加到粪浆中,出现以剂量依赖的方式抑制硫化物的产生[89]。此外,服用美沙拉秦可以减少溃疡性结肠炎患者粪便中硫化物的含量[89]。值得注意的是,美沙拉秦和丁酸盐都是PPAR-γ激动剂。刺激PPAR-γ可以促进结肠中脂肪酸的氧化,诱导肠上皮缺氧,有利于专性厌氧菌的生存,同时降低变形杆菌的丰度。

因此,溃疡性结肠炎患者从近端结肠至远端结肠炎症的加重是缘于有益因子的稀释、毒性因子的集合和宿主解毒能力的改变,所有这些变化都与饮食中营养物质的传送过程密切相关[90]。

第七节　线粒体功能障碍

线粒体是细胞内双膜结合的细胞器,具有重要的生理作用,如生产能量、调节细胞死亡和免疫反应[91]。线粒体的形态和功能密切相关。在过去10年里,许多开创性的研究都强调了线粒体是炎症中先前未知的主要的"拼图板块"(jigsaw piece)[92]。鉴于大多数细胞功能及肠上皮屏障的维持都是能量依赖的,因此,可以合理地假设线粒体功能障碍可能在溃疡性结肠炎的发生和复发中发挥关键作用。事实上,一些研究已经证实了溃疡性结肠炎患者和实验性结肠炎小鼠肠上皮内存在线粒体应激与线粒体功能改变[93]。线粒体功能障碍与溃疡性结肠炎有关的说法最早在1980年被提出[94,95],过去数年的新数据重新聚焦在这一概念[96-98]。如Haberman等[96]在206例新诊断溃疡性结肠炎患儿的PROTECT研究中,使用批量RNA序列(RNAseq)方法显示线粒体中编码氧化磷酸化链(负责能量生产)的基因和核基因编码如PPARGC1A(负责线粒体生物发生,即新的线粒体产生和修复的过程)的表达显著减少,暗示线粒体病参与了溃疡性结肠炎的致病过程。这种控制线粒体功能的基因失调已经在溃疡性结肠炎的早期结肠基因芯片微阵列研究中得到证实[99]。

功能研究表明,线粒体位于一个独特的损害环境中(在结肠比在其他组织更严重)[97,100]。几种引起肠道炎症的临床重要肠道病原体,包括致病性大肠埃希菌[101,102]和伤寒沙门菌[103,104],它们的目标效应蛋白是宿主细胞的线粒体。线粒体稳态的丧失,包括线粒体自噬和受损线粒体的自噬去除——炎症性肠病GWAS易感基因PARK7和LRRK2,可导致能量生产缺陷[105]、线粒体氧化应激增加[97],甚至释放出作为促炎损伤相关分子模式的线粒体产物(线粒体DNA),激活NLRP3炎症小体和内质网应激等[98,106]。这些证据线索有助于探讨关键的溃疡性结肠炎发病机制主题,如上皮功能障碍、促炎的黏膜环境、炎症反应的直接诱因等[107]。

假设溃疡性结肠炎是一种肠上皮能量缺乏的疾病,现有研究已证实肠上皮的线粒体异常出现在溃疡性结肠炎患者肠道炎症发生之前。虽然尚没有证据表明线粒体功能障碍和溃疡性结肠炎之间存在因果关系,但研究证明两者之间存在潜在联系。多种刺激和环境条件均可干扰线粒体功能,但溃疡性结肠炎肠道线粒体应激的主要刺激因素尚未明确。溃疡性结肠炎在理论上是需要两个或两个以上的"打击"而发生的疾病,提出这样的假说并非不合逻辑,即肠上皮细胞线粒体功能障碍是肠道炎症过程中不可分割的组成部分,可能通过影响上皮通透性、宿主-微生物群交互作用,或者影响线粒体参与的信号转导过程而实现。尽管如此,在这里所述的关于肠道线粒体研究表明,肠道线粒体可以作为一种新的治疗和预防溃疡性结肠炎的目标[93]。

第八节 血管内皮功能障碍和高凝状态

血管内皮功能障碍和高凝状态是溃疡性结肠炎的重要病理生理机制。防止血管内皮功能障碍和高凝状态,有助于减轻溃疡性结肠炎的肠道炎症和减少其肠外并发症。

一、血管内皮功能障碍

慢性炎症与内皮功能障碍之间的关系已被广泛证实。在溃疡性结肠炎中,黏膜免疫和胃肠道生理改变主要是通过内皮功能的调节来维持的。参与这一过程的关键因素是细胞因子、炎症细胞、生长因子、一氧化氮、内皮黏附分子和凝血级联因子。

内皮功能障碍是指由内皮细胞产生的(或作用于)血管舒张和血管收缩物质之间的不平衡。由于一氧化氮、内皮素 1、血管性血友病因子(von Willebrand factor, vWF)和细胞黏附分子(cell adhesion molecule, CAM)超家族等不同元素之间保持平衡,内皮功能才能得以保证。内皮功能障碍的发生与炎症和氧化应激有关。有证据表明,溃疡性结肠炎中的内皮细胞在促炎细胞因子和生长因子水平升高的情况下呈现出许多快速而显著的变化。炎症激活血管内皮,并导致其结构和功能改变。整合素和趋化因子受体与内皮配体和黏膜配体之间的相互作用促进内皮细胞的活化。白细胞的募集主要是通过肠道中白细胞 CD11a/CD18 和细胞间黏附分子-1(intercellular adhesion molecules - 1, ICAM - 1)之间的连接,或是通过 α4 - β1 或 α4 - β7、血管细胞黏附分子-1(vascular cell adhesion molecule - 1, VCAM - 1)和黏膜地址素细胞黏附分子-1(mucosal addressin cell adhesion molecule - 1, MAdCAM - 1)之间的连接来介导的[108]。炎症性肠病患者微血管中 ICAM - 1、VCAM - 1 和 MAdCAM - 1 的表达上调[108-110]。MAdCAM - 1 与初始 CD4+ T 细胞亚群表面的 α4 - β7 整合素相互作用。因此,MAdCAM - 1 表达的增加,增强了表达 α4 整合素白细胞的募集[111,112]。涉及血管动力学的炎症介质如 IL - 1、TNF - α、一氧化氮、血管内皮生长因子(vascular endothelial growth factor, VEGF)、CD40 - CD40 配体(CD40 ligand, CD40L)和 IL - 6 在炎症性肠病中上调[113,114]。慢性炎症环境下,免疫细胞释放的细胞因子、趋化因子和生长因子导致肠道血管内皮发生重要变化,从而导致血管生成、黏附分子表达和白细胞外渗增加、内皮屏障功能降低和高凝状态[113]。

由于内皮功能障碍的发生与炎症和氧化应激有关。抗 TNF - α 治疗作用可能与内皮功能的改善有关。天然或合成的抗氧化物质如维生素 E、维生素 C、枸杞子、胸腺提取物、迷迭香、绿茶和大蒜能够减轻氧化应激和炎症反应,改善血管内皮功能[115]。

二、高凝状态

在组织损伤时,凝血和炎症作为修复损伤区域的保护机制,同时被激活并协同反应。两者之间存在一种相互作用,表现在促炎刺激激活了凝血级联,同时凝血也调节了炎症信号通路[116]。这种相互作用的结果产生恶性循环,导致炎症和凝血的系统传播和加强。已有发现凝血通路的组成部分如凝血酶和组织因子(tissue factor, TF)可以促进炎症。与此同时,抗凝血剂如活化的蛋白 C(protein C, PC)和肝素也具有抗炎作用。血小板除了在血栓形成中起作用外,还能产生和释放各种促进炎症的物质。基于凝血和炎症的相互依赖关系,慢性炎症疾病的新治疗策略涉及抗炎和防止血栓形成,可使用针对这两种通路界面的药物。

在炎症性肠病患者中,存在黏膜高凝和全身高凝。炎症性肠病与高凝状态相关,进而增加了静脉血栓栓塞(venous thromboembolism, VTE)的风险[117,118]。

炎症性肠病高凝状态的主要改变是获得性内皮功能障碍、血小板异常、凝血系统激活和纤溶受损[119]。内皮功能障碍如前文所述。

1. 血小板异常

血小板是止血的主要效应因子,也被认为是普遍存在的免疫哨点细胞,在宿主防御中发挥重要作用,帮助启动和协调炎症[120]。在炎症早期,激活的血小板和内皮细胞之间的相互作用激发黏附分子和趋化刺激物的释放,导致白细胞的募集。有证据表明,在炎症性肠病患者中,血小板除了发挥止血作用,作为促炎细胞也在炎症中发挥重要作用,具体表现在炎症性肠病患者血小板计数增加(血小板增多)和重要形态学改变,如血小板平均体积、血小板分布宽度、血小板指数和增加颗粒含量等参数的改变。血小板增多和血小板平均体积减小是炎症性肠病常见的表现,而且与疾病活动有关[121]。

目前认为炎症中的血小板激活是由 CD40 - CD40L 通路介导的。研究发现炎症性肠病中血小板过表达 CD40L 蛋白,并向血浆释放更多可溶性 CD40L(soluble CD40L, sCD40L),导致循环 sCD40L 显著升高[122]。

2. 激活凝血级联

凝血级联分为外源性通路、内源性通路和共同通路,由不同的抗凝通路在不同水平上调控。外源性通路通过凝血酶激活级联反应产生少量的多成分物质,再通过内源性通路最终产生大量凝血酶。这些凝血酶将纤维蛋白原裂解成纤维蛋白,导致血栓形成。血管外 TF 启动凝血级联的外源性通路,TF/Ⅶa 复合物的形成同时激活凝血因子 X 和 XI。凝血因子 XIIa、XIa、IXa 和辅因子 Ⅷa 是凝血级联内源性通路的组成部分,可在体外被带负电荷的化合物激活。共同通路由凝血因子 Xa、凝血酶和辅因子 Va 等组成[123]。

炎症性肠病与各种止血生物标志物循环水平的显著变化有关,这与促凝剂通路和抗凝剂通路失衡导致的凝血系统亚临床激活一致。促炎细胞因子是参与凝血活化的最重要的介质,特别是 IL - 6,可以刺激凝血,其结果是增加血浆中凝血酶-抗凝血酶复合物和凝血酶原片段 1+2 的水平[124]。已证实 TNF - α 和 IL - 1β 在实验性结肠炎中有增强肠外血栓形成的作用[125,126]。

研究显示,炎症性肠病患者 TF 激活,PC 通路受损,凝血酶生成增加。炎症性肠病中凝血酶生成增加主要与 C 反应蛋白(C-reactive protein,CRP)升高有关[127]。据报道,炎症性肠病患者 D-二聚体、凝血酶原片段 1+2、凝血酶-抗凝血酶复合物、纤维蛋白肽 A 和 B,以及凝血因子 V、Ⅶ、Ⅷ、Ⅸ、Ⅺ和Ⅻ等水平增加[128-130]。

3. 纤溶受损

纤溶主要参与循环系统中形成的凝块的溶解。纤溶系统主要通过组织型纤溶酶原激活物(plasminogen activator,PA)和纤溶酶原激活物抑制剂-1(plasminogen activator inhibitor-1,PAI-1)之间的平衡来调节。凝血酶活化纤维蛋白溶解抑制剂(thrombin-activatable fibrinolysis inhibitor,TAFI)和中性粒细胞弹性酶也调节纤维蛋白溶解。特别是低活化率的 TAFI 有助于增强纤溶,而高活化率的 TAFI 会导致血栓紊乱[131]。已有研究发现纤溶系统在炎症性肠病相关的高凝状态中发挥重要作用。研究表明,低纤溶在炎症性肠病患者中很常见,可能与这些疾病中观察到的高凝状态有关[132]。与健康对照者相比,炎症性肠病患者纤溶系统的主要激活物组织型 PA 显著降低,PAI-1 水平显著升高,组织型纤溶酶原激活物抗体的发生率也较高[133-135]。

总的来说,炎症性肠病患者发生 VTE 的风险比一般人群高出 3 倍。中度至重度的疾病活动度是导致炎症性肠病 VTE 风险增加的重要因素,被视为诱发因素。据估计,在炎症性肠病住院复燃期间 VTE 的风险比在非住院复燃期间高 6 倍。对于因中度至重度疾病发作而住院且无严重出血的炎症性肠病患者,建议使用低分子肝素、低剂量未分离肝素或磺达肝素进行抗凝血预防[136]。

综上所述,虽然溃疡性结肠炎的发病机制尚不完全清楚,但研究表明,遗传因素和环境因素都起着至关重要的作用。遗传因素和环境因素在宿主-微生物群相互作用的背景下,共同触发了本病的启动事件。肠道屏障功能受损,共生微生物进入肠壁,引起先天免疫细胞接触并应答微生物及其介质,导致免疫细胞的激活和细胞因子与趋化因子的产生。这一过程反过来损害肠道内稳态,招募额外的免疫细胞进入肠壁,并导致适应性免疫的激活。由活化的免疫细胞产生的细胞因子等介质可导致上皮细胞损伤、屏障功能受损和生态失调,并使肠道炎症持续[137]。

参 考 文 献

[1] Graham D B, Xavier R J. Pathway paradigms revealed from the genetics of inflammatory bowel disease[J]. Nature, 2020, 578(7796): 527-539.

[2] Moller F T, Andersen V, Wohlfahrt J, et al. Familial risk of inflammatory bowel disease: a population-based cohort study 1977-2011[J]. Am J Gastroenterol, 2015, 110(4): 564-571.

[3] Ek W E, D'Amato M, Halfvarson J. The history of genetics in inflammatory bowel disease[J]. Ann Gastroenterol, 2014, 27(4): 294-303.

[4] Anderson C A, Boucher G, Lees C W, et al. Meta-analysis identifies 29 additional ulcerative colitis risk loci, increasing the number of confirmed associations to 47 [J]. Nat Genet, 2011, 43(3): 246-252.

［5］ Liu J Z, van Sommeren S, Huang H L, et al. Association analyses identify 38 susceptibility loci for inflammatory bowel disease and highlight shared genetic risk across populations［J］. Nat Genet, 2015, 47(9): 979-986.

［6］ de Lange K M, Moutsianas L, Lee J C, et al. Genome-wide association study implicates immune activation of multiple integrin genes in inflammatory bowel disease ［J］. Nat Genet, 2017, 49(2): 256-261.

［7］ Kuhnen A. Genetic and environmental considerations for inflammatory bowel disease ［J］. Surg Clin North Am, 2019, 99(6): 1197-1207.

［8］ Gordon H, Moller F T, Andersen V, et al. Heritability in inflammatory bowel disease: from the first twin study to genome-wide association studies［J］. Inflamm Bowel Dis, 2015, 21(6): 1428-1434.

［9］ Mentella M C, Scaldaferri F, Pizzoferrato M, et al. Nutrition, IBD and gut microbiota: a review［J］. Nutrients, 2020, 12(4): 944.

［10］ Scarpa M, Stylianou E. Epigenetics: concepts and relevance to IBD pathogenesis ［J］. Inflamm Bowel Dis, 2012, 18(10): 1982-1996.

［11］ Ventham N T, Kennedy N A, Adams A T, et al. Integrative epigenome-wide analysis demonstrates that DNA methylation may mediate genetic risk in inflammatory bowel disease［J］. Nat Commun, 2016, 7: 13507.

［12］ Ventham N T, Kennedy N A, Nimmo E R, et al. Beyond gene discovery in inflammatory boweldisease: the emerging role of epigenetics［J］. Gastroenterology, 2013, 145(2): 293-308.

［13］ Chapman C G, Pekow J. The emerging role of miRNAs in inflammatory bowel disease: a review［J］. Therap Adv Gastroenterol, 2015, 8(1): 4-22.

［14］ Schönauen K, Le N, von Arnim U, et al. Circulating and fecal microRNAs as biomarkers for inflammatory bowel disease［J］. Inflamm Bowel Dis, 2018, 24(7): 1547-1557.

［15］ Lee H S, Cleynen I. Molecular profiling of inflammatory bowel disease: is it ready for use in clinical decision-making?［J］. Cells, 2019, 8(6): 535.

［16］ Ananthakrishnan A N, Bernstein C N, Iliopoulos D, et al. Environmental triggers in IBD: a review of progress and evidence［J］. Nat Rev Gastroenterol Hepatol, 2018, 15(1): 39-49.

［17］ Koloski N A, Bret L, Radford-Smith G. Hygiene hypothesis in inflammatory bowel disease: a critical review of the literature［J］. World J Gastroenterol, 2008, 14(2): 165-173.

［18］ Rogler G, Zeitz J, Biedermann L. The search for causative environmental factors in inflammatory bowel disease［J］. Dig Dis, 2016, 34(Suppl 1): 48-55.

［19］ Mouli V P, Ananthakrishnan A N. Review article: vitamin D and inflammatory bowel diseases［J］. Aliment Pharmacol Ther, 2014, 39(2): 125-136.

［20］ Ananthakrishnan A N, Cheng S C, Cai T X, et al. Association between reduced plasma 25-hydroxy vitamin D and increased risk of cancer in patients with inflammatory bowel diseases[J]. Clin Gastroenterol Hepatol, 2014, 12(5): 821 - 827.

[21] Takeuchi K, Smale S, Premchand P, et al. Prevalence and mechanism of nonsteroidal anti-inflammatory drug-induced clinical relapse in patients with inflammatory bowel disease[J]. Clin Gastroenterol Hepatol, 2006, 4(2): 196 - 202.

[22] Ananthakrishnan A N, Khalili H, Konijeti G G, et al. Long-term intake of dietary fat and risk of ulcerative colitis and Crohn's disease[J]. Gut, 2014, 63(5): 776 - 784.

[23] Cabré E, Doménech E. Impact of environmental and dietary factors on the course of inflammatory bowel disease [J]. World J Gastroenterol, 2012, 18 (29): 3814 - 3822.

[24] Mikocka-Walus A, Pittet V, Rossel J B, et al. Symptoms of depression and anxiety are independently associated with clinical recurrence of inflammatory bowel disease [J]. Clin Gastroenterol Hepatol, 2016, 14(6): 829 - 835.

[25] Maaser C, Langholz E, Gordon H, et al. European Crohn's and Colitis Organisation topical review on environmental factors in IBD[J]. J Crohns Colitis, 2017, 11(8): 905 - 920.

[26] Martini E, Krug S W, Siegmund B, et al. Mend your fences: the epithelial barrier and its relationship with mucosal immunity in inflammatory bowel disease[J]. Cell Mol Gastroenterol Hepatol, 2017, 4(1): 33 - 46.

[27] Heller F, Florian P, Bojarski C, et al. Interleukin-13 is the key effector Th2 cytokine in ulcerative colitis that affects epithelial tight junctions, apoptosis, and cell restitution [J]. Gastroenterology, 2005, 129(2): 550 - 564.

[28] Sandle G I. Pathogenesis of diarrhea in ulcerative colitis: new views on an old problem [J]. J Clin Gastroenterol, 2005, 39(4 Suppl 2): S49 - S52.

[29] Donaldson G P, Lee S M, Mazmanian S K. Gut biogeography of the bacterial microbiota[J]. Nat Rev Microbiol, 2016, 14(1): 20 - 32.

[30] Johansson M E V, Sjövall H, Hansson G C. The gastrointestinal mucus system in health and disease[J]. Nat Rev Gastroenterol Hepatol, 2013, 10(6): 352 - 361.

[31] Kim Y S, Ho S B. Intestinal goblet cells and mucins in health and disease: recent insights and progress[J]. Curr Gastroenterol Rep, 2010, 12(5): 319 - 330.

[32] Liévin-Le Moal V, Servin A L. The front line of enteric host defense against unwelcome intrusion of harmful microorganisms: mucins, antimicrobial peptides, and microbiota [J]. Clin Microbiol Rev, 2006, 19(2): 315 - 337.

[33] Lin N, Xu L E, Sun M. The protective effect of trefoil factor 3 on the intestinal tight junction barrier is mediated by toll-like receptor 2 via a PI3K/Akt dependent mechanism[J]. Biochem Biophys Res Commun, 2013, 440(1): 143 - 149.

[34] Dignass A, Lynch-Devaney K, Kindon H, et al. Trefoil peptides promote epithelial migration through a transforming growth factor beta-independent pathway[J]. J Clin Invest, 1994, 94(1): 376 - 383.

［35］Wright N A, Poulsom R, Stamp G, et al. Trefoil peptide gene expression in gastrointestinal epithelial cells in inflammatory bowel disease［J］. Gastroenterology, 1993, 104(1): 12 - 20.

［36］Schroeder B O. Fight them or feed them: how the intestinal mucus layer manages the gut microbiota［J］. Gastroenterology Report, 2019, 7(1): 3 - 12.

［37］Swidsinski A, Loening-Baucke V, Theissig F, et al. Comparative study of the intestinal mucus barrier in normal and inflamed colon［J］. Gut, 2007, 56(3): 343 - 350.

［38］Johansson M E V, Gustafsson J K, Holmén-Larsson J, et al. Bacteria penetrate the normally impenetrable inner colon mucus layer in both murine colitis models and patients with ulcerative colitis［J］. Gut, 2014, 63(2): 281 - 291.

［39］Ungaro R, Mehandru S, Allen P B, et al. Ulcerative colitis［J］. Lancet, 2017, 389 (10080): 1756 - 1770.

［40］Jiang C, Ting A T, Seed B. PPAR-gamma agonists inhibit production of monocyte inflammatory cytokines［J］. Nature, 1998, 391(6662): 82 - 86.

［41］Dubuquoy L, Jansson E A, Deeb S, et al. Impaired expression of peroxisome proliferator-activated receptor gamma in ulcerative colitis［J］. Gastroenterology, 2003, 124(5): 1265 - 1276.

［42］Owaga E, Hsieh R H, Mugendi B, et al. Th17 cells as potential probiotic therapeutic targets in inflammatory bowel diseases［J］. Int J Mol Sci, 2015, 16(9): 20841 - 20858.

［43］Schoultz I, Keita ÅV. Cellular and molecular therapeutic targets in inflammatory bowel disease — focusing on intestinal barrier function［J］. Cells, 2019, 8(2): 193.

［44］Geremia A, Biancheri P, Allan P, et al. Innate and adaptive immunity in inflammatory bowel disease［J］. Autoimmun Rev, 2014, 13(1): 3 - 10.

［45］Lee S H, Kwon J E, Cho M L. Immunological pathogenesis of inflammatory bowel disease［J］. Intest Res, 2018, 16(1): 26 - 42.

［46］Kmieć Z, Cyman M, Ślenioda T J. Cell of the innate and adaptive immunity and their interactions in inflammatory bowel disease［J］. Adv Med Sci, 2017, 62(1): 1 - 16.

［47］Iida T, Onodera K, Nakase H. Role of autophagy in the pathogenesis of inflammatory bowel disease［J］. World J Gastroenterol, 2017, 23(11): 1944 - 1953.

［48］Zhou G X, Liu Z J. Potential roles of neutrophils in regulating intestinal mucosal inflammation of inflammatory bowel disease［J］. J Dig Dis, 2017, 18(9): 495 - 503.

［49］Muthas D, Reznichenko A, Balendran C A, et al. Neutrophils in ulcerative colitis: a review of selected biomarkers and their potential therapeutic implications［J］. Scand J Gastroenterol, 2017, 52(2): 125 - 135.

［50］Vignali D A A, Collison L W, Workman C J. How regulatory T cells work［J］. Nat Rev Immunol, 2008, 8(7): 523 - 532.

［51］ Maul J, Loddenkemper C, Mundt P, et al. Peripheral and intestinal regulatory CD4+ CD25[high] T cells in inflammatory bowel disease［J］. Gastroenterology, 2005, 128(7): 1868 – 1878.

［52］ Takahashi M, Nakamura K, Honda K, et al. An inverse correlation of human peripheral blood regulatory T cell frequency with the disease activity of ulcerative colitis ［J］. Dig Dis Sci, 2006, 51(4): 677 – 686.

［53］ Okabe Y, Medzhitov R. Tissue-specific signals control reversible program of localization and functional polarization of macrophages［J］. Cell, 2014, 157(4): 832 – 844.

［54］ Bain C C, Bravo-Blas A, Scott C L, et al. Constant replenishment from circulating monocytes maintains the macrophage pool in the intestine of adult mice［J］. Nat Immunol, 2014, 15(10): 929 – 937.

［55］ de Winter B Y, van den Wijngaard R M, de Jonge W J. Intestinal mast cells in gut inflammation and motility disturbances［J］. Biochim Biophys Acta, 2012, 1822(1): 66 – 73.

［56］ He S H. Key role of mast cells and their major secretory products in inflammatory bowel disease［J］. World J Gastroenterol, 2004, 10(3): 309 – 318.

［57］ Casado-Bedmar M, Heil S D S, Myrelid P, et al. Upregulation of intestinal mucosal mast cells expressing VPAC1 in close proximity to vasoactive intestinal polypeptide in inflammatory bowel disease and murine colitis［J］. Neurogastroenterol Motil, 2019, 31 (3): e13503.

［58］ Lampinen M, Rönnblom A, Amin K, et al. Eosinophil granulocytes are activated during the remission phase of ulcerative colitis［J］. Gut, 2005, 54(12): 1714 – 1720.

［59］ Zheng P Y, Feng B S, Oluwole C, et al. Psychological stress induces eosinophils to produce corticotrophin releasing hormone in the intestine［J］. Gut, 2009, 58(11): 1473 – 1479.

［60］ Wallon C, Persborn M, Jönsson M, et al. Eosinophils express muscarinic receptors and corticotropin-releasing factor to disrupt the mucosal barrier in ulcerative colitis ［J］. Gastroenterology, 2011, 140(5): 1597 – 1607.

［61］ Buonocore S, Ahern P P, Uhlig H H, et al. Innate lymphoid cells drive interleukin-23-dependent innate intestinal pathology ［J］. Nature, 2010, 464 (7293): 1371 – 1375.

［62］ Geremia A, Arancibia-Cárcamo C V, Fleming M P P, et al. IL – 23-responsive innate lymphoid cells are increased in inflammatory bowel disease［J］. J Exp Med, 2011, 208 (6): 1127 – 1133.

［63］ Turpin W, Espin-Garcia O, Xu W, et al. Association of host genome with intestinal microbial composition in a large healthy cohort［J］. Nat Genet, 2016, 48(11): 1413 – 1417.

［64］ Lane E R, Zisman T L, Suskind D L. The microbiota in inflammatory bowel disease: current and therapeutic insights［J］. J Inflamm Res, 2017, 10: 63 - 73.

［65］ Turpin W, Goethel A, Bedrani L, et al. Determinants of IBD heritability: genes, bugs, and more［J］. Inflamm Bowel Dis, 2018, 24(6): 1133 - 1148.

［66］ Sartor R B, Wu G D. Roles for intestinal bacteria, viruses, and fungi in pathogenesis of inflammatory bowel diseases and therapeutic approaches［J］. Gastroenterology, 2017, 152(2): 327 - 339.

［67］ Frank D N, St Amand A L, Feldman R A, et al. Molecular-phylogenetic characterization of microbial community imbalances in human inflammatory bowel diseases［J］. Proc Natl Acad Sci USA, 2007, 104(34): 13780 - 13785.

［68］ Pittayanon R, Lau J T, Leontiadis G I, et al. Differences in gut microbiota in patients with vs without inflammatory bowel diseases: a systematic review ［ J ］. Gastroenterology, 2020, 158(4): 930 - 946.

［69］ Roediger W E, Moore J, Babidge W. Colonic sulfide in pathogenesis and treatment of ulcerative colitis［J］. Dig Dis Sci, 1997, 42(8): 1571 - 1579.

［70］ Lavelle A, Sokol H. Gut microbiota-derived metabolites as key actors in inflammatory bowel disease［J］. Nat Rev Gastroenterol Hepatol, 2020, 17(4): 223 - 237.

［71］ Franzosa E A, Sirota-Madi A, Avila-Pacheco J, et al. Gut microbiome structure and metabolic activity in inflammatory bowel disease［J］. Nat Microbiol, 2019, 4(2): 293 - 305.

［72］ Hallert C, Björck I, Nyman M, et al. Increasing fecal butyrate in ulcerative colitis patients by diet: controlled pilot study ［ J ］. Inflamm Bowel Dis, 2003, 9 (2): 116 - 121.

［73］ Casellas F, Borruel N, Torrejón A, et al. Oral oligofructose-enriched inulin supplementation in acute ulcerative colitis is well tolerated and associated with lowered faecal calprotectin［J］. Aliment Pharmacol Ther, 2007, 25(9): 1061 - 1067.

［74］ Ganji-Arjenaki M, Rafieian-Kopaei M. Probiotics are a good choice in remission of inflammatory bowel diseases: a meta analysis and systematic review ［ J ］. J Cell Physiol, 2018, 233(3): 2091 - 2103.

［75］ Derwa Y, Gracie D J, Hamlin P J, et al. Systematic review with meta-analysis: the efficacy of probiotics in inflammatory bowel disease ［ J ］. Aliment Pharmacol Ther, 2017, 46(4): 389 - 400.

［76］ Parada Venegas D, de la Fuente M K, Landskron G, et al. Short chain fatty acids (SCFAs)-mediated gut epithelial and immune regulation and its relevance for inflammatory bowel diseases［J］. Front Immunol, 2019, 10: 277.

［77］ Duboc H, Rajca S, Rainteau D, et al. Connecting dysbiosis, bile-acid dysmetabolism and gut inflammation in inflammatory bowel diseases ［ J ］. Gut, 2013, 62 (4): 531 - 539.

［78］ Yano J M, Yu K, Donaldson G P, et al. Indigenous bacteria from the gut microbiota regulate host serotonin biosynthesis[J]. Cell, 2015, 161(2): 264 - 276.

[79] Reigstad C S, Salmonson C E, Rainey 3rd J F, et al. Gut microbes promote colonic serotonin production through an effect of short-chain fatty acids on enterochromaffin cells[J]. FASEB J, 2015, 29(4): 1395 - 1403.

[80] Pitcher M C, Cummings J H. Hydrogen sulphide: a bacterial toxin in ulcerative colitis? [J]. Gut, 1996, 39(1): 1 - 4.

[81] Barton L L, Ritz N L, Fauque G D, et al. Sulfur cycling and the intestinal microbiome [J]. Dig Dis Sci, 2017, 62(9): 2241 - 2257.

[82] Roediger W E, Moore J, Babidge W. Colonic sulfide in pathogenesis and treatment of ulcerative colitis[J]. Dig Dis Sci, 1997, 42(8): 1571 - 1579.

[83] Rowan F E, Docherty N G, Coffey J C, et al. Sulphate-reducing bacteria and hydrogen sulphide in the aetiology of ulcerative colitis [J]. Br J Surg, 2009, 96 (2): 151 - 158.

[84] Florin T, Neale G, Gibson G R, et al. Metabolism of dietary sulphate: absorption and excretion in humans[J]. Gut, 1991, 32(7): 766 - 773.

[85] Devkota S, Wang Y W, Musch M W, et al. Dietary-fat-induced taurocholic acid promotes pathobiont expansion and colitis in Il10-/-mice [J]. Nature, 2012, 487 (7405): 104 - 108.

[86] Holmes A J, Chew Y V, Colakoglu F, et al. Diet-microbiome interactions in health are controlled by intestinal nitrogen source constraints[J]. Cell Metab, 2017, 25(1): 140 - 151.

[87] Desai M S, Seekatz A M, Koropatkin N M, et al. A dietary fiber-deprived gut microbiota degrades the colonic mucus barrier and enhances pathogen susceptibility [J]. Cell, 2016, 167(5): 1339 - 1353.

[88] Mimoun S, Andriamihaja M, Chaumontet C, et al. Detoxification of H_2S by differentiated colonic epithelial cells: implication of the sulfide oxidizing unit and of the cell respiratory capacity[J]. Antioxid Redox Signal, 2012, 17(1): 1 - 10.

[89] Pitcher M C, Beatty E R, Cummings J H. The contribution of sulphate reducing bacteria and 5-aminosalicylic acid to faecal sulphide in patients with ulcerative colitis [J]. Gut, 2000, 46(1): 64 - 72.

[90] Teigen L M, Geng Z, Sadowsky M J, et al. Dietary factors in sulfur metabolism and pathogenesis of ulcerative colitis[J]. Nutrients, 2019, 11(4): 931.

[91] Friedman J R, Nunnari J. Mitochondrial form and function[J]. Nature, 2014, 505 (7483): 335 - 343.

[92] West A P, Shadel G S. Mitochondrial DNA in innate immune responses and inflammatory pathology[J]. Nat Rev Immunol, 2017, 17(6): 363 - 375.

[93] Novak E A, Mollen K P. Mitochondrial dysfunction in inflammatory bowel disease [J]. Front Cell Dev Biol, 2015, 3: 62.

[94] Roediger W E. The colonic epithelium in ulcerative colitis: an energy-deficiency

disease? [J]. Lancet, 1980, 2(8197): 712 - 715.

[95] Delpre G, Avidor I, Steinherz R, et al. Ultrastructural abnormalities in endoscopically and histologically normal and involved colon in ulcerative colitis [J]. Am J Gastroenterol, 1989, 84(9): 1038 - 1046.

[96] Haberman Y, Karns R, Dexheimer P J, et al. Ulcerative colitis mucosal transcriptomes reveal mitochondriopathy and personalized mechanisms underlying disease severity and treatment response[J]. Nat Commun, 2019, 10(1): 38.

[97] Ho G T, Aird R E, Liu B, et al. MDR1 deficiency impairs mitochondrial homeostasis and promotes intestinal inflammation [J]. Mucosal Immunol, 2018, 11(1): 120 - 130.

[98] Boyapati R K, Dorward D A, Tamborska A, et al. Mitochondrial DNA is a pro-inflammatory damage-associated molecular pattern released during active IBD [J]. Inflamm Bowel Dis, 2018, 24(10): 2113 - 2122.

[99] Noble C L, Abbas A R, Cornelius J, et al. Regional variation in gene expression in the healthy colon is dysregulated in ulcerative colitis[J]. Gut, 2008, 57(10): 1398 - 1405.

[100] Pagliarini D J, Calvo S E, Chang B, et al. A mitochondrial protein compendium elucidates complex I disease biology[J]. Cell, 2008, 134(1): 112 - 123.

[101] Nagai T, Abe A, Sasakawa C. Targeting of enteropathogenic *Escherichia coli* EspF to host mitochondria is essential for bacterial pathogenesis: critical role of the 16th leucine residue in EspF[J]. J Biol Chem, 2005, 280(4): 2998 - 3011.

[102] Kozjak-Pavlovic V, Ross K, Rudel T. Import of bacterial pathogenicity factors into mitochondria[J]. Curr Opin Microbiol, 2008, 11(1): 9 - 14.

[103] Hernandez L D, Pypaert M, Flavell R A, et al. A *Salmonella* protein causes macrophage cell death by inducing autophagy[J]. J Cell Biol, 2003, 163(5): 1123 - 1131.

[104] Layton A N, Brown P J, Galyov E E. The *Salmonella* translocated effector SopA is targeted to the mitochondria of infected cells[J]. J Bacteriol, 2005, 187(10): 3565 - 3571.

[105] Bär F, Bochmann W, Widok A, et al. Mitochondrial gene polymorphisms that protect mice from colitis[J]. Gastroenterology, 2013, 145(5): 1055 - 1063.

[106] Boyapati R K, Tamborska A, Dorward D A, et al. Advances in the understanding of mitochondrial DNA as a pathogenic factor in inflammatory diseases[J]. F1000Res, 2017, 6: 169.

[107] Porter R J, Kalla R, Ho G T. Ulcerative colitis: recent advances in the understanding of disease pathogenesis[J]. F1000Res, 2020, 9: 294.

[108] Cibor D, Domagala-Rodacka R, Rodacki T, et al. Endothelial dysfunction in inflammatory bowel diseases: pathogenesis, assessment and implications[J]. World J Gastroenterol, 2016, 22(3): 1067 - 1077.

［109］Hatoum O A, Miura H, Binion D G. The vascular contribution in the pathogenesis of inflammatory bowel disease［J］. Am J Physiol Heart Circ Physiol, 2003, 285(5): H1791－H1796.

［110］Danese S. Role of the vascular and lymphatic endothelium in the pathogenesis of inflammatory bowel disease: 'brothers in arms'［J］. Gut, 2011, 60 (7): 998－1008.

［111］Briskin M, Winsor-Hines D, Shyjan A, et al. Human mucosal addressin cell adhesion molecule-1 is preferentially expressed in intestinal tract and associated lymphoid tissue［J］. Am J Pathol, 1997, 151(1): 97－110.

［112］Cromer W E, Mathis J M, Granger D N, et al. Role of the endothelium in inflammatory bowel diseases［J］. World J Gastroenterol, 2011, 17(5): 578－593.

［113］Roifman I, Sun Y C, Fedwick J P, et al. Evidence of endothelial dysfunction in patients with inflammatory bowel disease［J］. Clin Gastroenterol Hepatol, 2009, 7 (2): 175－182.

［114］Danese S, Scaldaferri F, Vetrano S, et al. Critical role of the CD40－CD40-ligand pathway in regulating mucosal inflammation-driven angiogenesis in inflammatory bowel disease［J］. Gut, 2007, 56(9): 1248－1256.

［115］Gravina A G, Dallio M, Masarone M, et al. Vascular endothelial dysfunction in inflammatory bowel diseases: pharmacological and nonpharmacological targets ［J］. Oxid Med Cell Longev, 2018, 2018: 2568569.

［116］de Maat S, Tersteeg C, Herczenik E, et al. Tracking down contact activation — from coagulation in vitro to inflammation in vivo［J］. Int J Lab Hematol, 2014, 36(3): 374－381.

［117］Koutroumpakis E I, Tsiolakidou G, Koutroubakis I E. Risk of venous thromboembolism in patients with inflammatory bowel disease［J］. Semin Thromb Hemost, 2013, 39 (5): 461－468.

［118］Owczarek D, Cibor D, Głowacki M K, et al. Inflammatory bowel disease: epidemiology, pathology and risk factors for hypercoagulability［J］. World J Gastroenterol, 2014, 20(1): 53－63.

［119］Koutroubakis I E. The relationship between coagulation state and inflammatory bowel disease: current understanding and clinical implications［J］. Expert Rev Clin Immunol, 2015, 11(4): 479－488.

［120］Herter J M, Rossaint J, Zarbock A. Platelets in inflammation and immunity［J］. J Thromb Haemost, 2014, 12(11): 1764－1775.

［121］Voudoukis E, Karmiris K, Koutroubakis I E. Multipotent role of platelets in inflammatory bowel diseases: a clinical approach［J］. World J Gastroenterol, 2014, 20(12): 3180－3190.

［122］Danese S, Katz J A, Saibeni S, et al. Activated platelets are the source of elevated levels of soluble CD40 ligand in the circulation of inflammatory bowel disease patients

［J］. Gut, 2003, 52(10): 1435 - 1441.

［123］ Geddings J E, Mackman N. New players in haemostasis and thrombosis［J］. Thromb Haemost, 2014, 111(4): 570 - 574.

［124］ Stouthard J M, Levi M, Hack C E, et al. Interleukin-6 stimulates coagulation, not fibrinolysis, in humans［J］. Thromb Haemost, 1996, 76(5): 738 - 742.

［125］ Yoshida H, Russell J, Senchenkova E Y, et al. Interleukin-1beta mediates the extra-intestinal thrombosis associated with experimental colitis［J］. Am J Pathol, 2010, 177(6): 2774 - 2781.

［126］ Yoshida H, Yilmaz C E, Granger D N. Role of tumor necrosis factor-α in the extraintestinal thrombosis associated with colonic inflammation［J］. Inflamm Bowel Dis, 2011, 17(11): 2217 - 2223.

［127］ Saibeni S, Saladino V, Chantarangkul V, et al. Increased thrombin generation in inflammatory bowel diseases［J］. Thromb Res, 2010, 125(3): 278 - 282.

［128］ Smith C J, Haire W D, Kaufman S S, et al. Determination of prothrombin activation fragments in young patients with inflammatory bowel disease［J］. Am J Gastroenterol, 1996, 91(6): 1221 - 1225.

［129］ Chamouard P, Grunebaum L, Wiesel M L, et al. Prothrombin fragment 1 + 2 and thrombin-antithrombin Ⅲ complex as markers of activation of blood coagulation in inflammatory bowel diseases［J］. Eur J Gastroenterol Hepatol, 1995, 7(12): 1183 - 1188.

［130］ Alkim H, Ayaz S, Alkim C, et al. Continuous active state of coagulation system in patients with nonthrombotic inflammatory bowel disease［J］. Clin Appl Thromb Hemost, 2011, 17(6): 600 - 604.

［131］ Rein-Smith C M, Church F C. Emerging pathophysiological roles for fibrinolysis ［J］. Curr Opin Hematol, 2014, 21(5): 438 - 444.

［132］ Zezos P, Papaioannou G, Nikolaidis N, et al. Elevated markers of thrombin generation and fibrinolysis in patients with active and quiescent ulcerative colitis ［J］. Med Sci Monit, 2009, 15(11): CR 563 - 572.

［133］ Gris J C, Schved J F, Raffanel C, et al. Impaired fibrinolytic capacity in patients with inflammatory bowel disease［J］. Thromb Haemost, 1990, 63(3): 472 - 475.

［134］ Saibeni S, Ciscato C, Vecchi M, et al. Antibodies to tissue-type plasminogen activator (t-PA) in patients with inflammatory bowel disease: high prevalence, interactions with functional domains of t-PA and possible implications in thrombosis ［J］. J Thromb Haemost, 2006, 4(7): 1510 - 1516.

［135］ Koutroubakis I E, Sfiridaki A, Tsiolakidou G, et al. Plasma thrombin-activatable fibrinolysis inhibitor and plasminogen activator inhibitor-1 levels in inflammatory bowel disease［J］. Eur J Gastroenterol Hepatol, 2008, 20(9): 912 - 916.

［136］ Nguyen G C, Bernstein C N, Bitton A, et al. Consensus statements on the risk, prevention, and treatment of venous thromboembolism in inflammatory bowel disease:

Canadian Association of Gastroenterology［J］. Gastroenterology，2014，146（3）：835－848.

［137］Neurath M F. Targeting immune cell circuits and trafficking in inflammatory bowel disease［J］. Nat Immunol，2019，20（8）：970－979.

第三章 溃疡性结肠炎的诊断和评估

溃疡性结肠炎的诊断主要是结合临床表现、实验室检查、影像学检查、内镜检查和组织病理学表现进行综合分析,需要排除感染性和其他非感染性结肠炎[1]。评估患者疾病严重程度来指导治疗决策和预测患者的预后,定义疾病严重程度应该是基于:① 患者报告结局(出血和排便习惯的正常化);② 炎症负担(内镜和组织学评估,包括疾病范围、严重程度和炎症标志物);③ 疾病过程(结构损伤、复发频率、需要住院治疗、需要激素治疗、对药物未能应答和肠外表现);④ 疾病影响(功能残疾和生活质量)[2,3]。

第一节 溃疡性结肠炎的诊断

溃疡性结肠炎缺乏诊断的金标准,主要结合临床表现、实验室检查、影像学检查、内镜检查和组织病理学表现进行综合分析,在排除感染性和其他非感染性结肠炎的基础上进行诊断。若诊断存疑,应在一定时间(一般是 6 个月)后进行内镜及组织病理学复查[1]。

一、临床表现、病史和体格检查

(一)临床表现

溃疡性结肠炎最常发生于青壮年期,根据我国资料统计,发病高峰年龄为 20~49 岁,性别差异不明显(男女比为 1.0∶1~1.3∶1)。临床表现为持续或反复发作的腹泻、黏液脓血便伴腹痛、里急后重。重度溃疡性结肠炎患者可能出现发热、疲乏、贫血及体重下降等全身症状。病程多在 4~6 周及以上。可有皮肤、黏膜、关节、眼、肝胆等肠外表现。黏液脓血便是溃疡性结肠炎最常见的症状。不超过 6 周病程的腹泻需要与多数感染性肠炎相鉴别。

溃疡性结肠炎的主要特征是肠道内容物通过结肠炎症区域时,使结肠快速传输而引起腹泻。它通常是餐后排便,也可能是夜间排便。腹泻的严重程度与炎症的范围有关。直肠炎症导致频繁的、小容量的腹泻,并且频繁排出黏液。更近端疾病,直到全结肠炎,导致更严重、更大容量的腹泻和液体粪便[4]。

出血通常与溃疡性结肠炎有关,但并不总是出现,病变局限于远端受累的轻度疾病较少出现出血。大多数患者出现血性腹泻,出血的严重程度与结肠受累范围相关。较多的远端病变患者可能仅排出带血黏液或少量新鲜血液。当疾病向近端扩展时,血液与粪便混合,可导致严重的血性腹泻。多达 10% 的患者出现严重出血,1%~3% 的溃疡性结肠炎患者出现至少 1 次大出血,可能需要手术干预。暴发性结肠炎或中毒性巨结肠约占溃疡性结肠炎患者的 15%,可导致严重出血或结肠穿孔,也常常需要外科急诊手术治疗[4]。

溃疡性结肠炎的其他常见特征包括里急后重和腹痛。腹痛可以是轻微的绞痛,也可以是更广泛病变的严重痉挛性疼痛,通常在排便后缓解。全身的疲劳、发热和体重减轻等症状也可能存在。随着病程的延长,5%~10%的患者会出现结肠狭窄,从而导致梗阻和疼痛。当遇到狭窄时,临床医生必须高度怀疑潜在的恶性肿瘤。部分溃疡性结肠炎患者也可能表现为便秘,最常见于局限性远端病变患者。即使是便秘,患者通常也会排出血液和黏液[4]。

(二)病史和体格检查

病史包括疾病严重程度的评估、诱发因素和可能的其他病因。完整的病史应该包括详细询问症状的开始时间、直肠出血、大便形状和次数、排便急迫感、里急后重、腹痛、大便失禁、夜间腹泻、肠外表现(口腔、皮肤、关节、眼、肝胆等)和肛周情况。还应询问近期旅游史、用药史(特别是非甾体抗炎药和抗菌药物)、阑尾手术切除史、吸烟和家族史。

体格检查应特别注意患者脉搏、血压、体温、体重、身高等一般状况和营养状态,并进行细致的腹部、肛周检查和直肠指检。溃疡性结肠炎患者,尤其是轻度溃疡性结肠炎患者,体检一般无阳性体征;中度至重度溃疡性结肠炎患者可有发热、低血压、心动过速、体重减轻、贫血、腹部压痛、直肠指检见血液等表现。另外,腹部膨胀和叩诊呈鼓音提示结肠扩张。

二、诊断技术

(一)内镜检查

内镜检查在确定溃疡性结肠炎的诊断、监测和治疗应答,以及监测复发、异型增生或癌症等方面起重要作用。

结肠镜检查合并黏膜活组织检查(以下简称活检)是溃疡性结肠炎诊断的主要依据。对于大多数患者,应进行包括回肠末端在内的完整结肠镜检查。这可以在诊断时评估疾病的整个范围,并排除远端回肠受累。随后的结肠镜检查可以评估治疗的应答。但对于重度溃疡性结肠炎患者,特别是使用激素的患者,完整结肠镜检查可能有更大的穿孔风险,在这种情况下,可行不做常规肠道准备的直肠、乙状结肠的有限检查和活检,操作应轻柔,少注气。

内镜下,溃疡性结肠炎常表现为从直肠开始延伸到近端,呈现连续性、弥漫性分布的结肠炎症,以红斑、正常血管纹理消失、颗粒性、糜烂、脆性、出血和溃疡为特征,炎症性结肠和非炎症性结肠之间有明确的界限。轻度炎症的内镜特征为红斑、黏膜充血和正常血管纹理消失;中度炎症的内镜特征为血管形态消失、出血黏附在黏膜表面、糜烂,常伴有粗糙呈颗粒状的外观及黏膜脆性增加(接触性出血);重度炎症内镜下则表现为黏膜自发性出血及溃疡。缓解期可见正常黏膜表现,部分患者可有假性息肉形成,或瘢痕样改变。对于病程较长的患者,黏膜萎缩可导致结肠袋形态消失、肠腔狭窄,以及假性息肉。合并巨细胞病毒感染的溃疡性结肠炎患者,内镜下可见不规则的、深凿样的或纵行的溃疡,部分伴大片状黏膜缺失。

没有经过治疗的成年溃疡性结肠炎患者大多数都有直肠受累,而且病变从直肠开始向近端结肠扩展。溃疡性结肠炎患者可出现"盲肠红斑"(caecal patch)、孤立的阑尾周围炎症和回肠炎。极少数活动性全结肠溃疡性结肠炎患者可能出现倒灌性回肠炎。溃疡性结肠炎患者倒灌性回肠炎一般仅累及紧邻的小段回肠,为连续弥漫性病变,回盲瓣口多正常开放。

先进的内镜设备如高清晰度内镜、窄带成像、放大内镜、染色内镜和内镜显微镜有助于详细评估黏膜和黏膜下血管系统。内镜下黏膜染色技术能提高内镜对黏膜病变的识别能力,结合放大内镜技术通过对黏膜微细结构的观察和病变特征的判别,有助于溃疡性结肠炎的诊断,有条件者还可以选用共聚焦内镜检查。

如出现了肠道狭窄,结肠镜检查时建议行多部位活检以排除结直肠癌,不能获得活检标本或内镜不能通过狭窄段时,应完善增强 CT 或增强 MR 结肠成像检查。

小肠镜(balloon assisted enteroscopy,BAE)检查不推荐作为常规检查,可用于排除克罗恩病、肿瘤等疾病。如患者主要表现为腹泻、腹痛、体重减轻,其症状不能由结肠活动性疾病解释,小肠镜检查可以选择使用。该检查可在直视下观察病变、取活检和进行内镜下治疗,但作为侵入性检查,有一定的并发症发生风险。其主要适用于其他检查(如小肠胶囊内镜检查或放射影像学)发现小肠病变或尽管上述检查阴性仍临床高度怀疑小肠病变需进行确认及鉴别者。

小肠胶囊内镜检查不推荐作为常规检查,可用于排除克罗恩病、肿瘤等疾病。小肠胶囊内镜检查对小肠黏膜异常相当敏感,但对一些轻微病变的诊断缺乏特异性。其主要适用于疑诊克罗恩病,但结肠镜及小肠放射影像学检查阴性者。最常见的并发症是胶囊潴留,其定义为 2 周或 2 周以上胶囊无法排出。已知有肠道狭窄、吞咽障碍或有肠梗阻史的患者禁用小肠胶囊内镜检查。

结肠胶囊内镜检查诊断活动期溃疡性结肠炎的敏感性为 89%,特异性为 75%。

胃镜检查不推荐作为常规检查,可用于排除克罗恩病。少部分克罗恩病病变可累及食管、胃和十二指肠,但一般很少单独累及上消化道。其可用于有上消化道症状、儿童和炎症性肠病类型待定患者。多达 1/3 的溃疡性结肠炎患者可出现胃炎和糜烂[5]。

(二)组织病理学检查

黏膜活检,建议多部位、多点取材。2014 年中华医学会病理学分会消化病理学组筹备组和中华医学会消化病学分会炎症性肠病学组共同讨论,提出了《中国炎症性肠病组织病理诊断共识意见》[6]。该共识意见中,对消化科医生内镜操作提出了规范,推荐活检至少取 5 个部位(包括结肠、直肠和回肠末端),每个部位取不少于 2 个活检。需要从内镜下病变最严重的区域(尤其是溃疡边缘)进行额外的活检。

即使在溃疡性结肠炎患者内镜检查正常的结肠中,也可以看到近端部位疾病组织学表现的扩展,这可能对确定疾病的范围和随后的监测间隔有意义。因此,即使炎症部位似乎局限于远端结肠,也应在内镜下表现正常的近端结肠进行活检。同样,即使远端直肠在内镜下表现正常,也应在直肠行单独活检,因为即使没有内镜下可见的炎症,仍有 5%~30% 的溃疡性结肠炎儿童可出现斑片状的组织学炎症[7]。

对于每个单独的解剖部位,活检标本应收集并保存在单独的小瓶中,因为活检标本的取材部位可提供重要的诊断信息。活检应附有报告,包括患者年龄、临床信息、内镜检查结果、疾病持续时间和目前治疗情况。取样后,组织样品应立即浸泡在甲醛缓冲液或类似的溶液中固定。

组织病理学用于诊断、评估疾病活动,以及识别上皮内瘤变(异型增生)和癌症。

溃疡性结肠炎是一种局限于黏膜的慢性炎症过程。目前用来评估病情的微观特征大致分为四大类:黏膜结构、固有层细胞、中性粒细胞浸润和上皮异常。

溃疡性结肠炎的浸润细胞主要包括淋巴细胞、浆细胞和粒细胞。局灶性或弥漫性基底浆细胞增多是溃疡性结肠炎最早的特征,具有较高的预测价值。基底浆细胞增多的特征是浆细胞浸润较深,常导致黏膜与肌层分离[8]。早在症状出现后2周内,38%的患者可以发现基底浆细胞增多。在此期间,基底浆细胞增多的分布模式是局灶性的,但可能在整个病程中最终变为弥漫性的。只有约20%的患者在首次出现结肠炎症状后2周内出现隐窝变形。广泛的黏膜或隐窝结构变形、黏膜萎缩、不规则或绒毛状的黏膜表面出现较迟,至少是在腹痛、腹泻、脓血便等症状出现4周之后开始出现[9,10]。如果存在隐窝扭曲,将有助于区分溃疡性结肠炎和急性结肠炎。急性结肠炎的特征是正常的隐窝和存在急性炎症。

没有特异性的组织学特征可确诊溃疡性结肠炎,但合并出现基底浆细胞增多、弥漫性隐窝萎缩和变形、绒毛表面不规则、黏蛋白损耗、重度弥漫性黏膜炎症及无明确的肉芽肿,结合临床症状,可以诊断为溃疡性结肠炎。在结肠镜下或病理活检中的炎症分布不均匀,可能发生在病程较长或经过治疗的患者中。

溃疡性结肠炎结肠组织学上主要可见以下改变。活动期:① 固有膜内有弥漫性的急性和慢性炎症细胞浸润,包括中性粒细胞、淋巴细胞、浆细胞、嗜酸性粒细胞等,尤其是上皮细胞间有中性粒细胞浸润(隐窝炎),乃至形成隐窝脓肿;② 隐窝结构改变,隐窝大小、形态不规则,分支、出芽,排列紊乱,杯状细胞减少等;③ 可见黏膜表面糜烂、浅溃疡形成和肉芽组织。缓解期:① 黏膜糜烂或溃疡愈合;② 固有膜内中性粒细胞浸润减少或消失,慢性炎症细胞浸润减少;③ 隐窝结构改变可保留,如隐窝分支、减少或萎缩,可见帕内特细胞化生(结肠脾曲以远)。

组织学黏膜愈合的特征是隐窝结构扭曲和炎症浸润的消退。

溃疡性结肠炎活检标本的病变符合上述活动期或缓解期改变,结合临床,可报告符合溃疡性结肠炎病理改变,应注明活动期或缓解期。如有隐窝上皮异型增生或癌变,应予注明。

手术切除标本的病理学检查:大体和组织学改变见上述溃疡性结肠炎的特点。手术标本见病变局限于黏膜及黏膜下层,肌层及浆膜侧一般不受累。

溃疡性结肠炎组织学疾病活动可以定义为上皮间和(或)固有层内的中性粒细胞浸润。组织学黏膜愈合的特征是隐窝结构扭曲和炎症浸润的消退。因此,病理学缓解的定义范围较广,从残留的炎症和持续的结构扭曲到结肠黏膜的正常化[11]。

一些组织学特征,如与中性粒细胞相关的上皮损伤,持续增加的黏膜固有层细胞基底浆细胞增多和(或)存在基底淋巴样聚集物及大量嗜酸性粒细胞,与复发的风险相关。组织病理学可以预测复发、评估炎症水平的潜在价值,可能在治疗管理中具有意义[11]。

(三) 实验室检查

实验室检查有助于建立溃疡性结肠炎的诊断和鉴别诊断,有助于评估患者炎症反应程度、贫血、营养状态及药物使用的安全性。

1. 血液检查

常规检查包括全血计数、人血白蛋白、电解质、肝功能、肾功能、铁指标、维生素 B_{12} 水平、出凝血指标和炎症标志物［红细胞沉降率（erythrocyte sedimentation rate，ESR）和 CRP］等。在诊断时检测血红蛋白和人血白蛋白的水平有助于评估疾病的严重程度和预后。活动期溃疡性结肠炎常以 CRP 和 ESR 升高为标志。CRP 和 ESR 虽然是非特异性的，但常与内镜下疾病严重程度相关，也可预测结肠切除术的风险及对治疗的应答，评估预后。出凝血指标和血小板计数用于评估溃疡性结肠炎凝血状态。近年来，中性粒细胞与淋巴细胞比值（neutrophil-to-lymphocyte ratio，NLR）、血小板计数与淋巴细胞比值（platelet-to-lymphocyte ratio，OLR）、中性粒细胞与血小板计数比值（neutrophil-to-platelet ratio，NPR）也用于评估溃疡性结肠炎的疾病严重程度、治疗应答和预后[12-14]。

2. 血清学标志物

目前研究较多的血清学标志物是核周抗中性粒细胞胞质抗体（perinuclear antineutrophil cytoplasmic antibody，pANCA）和抗酿酒酵母菌抗体（anti-saccharomyces cerevisiae antibody，ASCA）。国外研究[15,16]显示，在多达 70% 的溃疡性结肠炎患者中检测出 pANCA；结合 ASCA 阴性和 pANCA 水平升高可能有助于建立溃疡性结肠炎的诊断。李骥等[17]研究显示，ANCA 对溃疡性结肠炎诊断敏感度在 37.9%～56.7%。但目前并不推荐将血清学检测用于溃疡性结肠炎的常规诊断和临床决策。

3. 粪便检查

强调粪便常规检查和培养应不少于 3 次。了解有无合并艰难梭状芽孢杆菌感染或巨细胞病毒感染，排除沙门氏菌、志贺氏菌、大肠埃希菌、耶尔森氏菌感染，以及阿米巴肠病、血吸虫肠病等。

4. 测定粪便钙卫蛋白

钙卫蛋白（calprotectin）是一种抗微生物的锰螯合蛋白复合物，它包含了 60% 的中性粒细胞胞质可溶性蛋白。钙卫蛋白在炎症过程中分泌，是粪便中稳定的蛋白质，可以通过实验室检测来定量。在溃疡性结肠炎中，粪便钙卫蛋白水平与内镜和组织学炎症程度相关。测定粪便钙卫蛋白水平比血清炎症标志物更加敏感，具有特异性，且无内镜或黏膜活检的侵入性。因此，粪便钙卫蛋白作为炎症性肠病中最敏感的肠道炎症标志物，常常用于评估治疗应答和预测临床复发[18-20]。用于区分炎症性肠病和功能性肠病的粪便钙卫蛋白的确切临界值目前尚不明确，普遍认为临界值 150 μg/g 具有良好的诊断准确性[21,22]。收集粪便钙卫蛋白的样本，建议以早晨排出的第一份粪便作为常规取样，测定分析之前在室温下保存不超过 3 日[23]。

（四）影像学检查

一般来说，影像学检查对溃疡性结肠炎的诊断作用有限，但在排除并发症方面发挥着不可或缺的作用。

1. X 线检查

（1）钡剂灌肠检查：无条件行结肠镜检查的单位可行钡剂灌肠检查。检查所见的主要改变：① 黏膜粗乱和（或）颗粒样改变；② 肠管边缘呈锯齿状或毛刺样改变，肠壁有多发性小充盈缺损；③ 肠管短缩，袋囊消失呈铅管样。

（2）全消化道钡餐：不推荐常规使用。其可用于排除克罗恩病、肿瘤等疾病。

（3）常规腹部 X 线片：用于急性重度溃疡性结肠炎患者，以排除中毒性巨结肠和肠穿孔等情况。

2. 计算机体层扫描或磁共振成像结肠显像

计算机体层扫描（computerized tomography，CT）或磁共振成像结肠显像（magnetic resonance colonography，MRC）检查可显示结肠镜检查未及的部位，有助于对肠壁增厚、肠腔狭窄的判断。MRC 是无创、无辐射技术，已被证明是一种准确评估溃疡性结肠炎疾病活动性的诊断工具。

腹部 CT 是溃疡性结肠炎患者急性腹部症状的首选放射影像学检查。溃疡性结肠炎的典型 CT 表现为肠壁增厚，肠壁平均厚度为 8 mm，而正常结肠的肠壁平均厚度为 2~3 mm。

3. 经腹肠道超声检查

超声检查，是一种无创、无辐射成像方式，用于评估疾病活动的范围（黏膜改变、肠壁全层受累），显示出与 MRI 和 CT 诊断相似的敏感性和特异性。经腹肠道超声检查可显示肠壁病变的部位和范围、肠腔狭窄、肠瘘及脓肿等。超声检查方便、无创，患者接纳度好。

三、并发症

并发症包括中毒性巨结肠、肠穿孔、下消化道大出血、上皮内瘤变，以及癌变。

四、肠外表现

肠外表现包括关节损伤（如外周关节炎、脊柱关节炎等）、皮肤黏膜表现（如口腔溃疡、结节性红斑和坏疽性脓皮病）、眼部病变（如虹膜炎、巩膜炎、葡萄膜炎等）、肝胆疾病（如脂肪肝、原发性硬化性胆管炎、胆石症等）、急性和慢性胰腺炎、肾功能不全和肾结石、肺血管炎、血栓栓塞性疾病等。

第二节 溃疡性结肠炎的鉴别诊断

溃疡性结肠炎需与以下疾病鉴别，包括克罗恩病、感染性结肠炎、肠结核、真菌性肠炎、缺血性肠病、放射性肠炎、嗜酸粒细胞性肠炎、过敏性紫癜、胶原性结肠炎、溃疡性结肠炎合并艰难梭状芽孢杆菌感染或巨细胞病毒感染等[1,24]。在诊断时，注意鉴别诊断的是各种感染性结肠炎。对于中老年患者的溃疡性结肠炎需要鉴别缺血性肠病。在治疗期间，尤其对于病程较长的患者，要重视鉴别机会性感染如艰难梭状芽孢杆菌感染和巨细胞病毒感染等。

一、急性感染性肠炎

急性感染性肠炎多见于各种细菌感染，如志贺菌、空肠弯曲杆菌、沙门菌、产气单胞菌、大肠埃希菌、耶尔森菌等。常有流行病学特点（如不洁食物史或疫区接触史），急性起病，多伴发热和腹痛，具有自限性（病程一般为数天至 1 周，不超过 6 周），且抗生素治疗有效。建议常规行粪便培养，但阳性率较低，即使粪便培养阴性也不能排除急性感染性肠炎。病理学上,基底浆细胞增多、隐窝分支变形,或帕内特细胞、幽门腺化生等慢性炎症表现,有助于排除急性感染性肠炎。

二、阿米巴肠病

有流行病学特征,果酱样粪便,结肠镜下见溃疡较深,边缘潜行,间以外观正常的黏膜,确诊有赖于从粪便或组织中找到病原体,非流行区患者血清阿米巴抗体阳性有助于诊断。高度疑诊病例,采用抗阿米巴治疗有效。

三、肠道血吸虫病

有疫水接触史,常有肝脾肿大。确诊有赖于粪便检查血吸虫卵或孵化毛蚴阳性。急性期结肠镜下可见直肠、乙状结肠黏膜有黄褐色颗粒,活检黏膜压片或组织病理学检查见血吸虫卵。免疫学检查有助于鉴别。

四、合并艰难梭状芽孢杆菌感染或巨细胞病毒感染

重度溃疡性结肠炎或在免疫抑制剂维持治疗而病情处于缓解期的患者,出现难以解释的症状恶化时,应考虑合并艰难梭状芽孢杆菌感染或巨细胞病毒感染的可能。确诊艰难梭状芽孢杆菌感染可行粪便毒素试验(酶联免疫测定毒素 A 和毒素 B)、聚合酶链反应(polymerase chain reaction,PCR)、谷氨酸脱氢酶抗原检测等。为了确诊巨细胞病毒性结肠炎,可予结肠镜下黏膜活检,进行 HE 染色、免疫组织化学染色和巨细胞病毒 DNA 实时荧光定量 PCR。特征性的内镜下表现和外周血巨细胞病毒 DNA 实时荧光定量 PCR>1 200 拷贝/mL 时,临床上要高度警惕巨细胞病毒性结肠炎。

五、克罗恩病

根据临床表现、内镜和组织病理学特征鉴别溃疡性结肠炎与克罗恩病,两者的具体鉴别,见表 3－1。在 5%~15% 的炎症性肠病患者中,内镜和组织病理学评估不能区分克罗恩病和溃疡性结肠炎,临床可诊断为炎症性肠病类型待定。而未定型结肠炎(indeterminate colitis,IC)是指结肠切除术后病理学检查仍然无法区分溃疡性结肠炎和克罗恩病的患者。

表 3－1 溃疡性结肠炎与克罗恩病的鉴别

项 目	溃 疡 性 结 肠 炎	克 罗 恩 病
症状	脓血便多见	有腹泻,但脓血便较少见
病变分布	病变连续	呈节段性
直肠受累	绝大多数受累	少见
肠腔狭窄	少见,中心性	多见,偏心性
内镜表现	溃疡浅,黏膜弥漫性充血水肿、颗粒状、脆性增加	纵行溃疡,卵石样外观,病变间黏膜外观正常(非弥漫性)
活检特征	固有膜全层弥漫性炎症,隐窝脓肿,隐窝结构明显异常,杯状细胞减少	裂隙状溃疡,非干酪样肉芽肿,黏膜下层淋巴细胞聚集

六、放射性结肠炎

放射性结肠炎的临床和内镜表现可能与溃疡性结肠炎相似,但放射性结肠炎患者有腹腔或盆腔放疗史,可发生在放疗后数周到数年。在内镜下主要表现为黏膜苍白、脆性增加。病理学检查可见轻微的隐窝变形,以上皮细胞损害、毛细血管扩张及固有层纤维素沉积等为主要表现,且固有层炎症细胞浸润不如溃疡性结肠炎明显。

七、缺血性结肠炎

有高血压、糖尿病等疾病或吸烟的中老年患者易患缺血性结肠炎。本病也可表现为腹痛、便血,但一般先有腹痛,再出现鲜血便,少见黏液便。肠镜下病变好发于直肠与乙状结肠交界及脾曲,直肠一般正常。病理学检查可见到腺体上部破坏、下部正常,固有层纤维素沉积等特征,则有助于诊断缺血性结肠炎。

八、其他

肠结核、真菌性肠炎、抗菌药物相关性肠炎(包括假膜性肠炎)、嗜酸粒细胞性肠炎、过敏性紫癜、胶原性结肠炎、肠白塞病、结肠息肉病、结肠憩室炎和人类免疫缺陷病毒(human immunodeficiency virus,HIV)感染合并的结肠病变应与溃疡性结肠炎相鉴别。需要排除沙眼衣原体、淋病奈瑟菌、疱疹病毒和梅毒等引起的性传播疾病。如果主要症状是腹泻而不出血,则需要排除腹腔疾病、显微镜下结肠炎、乳糖或其他食物不耐受症和肠易激综合征。

另外需要注意的是,结肠镜检查发现的直肠轻度炎症改变,如不符合溃疡性结肠炎的其他诊断要点,常为非特异性,应认真寻找病因,观察病情变化。

诊断要点:在排除其他疾病的基础上,可按下列要点诊断:① 具有上述典型临床表现者为临床疑诊,安排进一步检查;② 同时具备上述结肠镜和(或)放射影像学特征者,可临床拟诊;③ 如再具上述黏膜活检和(或)手术切除标本组织病理学特征者,可以确诊;④ 初发病例如临床表现、结肠镜检查和活检组织学改变不典型者,暂不确诊溃疡性结肠炎,应予以密切随访。

第三节　溃疡性结肠炎的临床评估

溃疡性结肠炎诊断成立后,需全面估计病情和预后,制订治疗方案。

一、临床类型

溃疡性结肠炎临床类型可分为初发型和慢性复发型。初发型指无既往病史、首次发作,该类型在鉴别诊断中应特别注意,也涉及缓解后如何进行维持治疗的考虑;慢性复发型指临床缓解期再次出现症状,临床上最常见。

1. 缓解的定义

对于疾病缓解并没有完全经过验证的定义,其定义因使用情况而异,如是否用于临床实践、临床试验、制定指南等情况。因此,缓解有以下几种定义。

（1）临床缓解:症状完全消失,大便次数正常,无直肠出血或排便急迫感。用于临床实践。

（2）完全缓解:粪便次数正常,无直肠出血或排便急迫感,内镜下结肠黏膜正常或为静止期表现。用于临床试验。

（3）注册缓解:无直肠出血;乙状结肠镜或内镜基于 Mayo 评分为 0 分或 1 分;或溃疡性结肠炎疾病活动指数无可见血液和黏膜脆性。用于临床试验,以获得监管部门要求的药品许可证。

2. 应答的定义

应答为临床和内镜改善,并根据试验中使用的活动指数进行测量。一般来说,超过 30% 活动指数的改善,加上直肠出血和内镜评分的减少,是临床试验中被认为足够的应答。

3. 复发的定义

复发指临床缓解患者突然出现症状的复燃。这些患者通常出现直肠出血、排便次数增加和乙状结肠镜检查显示黏膜异常。如果复发发生在先前治疗缓解后 3 个月之内,则认为是早期复发。复发模式可以是不频繁的(每年少于或等于 2 次发作)、频繁的(每年超过 2 次发作),或持续性的(活动性溃疡性结肠炎持续症状,无缓解期)。"慢性活动性疾病"一词的概念含糊不清,应该避免使用。相反,应该使用更精确的定义,如激素难治性疾病或激素依赖性疾病。

二、病变范围

推荐采用溃疡性结肠炎病变范围的蒙特利尔分型,见表 3-2。疾病范围包括:① 直肠炎(距肛门边缘 18 cm 以内,直肠乙状结肠交界处远端);② 左半结肠炎(从直肠延伸至脾曲);③ 广泛结肠炎(超越脾曲)[15,25,26]。该分型有助于选择治疗方案、预测癌变风险和制订监测策略。

表 3-2　溃疡性结肠炎病变范围的蒙特利尔分型[25]

分　型	病　变　范　围	描　　述
E1	直肠	直肠,未达乙状结肠
E2	左半结肠	左半结肠,脾曲以远
E3	广泛结肠	脾曲以近,包括全结肠炎

三、疾病活动性的严重程度

目前,有几种溃疡性结肠炎的疾病活动性严重程度评分系统,这有助于对疾病进行客观评估,并指导治疗、预测长期结局和监测策略。

（一）临床和内镜评分系统

溃疡性结肠炎病情分为活动期和缓解期,活动期溃疡性结肠炎按严重程度分为轻度、中度、重度。Truelove 和 Witts 在 1955 年最早提出溃疡性结肠炎的分类方法[27],见表 3-3。此法易于掌握,临床上非常实用。其要素反映了全身中毒水平,为评估急性重度溃疡性结肠炎、需要住院治疗和激素治疗提供了客观标准。该指数不足之处在于没有提供严重程度的定量或纵向测量，排除了其他重要症状，如夜间症状和肠外表现，也没有考虑内镜下的严重程度。

表 3－3　改良 Truelove 和 Witts 疾病严重程度分型

严重程度分型	排便次数/（次/日）	便血	脉搏	体温	血红蛋白	红细胞沉降率/（mm/h）
轻度	<4	轻或无	正常	正常	正常	<20
重度	≥6	重	>90 次/分	>37.8℃	<75%的正常值	>30

注：中度介于轻、重度之间。

简明临床结肠炎活动性指数（the simple clinical colitis activity index，SCCAI）是可靠的应答性评分，有临床应答和缓解的明确定义[28]（表 3－4）。SCCAI 评分范围为 0~19 分，包括夜间排便和排便急迫性等会影响患者生活质量的症状。SCCAI 评分<2 分表示临床缓解。与基线相比，评分降低>1.5 分，考虑是显著改善。

表 3－4　简明临床结肠炎活动性指数（SCCAI）[28]

症　　状	评分（分）	症　　状	评分（分）
排便次数（天）	0=1~3 次	便血	1=痕迹
	1=4~6 次		2=偶尔明显
	2=7~9 次		3=通常明显
	3=>9 次	总体幸福感	0=非常好
排便次数（夜间）	1=1~3 次		1=略低于标准
	2=4~6 次		2=不好
排便急迫性	1=急促		3=非常不好
	2=立即		4=糟糕
	3=失禁	肠外特征	1=每一个肠外表现

内镜黏膜愈合测量是明确病变严重程度和范围指数的基础。最常用的内镜疾病活动度指标是 Mayo 临床指数（the Mayo clinic indexes，Mayo 评分）[29]和溃疡性结肠炎内镜严重程度指数（the UC endoscopic index of severity，UCEIS）[30]。尽管进行了大量的研究，但这些指数并没有完全得到验证，而且可能会引起观察者之间的分歧。

Mayo 评分为 0~12 分，根据排便次数、有无直肠出血及严重程度、内镜黏膜表现及医生对患者疾病的总体评价来计算，见表 3－5。自 1987 年推出以来，Mayo 评分一直受到广泛研究。Mayo 内镜评分（the Mayo endoscopic score，MES）采用 4 分制（0~3 分），黏膜愈合被定义为 0~1 分。

表 3－5　Mayo 溃疡性结肠炎活动性评分[29]

项　　目	评　　分（分）
排便次数[a]	0=正常次数
	1=比正常增加 1~2 次
	2=比正常增加 3~4 次
	3=比正常增加 5 次或以上

项 目	评 分(分)
直肠出血	0＝未见出血
	1＝不到一半时间内便中夹有血丝
	2＝大部分时间便中混有明显血液
	3＝只出血而没有粪便
内镜发现[b]	0＝正常或无活动性疾病
	1＝轻度疾病(红斑,血管形态减少,轻度易脆)
	2＝中度疾病(明显红斑,血管形态缺乏,易脆,糜烂)
	3＝重度疾病(自发性出血和溃疡形成)
医生总体评价[c]	0＝正常
	1＝轻度疾病
	2＝中度疾病
	3＝重度疾病

a. 每位受试者作为自身对照,从而评价排便次数的异常程度。
b. 每日出血评分代表 1 日中最严重的出血情况。
c. 医师总体评价包括 3 项标准:受试者对于腹部不适的回顾、总体幸福感和其他表现,如体格检查发现和受试者表现状态。评分≤2 分且无单个分项评分>1 分为临床缓解(clinical remission),3~5 分为轻度活动,6~10 分为中度活动,11~12 分为重度活动。临床有效(clinical improvement)定义为评分相对于基线值的降幅≥30%,以及≥3 分,而且便血的分项评分降幅≥1 分或该分项评分为 0 或 1 分。

UCEIS 包含更详细的内镜评估,根据黏膜血管形态、出血情况、糜烂和溃疡的存在和严重程度给予评分,见表 3-6。内镜缓解的目标是评分≤1 分。UCEIS 显示与患者报告结局有很强的相关性。然而,UCEIS 没有明确界定内镜轻度、中度和重度疾病之间的区别。研究表明[31-33],与 MES 相比,UCEIS 在观察者内部和观察者之间的可变性较低;与疾病严重程度和治疗应答性有更好的相关性,而且对检测溃疡大小、深度更敏感,而MES 忽略了这一点。最近 MES 的改良版在保留评分的易用性的同时,加入了结肠炎症的范围。

表 3-6 溃疡性结肠炎内镜严重程度指数(UCEIS)[30]

项 目	评 分(分)
血管形态	0＝正常
	1＝斑片状闭塞
	2＝完全闭塞
出血	0＝无
	1＝黏膜出血/凝固出血
	2＝腔内轻度出血(腔内的游离血液)
	3＝腔内轻度/重度出血(明显渗血)
糜烂/溃疡	0＝无
	1＝糜烂(<5 mm)
	2＝浅表溃疡(>5 mm 缺陷,纤维蛋白被覆盖,但没有形成表面)
	3＝深溃疡(溃疡较深,边缘轻微隆起)

(二)组织学评分系统

黏膜愈合包括内镜愈合和组织学愈合(histological healing)。内镜缓解的病例,其组织学炎症可能持续存在,并且与临床复发、需要住院治疗、激素使用、结肠切除术和结直肠癌等不良结局相关,因此临床中尚需关注组织学愈合。

　　大多数溃疡性结肠炎组织学评分系统,包括黏膜结构、单核细胞浸润(有时定义包括嗜酸性粒细胞)和中性粒细胞浸润(出现在固有层内和上皮之间,伴有上皮损伤:隐窝炎、隐窝脓肿、糜烂、溃疡)。

　　有数种评分系统可用于评估溃疡性结肠炎的组织学炎症和疾病活动,有些被广泛使用,但只有少数经过验证,具有可重复性。目前使用最广泛的是 Riley 指数[34]和 Geboes 指数[36]。

　　Riley 指数评估了 6 种特征(急性炎性浸润、隐窝脓肿、黏蛋白损耗、上皮完整性、慢性炎性浸润和隐窝结构异常),每种特征都被主观性地分为 0~3 分,并给予同等的权重。Riley 指数难以重复,因为没有提供区分等级的标准,见表 3-7。

表 3-7　组织学评分系统(Riley 指数)[34]

1	固有层内圆形细胞(慢性炎性浸润)
2	固有层内多形核细胞(急性炎性浸润)
3	隐窝脓肿
4	黏蛋白耗损
5	表面上皮完整性
6	隐窝结构异常

注:每条条目评分为 0 分(无)到 3 分(严重)。

　　Geboes 指数包括 5 个特征(结构改变、固有层内中性粒细胞和嗜酸性粒细胞、上皮间中性粒细胞、隐窝破坏、糜烂或溃疡)。Geboes 指数对于固有层的慢性炎症(1 级)、嗜酸性粒细胞和中性粒细胞(2 级)是主观的,但急性炎症定义明确。Geboes 指数还包括对结构分级的要求,可以修改为包括对基底浆细胞增多的评估。根据溃疡性结肠炎的严重程度,评分值为 0~22。Geboes 指数仅得到了部分(未正式)验证,但却被广泛使用[37],见表 3-8。

表 3-8　溃疡性结肠炎疾病严重程度的不同分级(Geboes 指数)[35]

0 级	结构变化
0.0	无异常
0.1	轻度异常
0.2	轻度或中度弥漫性或多灶性异常
0.3	重度弥漫性或多灶性异常
1 级	慢性炎性浸润
1.0	未增加
1.1	轻度,但明确的增加
1.2	中度增加
1.3	显著增加
2 级	固有层内中性粒细胞和嗜酸性粒细胞
2A	嗜酸性粒细胞
2A.0	未增加
2A.1	轻度,但明确的增加
2A.2	中度增加
2A.3	显著增加

2B		中性粒细胞
2B.0		未增加
2B.1		轻度,但明确的增加
2B.2		中度增加
2B.3		显著增加
3级		上皮间中性粒细胞
3.0		无
3.1		<5%隐窝涉及
3.2		<50%隐窝涉及
3.3		>50%隐窝涉及
4级		隐窝破坏
4.0		无
4.1		可能——部分隐窝局部中性粒细胞过多
4.2		可能——显著衰减
4.3		明确的隐窝破坏
5级		糜烂或溃疡
5.0		无糜烂、溃疡或肉芽组织
5.1		恢复上皮+相邻的炎症
5.2		可能糜烂——局灶性剥脱
5.3		明确的糜烂
5.4		溃疡或肉芽组织

目前,Nancy 指数(the Nancy index, NI)[36]和 Robarts 组织病理学指数(the Robarts histopathology index, RHI)[37]得到了充分验证,并经过了交叉验证,具有良好的响应性和相关性[38-40]。对于溃疡性结肠炎的随机对照试验,建议使用 Robarts 组织病理学指数或 Nancy 指数;对于观察性研究或临床实践,建议使用简单并经过验证的溃疡性结肠炎组织学评分,如 Nancy 指数。

Nancy 指数由 3 个组织学条目组成:① 急性炎症细胞浸润,即出现中性粒细胞;② 慢性炎性浸润,定义为活检标本中淋巴细胞和浆细胞的数量;③ 溃疡,定义为可见的上皮损伤和再生,和(或)纤维蛋白、中性粒细胞及肉芽组织。Nancy 指数定义了疾病活动性的五个级别:无显著组织学疾病(0 级)、慢性炎症浸润而无急性炎症浸润(1 级)、轻度活动性疾病(2 级)、中度活动性疾病(3 级)和重度活动性疾病(4 级)。0 级对应无显著的组织学疾病。1 级对应缺乏黏膜内中性粒细胞(这是疾病活动的关键标志物),即使存在中度或重度的慢性炎症。后 3 个等级对应文献中定义的活动性疾病。研究显示,在不同缓解状态的溃疡性结肠炎患者中,Nancy 指数和 Geboes 指数对于组织学缓解和应答的评估结果高度一致[41]。Nancy 指数的主要优点是其在观察者内和观察者间的可靠性非常好,简单易用(图 3-1)。

Robarts 组织病理学指数=1×慢性炎症浸润水平(4 个水平)+2×固有层内中性粒细胞(4 个水平)+3×上皮间中性粒细胞(4 个水平)+5×糜烂或溃疡(结合 Geboes 5.1 和5.2 后的 4 个水平)。总评分范围从 0 分(无疾病活动)到 33 分(严重疾病活动),见表 3-9。

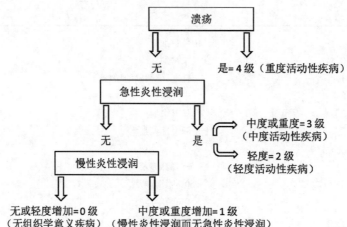

图3-1 Nancy 指数评估溃疡性结肠炎组织学疾病活动的 5 级分类方案图[36]

表3-9 溃疡性结肠炎 Robarts 组织病理学指数[37]

项 目	评 分(分)
慢性炎性浸润	0=未增加
	1=轻度,但明确的增加
	2=中度增加
	3=显著增加
固有层内中性粒细胞	0=无
	1=轻度,但明确的增加
	2=中度增加
	3=显著增加
上皮间中性粒细胞	0=无
	1≤5%隐窝涉及
	2≤50%隐窝涉及
	3≥50%隐窝涉及
糜烂或溃疡	0=无糜烂、溃疡或肉芽组织
	1=恢复上皮+相邻的炎症
	1=可能糜烂——局灶性剥脱
	2=明确的糜烂
	3=溃疡或肉芽组织

欧洲克罗恩病和结肠炎组织(the European Crohn's and Colitis Organisation,ECCO)共识小组[8]最近提出了溃疡性结肠炎组织学缓解的严格定义,是黏膜完全恢复正常。溃疡性结肠炎治疗后的黏膜组织学缓解,定义包括:① 组织学正常化;② 没有炎症;③ 没有中性粒细胞/糜烂/溃疡;④ 没有上皮间中性粒细胞/糜烂/溃疡;⑤ Robarts 组织病理学指数≤3 分;⑥ Nancy 指数=0 分;⑦ Geboes 指数≤2.0 分。

有几种黏膜组织学缓解或黏膜组织学愈合的定义。组织学缓解的定义为:连续 Geboes 指数≤6 分,Geboes 指数≤2.0 分,Nancy 指数=0 分或 Robarts 组织病理学指数≤3 分(上皮间和固有层内中性粒细胞亚评分为 0 分,无溃疡或糜烂)。组织学应答(histological response)的定义为:连续 Geboes 指数≤12 分,Geboes 指数≤3.0 分,Robarts 组织病理学指数≤9 分(上皮间中性粒细胞亚评分为 0 分,无糜烂或溃疡),

Nancy 指数≤1 分(上皮间无中性粒细胞,且无糜烂或溃疡)。在临床实践中,组织病理学家应该提供活动的描述和(或)使用公认的评分系统,而不是使用"愈合"或"缓解"词语。

利用组织病理学指数评估肿瘤[8]。溃疡性结肠炎患者发生结直肠肿瘤(异型增生和腺癌)的风险增加,其风险与黏膜炎症程度相关。溃疡性结肠炎组织学活动评分越高,预示发生肿瘤的可能性越高。组织学活动是比内镜炎症更好的风险预测因素。利用一段时间内累积的组织学炎症评分比单一评分更能预测肿瘤发生的风险。黏膜的急性(活动性)组织学炎症严重程度,与淋巴浆细胞性(慢性)组织学炎症严重程度,都是预测溃疡性结肠炎发生肿瘤的危险因素。

组织学评分与生物标志物存在相关性[8]。患者粪便钙卫蛋白水平升高,可能存在组织学炎症活动。粪便钙卫蛋白水平较低,与组织学缓解相关,但确切的阈值有待验证。最近研究显示,Nancy 指数和粪便钙卫蛋白水平之间有中等的相关性。粪便钙卫蛋白预测溃疡性结肠炎组织学缓解的最佳阈值是 91 μg/g,预测组织学应答的最佳阈值是 106 μg/g,明显低于预测内镜缓解的阈值(250 μg/g)[41]。患者粪便乳铁蛋白水平升高,可能存在组织学炎症活动,但确切的阈值尚未得到验证。CRP 不能用作组织学活动的替代标志物。

四、患者报告结局和生活质量评价

(一) 患者报告结局

患者报告结局直接来自患者关于他们的健康状况或其治疗的影响,不需要卫生保健提供者的解释。

溃疡性结肠炎患者的临床症状主要包括腹痛、腹泻、大便次数增加和直肠出血。后两种症状由患者自我报告,作为 Mayo 评分疾病活动指数 6 分版本患者报告结局 2(patient-reported outcomes 2, PRO2)的一部分。测量 PRO2 评分[42,43]是非侵入性的,不依赖于实验室检测或临床医生的面对面参与。这种工具可以提供便捷有效的方式来监测疾病活动,包括远程监测,如通过患者在智能手机、平板电脑或电脑上定期报告这些结果。PRO2 评分报告可以让医生更好地监测疾病的变化,同时不会增加患者或医疗系统的负担[44]。

PRO2 问卷由 2 个独立的问题(大便次数和直肠出血)组成,每个问题有 4 个回答选项,从正常(无疾病症状)到最严重症状(0~3 分)。PRO2 得分为 0 分表示非活动性溃疡性结肠炎,6 分表示活动性疾病和自发性出血,见表 3－10。

表 3－10　溃疡性结肠炎患者报告结局 2(PRO2)[42]

请指出您察觉到的排便次数(基于最近 3 日)

　　0 分＝正常次数

　　1 分＝大便比正常多 1~2 次

　　2 分＝大便比正常多 3~4 次

　　3 分＝大便比正常多 5 次或以上

请指出您直肠出血的严重程度(基于最近 3 日)

　　0 分＝未见出血

　　1 分＝不到一半时间内便中夹有血丝

　　2 分＝大部分时间便中混有明显血液

　　3 分＝只出血而没有粪便

在溃疡性结肠炎中,PRO2 评估与黏膜愈合评估同样重要,因为代表着不同的治疗结局。在临床试验和 Meta 分析中发现 PRO2 的两个条目(尤其是大便频率)与内镜黏膜愈合结果存在差异。简单地说,内镜黏膜愈合并不一定意味着症状缓解,反之亦然[45]。这种差异可能与功能性胃肠疾病的存在有关,如肠易激综合征,也可能与组织学活动的持续和紧密连接完整性受损有关。也就是说,并非溃疡性结肠炎患者所有的症状都是由炎症引起的。应该承认这种脱节,也应该理解强化抗炎治疗并不一定能改善已经取得黏膜愈合患者的症状,而且可能使患者处于药物增加引起的额外风险中。对于这种情况,应该考虑针对性治疗功能性肠道症状。

(二) 生活质量评价

由于人们普遍认识到炎症性肠病会对患者的生活产生负面影响,所以强调与健康相关的生活质量(health-related quality of life, HRQOL)及其评估是炎症性肠病患者整体护理的重要组成部分[46,47]。生活质量是现在炎症性肠病临床试验的关键指标。这符合世界卫生组织的声明,即"健康不仅仅是没有疾病和不虚弱",而是"完全的生理、心理状态和良好的社会适应能力",也强调改善 HRQOL 作为治疗目标的重要性。在炎症性肠病中,HRQOL 是疾病活动性的一个间接指标,也是评估治疗效果的结局测量指标,即所谓"有合理的期望",也就是"有效的治疗,应该改善生活质量"[48]。

炎症性肠病问卷(the inflammatory bowel diseases questionnaire, IBDQ)是最早的,也是使用最广泛的工具[49]。IBDQ 有多达 32 个条目,分为 4 个维度:肠道症状(10 个条目)、全身症状(5 个条目)、情感功能(12 个条目)和社交功能(5 个条目)。每个问题都有从 1(最坏的情况)到 7(最好的情况)的回答。总分为 32~224 分,分数越高,生活质量越好。据称 IBDQ 代表了炎症性肠病临床试验中使用生活质量评估的黄金标准,但由于篇幅长,在临床实践中并不实用[47]。

在完成时间有限的情况下,简短的问卷可能更合适。而在研究环境中,对更多信息的需求可能需要使用更长的调查问卷,甚至是通用问卷和疾病特异性问卷的组合。

克罗恩病和溃疡性结肠炎问卷-8(the Crohn's and ulcerative colitis questionnaire-8, CUCQ-8)是一个经过验证的关于炎症性肠病生活质量特异性的简短问卷,包括 32 个条目,有希望成为评估所有炎症性肠病患者生活质量的有效工具[50]。

简明 36 健康调查(the short-form 36 health survey, SF-36)是炎症性肠病患者的通用工具,常用于临床试验和临床实践[51,52]。SF-36 有 8 个维度,一起合并成反映身体和精神成分的汇总分数。

参 考 文 献

[1] 中华医学会消化病学分会炎症性肠病学组.炎症性肠病诊断与治疗的共识意见(2018 年,北京)[J].中华消化杂志,2018,38(5):292-311.

[2] Rubin D T, Ananthakrishnan A N, Siegel C A, et al. ACG clinical guideline: ulcerative colitis in adults[J]. Am J Gastroenterol, 2019, 114(3): 384-413.

[3] Siegel C A, Whitman C B, Spiegel B M R, et al. Development of an index to define overall disease severity in IBD[J]. Gut, 2018, 67(2): 244-254.

[4] Flynn S, Eisenstein S. Inflammatory bowel disease presentation and diagnosis[J].

Surg Clin North Am, 2019, 99(6): 1051 - 1062.

[5] Ushiku T, Moran C J, Lauwers G Y. Focally enhanced gastritis in newly diagnosed pediatric inflammatory bowel disease [J]. Am J Surg Pathol, 2013, 37 (12): 1882 - 1888.

[6] 中华医学会病理学分会消化病理学组筹备组,中华医学会消化病分会炎症性肠病学组,四川大学华西医院病理科.中国炎症性肠病组织病理诊断共识意见[J].中华病理学杂志,2014,43(4): 268 - 274.

[7] Turner D, Levine A, Escher J C, et al. Management of pediatric ulcerative colitis: joint ECCO and ESPGHAN evidence-based consensus guidelines [J]. J Pediatr Gastroenterol Nutr, 2012, 55(3): 340 - 361.

[8] Magro F, Doherty G, Peyrin-Biroulet L, et al. ECCO position paper: harmonisation of the approach to ulcerative colitis histopathology[J]. J Crohns Colitis, 2020, 14(11): 1503 - 1511.

[9] Langner C, Magro F, Driessen A, et al. The histopathological approach to inflammatory bowel disease: a practice guide[J]. Virchows Arch, 2014, 464(5): 511 - 527.

[10] Magro F, Langner C, Driessen A, et al. European consensus on the histopathology of inflammatory bowel disease[J]. J Crohns Colitis, 2013, 7(10): 827 - 851.

[11] Magro F, Gionchetti P, Eliakim R, et al. Third European evidence-based consensus on diagnosis and management of ulcerative colitis. Part 1: Definitions, diagnosis, extra-intestinal manifestations, pregnancy, cancer surveillance, surgery, and ileo-anal pouch disorders[J]. J Crohns Colitis, 2017, 11(6): 649 - 670.

[12] Akpinar M Y, Ozin Y O, Kaplan M, et al. Platelet-to-lymphocyte ratio and neutrophil-to-lymphocyte ratio predict mucosal disease severity in ulcerative colitis[J]. J Med Biochem, 2018, 37(2): 155 - 162.

[13] Bertani L, Rossari F, Barberio B, et al. Novel prognostic biomarkers of mucosal healing in ulcerative colitis patients treated with anti-TNF: Neutrophil-to-Lymphocyte ratio and platelet-to-lymphocyte ratio[J]. Inflamm Bowel Dis, 2020, 26(10): 1579 - 1587.

[14] Yamamoto-Furusho J K, Mendieta-Escalante E A. Diagnostic utility of the neutrophil-platelet ratio as a novel marker of activity in patients with ulcerative colitis[J]. PLoS One, 2020, 15(4): e0231988.

[15] Rubin D T, Ananthakrishnan A N, Siegel C A, et al. ACG clinical guideline: ulcerative colitis in adults[J]. Am J Gastroenterol, 2019, 114(3): 384 - 413.

[16] Plevy S, Silverberg M S, Lockton S, et al. Combined serological, genetic, and inflammatory markers differentiate non-IBD, Crohn's disease, and ulcerative colitis patients[J]. Inflamm Bowel Dis, 2013, 19(6): 1139 - 1148.

[17] 李骥,吕红,钱家鸣,等.抗酿酒酵母抗体和抗中性粒细胞胞质抗体对炎症性肠病的诊断价值[J].中华消化杂志,2008,28(10): 666 - 668.

［18］ Theede K, Holck S, Ibsen P, et al. Level of fecal calprotectin correlates with endoscopic and histologic inflammation and identifies patients with mucosal healing in ulcerative colitis［J］. Clin Gastroenterol Hepatol, 2015, 13(11)：1929 - 1936.

［19］ de Vos M, Dewit O, D'Haens G, et al. Fast and sharp decrease in calprotectin predicts remission by infliximab in anti-TNF naïve patients with ulcerative colitis［J］. J Crohns Colitis, 2012, 6(5)：557 - 562.

［20］ Hart L, Chavannes M, Kherad O, et al. Faecal calprotectin predicts endoscopic and histological activity in clinically quiescent ulcerative colitis［J］. J Crohns Colitis, 2020, 14(1)：46 - 52.

［21］ Lozoya Angulo M E, de Las Heras Gómez I, Martinez Villanueva M, et al. Faecal calprotectin, an useful marker in discriminating between inflammatory bowel disease and functional gastrointestinal disorders［J］. Gastroenterol Hepatol, 2017, 40(3)：125 - 131.

［22］ Maaser C, Sturm A, Vavricka S R, et al. ECCO-ESGAR guideline for diagnostic assessment in IBD Part 1：Initial diagnosis, monitoring of known IBD, detection of complications［J］. J Crohns Colitis, 2019, 13(2)：144 - 164.

［23］ Lamb C A, Kennedy N A, Raine T, et al. British Society of Gastroenterology consensus guidelines on the management of inflammatory bowel disease in adults［J］. Gut, 2019, 68(Suppl 3)：s1 - s106.

［24］ 杨红,张慧敏,金梦,等. 溃疡性结肠炎诊断与鉴别诊断要点解析［J］.临床荟萃, 2016,31(8)：813 - 816.

［25］ Satsangi J, Silverberg M S, Vermeire S, et al. The Montreal classification of inflammatory bowel disease：controversies, consensus, and implications［J］. Gut, 2006, 55(6)：749 - 753.

［26］ Silverberg M S, Satsangi J, Ahmad T, et al. Toward an integrated clinical, molecular and serological classification of inflammatory bowel disease：report of a working party of the 2005 Montreal World Congress of Gastroenterology［J］. Can J Gastroenterol, 2005, 19(Suppl A)：5A - 36A.

［27］ Truelove S C, Witts L J. Cortisone in ulcerative colitis, final report on a therapeutic trial［J］. Br Med J, 1955, 2(4947)：1041 - 1048.

［28］ Walmsley R S, Ayres R C, Pounder R E, et al. A simple clinical colitis activity index ［J］. Gut, 1998, 43(1)：29 - 32.

［29］ Schroeder K W, Tremaine W J, Iistrup D M. Coated oral 5-aminosalicylic acid therapy for mildly to moderately active ulcerative colitis. A randomized study［J］. N Engl J Med, 1987, 317(26)：1625 - 1629.

［30］ Travis S P, Schnell D, Krzeski P, et al. Developing an instrument to assess the endoscopic severity of ulcerative colitis：the ulcerative colitis endoscopic index of severity (UCEIS)［J］. Gut, 2012, 61(4)：535 - 542.

［31］ Travis S P, Schnell D, Krzeski P, et al. Reliability and initial validation of the ulcerative colitis endoscopic index of severity[J]. Gastroenterology, 2013, 145(5): 987 - 995.

[32] Travis S P, Schnell D, Feagan B G, et al. The impact of clinical information on the assessment of endoscopic activity: characteristics of the ulcerative colitis endoscopic index of severity (UCEIS)[J]. J Crohns Colitis, 2015, 9(8): 607 - 616.

[33] Ikeya K, Hanai H, Sugimoto K, et al. The ulcerative colitis endoscopic index of severity more accurately reflects clinical outcomes and long-term prognosis than the Mayo endoscopic score[J]. J Crohns Colitis, 2016, 10(3): 286 - 295.

[34] Riley S A, Mani V, Goodman M J, et al. Comparison of delayed release 5 aminosalicylic acid (mesalazine) and sulphasalazine in the treatment of mild to moderate ulcerative colitis relapse[J]. Gut, 1988, 29(5): 669 - 674.

[35] Geboes K, Riddell R, Ost A, et al. A reproducible grading scale for histological assessment of inflammation in ulcerative colitis[J]. Gut, 2000, 47(3): 404 - 409.

[36] Marchal-Bressenot A, Salleron J, Boulagnon-Rombi C, et al. Development and validation of the Nancy histological index for UC[J]. Gut, 2017, 66(1): 43 - 49.

[37] Mosli M H, Feagan B G, Zou G Y, et al. Development and validation of a histological index for UC[J]. Gut, 2017, 66(1): 50 - 58.

[38] Magro F, Lopes J, Borralho P, et al. Comparison of the Nancy of the Nancy index with continuous Geboes score: histological remission and response in ulcerative colitis[J]. J Crohns Colitis, 2020, 14(7): 1021 - 1025.

[39] Magro F, Lopes J, Borralho P, et al. Comparing the continuous Geboes score with the Robarts histopathology index: definitions of histological remission and response and their relation to faecal calprotestin levels[J]. J Crohns Colitis, 2020, 14(2): 169 - 175.

[40] Magro F, Lopes J, Borralho P, et al. Comparison of different histological indexes in the assessment of UC activity and their accuracy regarding endoscopic outcomes and faecal calprotectin levels[J]. Gut, 2019, 68(4): 594 - 603.

[41] Magro F, Lopes J, Borralho P, et al. Comparison of the Nancy index with continuous Geboes score: histological remission and response in ulcerative colitis[J]. J Crohns Colitis, 2020, 14(7): 1021 - 1025.

[42] Bewtra M, Brensinger C M, Tomov V T, et al. An optimized patient-reported ulcerative colitis disease activity measure derived from the Mayo score and the simple clinical colitis activity index[J]. Infamm Bowel Dis, 2014, 20(6): 1070 - 1078.

[43] Jairath V, Khanna R, Zou G Y, et al. Development of interim patient-reported outcome measures for the assessment of ulcerative colitis disease activity in clinical trials[J]. Aliment Pharmacol Ther, 2015, 42(10): 1200 - 1210.

[44] Sebastian S, Roberts J, Waller J, et al. Remote monitoring of patient-reported outcomes in ulcerative colitis: a prospective real-world pilot study[J]. Pharmacoecon Open, 2019, 3(3): 359 - 365.

［45］Bryant R V，Costello S P，Andrews J M. Editorial：untangling symptoms from mucosal healing in UC — a note of caution for patient-reported outcomes［J］. Aliment Pharmacol Ther，2015，42(11－12)：1327，1328.

［46］Alrubaiy L，Rikaby I，Dodds P，et al. Systematic review of health-related quality of life measures for inflammatory bowel disease［J］. J Crohns Colitis，2015，9(3)：284－292.

［47］Sturm A，Maaser C，Calabrese E，et al. ECCO－ESGAR guideline for diagnostic assessment in IBD Part 2：IBD scores and general principles and technical aspects［J］. J Crohns Colitis，2019，13(3)：273－284.

［48］Øresland T，Bemelman W A，Sampietro G M，et al. European evidence-based consensus on surgery for ulcerative colitis［J］. J Crohns Colitis，2015，9(1)：4－25.

［49］Guyatt G，Mitchell A，Irvine E J，et al. A new measure of health status for clinical trials in inflammatory bowel disease［J］. Gastroenterology，1989，96(3)：804－810.

［50］Alrubaiy L，Cheung W Y，Dodds P，et al. Development of a short questionnaire to assess the quality of life in Crohn's disease and ulcerative colitis［J］. J Crohns Colitis，2015，9(1)：66－76.

［51］D'Haens G，Sandborn W J，Feagan B G，et al. A review of activity indexes and efficacy end points for clinical trials of medical therapy in adults with ulcerative colitis［J］. Gastroenterology，2007，132(2)：763－786.

［52］Bernklev T，Jahnsen J，Lygren I，et al. Health-related quality of life in patients with inflammatory bowel disease measured with the short form-36：psychometric assessments and a comparison with general population norms［J］. Inflamm Bowel Dis，2005，11(10)：909－918.

第四章 溃疡性结肠炎的治疗目标和治疗策略

溃疡性结肠炎以复发和缓解为特征,被认为是进展性疾病。随着 21 世纪初生物疗法的出现,手术干预的必要性有所降低。目前炎症性肠病的药物管理策略已经从适度的症状控制发展到维持深度组织学缓解,目的是通过阻止肠道损伤来改变疾病的自然史。新的治疗目标描述了通过治疗药物监测和早期干预的靶向治疗与严格控制策略。本章介绍溃疡性结肠炎治疗目标和治疗策略的转变,除了考虑可用治疗选择的安全性外,还要关注治疗定位。

第一节　溃疡性结肠炎的治疗目标

溃疡性结肠炎治疗的总体目标是[1-5]:① 诱导和维持临床缓解;② 避免治疗药物毒性(短期和长期);③ 避免长期使用激素;④ 改善生活质量;⑤ 预防疾病并发症,包括异型增生和癌症。

溃疡性结肠炎是一种慢性疾病,需要通过治疗来诱导和维持缓解。溃疡性结肠炎诱导和维持治疗的选择应基于疾病的范围、严重程度和预后。治疗决策应分为诱导和维持,目标是获得和维持无激素缓解。无激素缓解是指患者在不持续使用激素的情况下,达到临床症状缓解、内镜愈合,生物学炎症指标恢复正常。

临床缓解最常使用 Mayo 评分来测量,Mayo 评分是一种基于粪便频率、直肠出血、内镜疾病活动测量和医师整体评估的指数。临床缓解最一致的定义是 Mayo 评分<3分,没有单独的亚评分>1 分。根据目前的惯例,内镜缓解被定义为 0 分或 1 分,这意味着所有临床缓解的患者内镜也会缓解。

早期治疗主要应恢复正常排便频率和控制出血。症状缓解与患者报告结局的改善有关。内镜愈合的定义是恢复无脆性的完整黏膜。内镜黏膜愈合与持续缓解和降低结肠切除术的风险相关[6]。深度缓解包括症状缓解和内镜愈合,是溃疡性结肠炎治疗的首选目标。组织学缓解与临床结局改善相关。控制黏膜炎症可降低发生异型增生和结直肠癌的风险。

鉴于溃疡性结肠炎慢性复发的特性和治疗方法的特殊性,监测病情、药物及相关的并发症是非常重要的。我们要加强对患者的长期管理,进行常规访视,以监测病情是否存在复发情况并及时满足健康维护需求。

第二节　溃疡性结肠炎的治疗策略

制订溃疡性结肠炎治疗策略主要基于病情严重程度、分布(直肠炎、左半结肠、广泛结肠)和疾病模式。疾病模式包括复发频率、病程、对以前药物的应答、药物的副作用和肠外表现。发病时的年龄和病程也是重要参考因素。将需要住院治疗的重度溃疡性结肠炎患者与可以作为门诊患者管理的轻度或中度活动期患者区分开来是很重要的。

一、达标治疗

达标治疗(treat-to-target)的概念源自类风湿性关节炎的诊治,指根据预先设定的治疗应答目标的实现(或不实现)来调整治疗方案达到缓解疾病的目的。2015 年,由国际炎症性肠病研究组织(The International Organization For The Study of Inflammatory Bowel Disease, IOIBD)提出并启动了炎症性肠病治疗靶点选择方案(the selecting therapeutic targets in inflammatory bowel disease, STRIDE)[7]。该方案指出溃疡性结肠炎治疗的目标转向长期预防疾病的并发症(异型增生/癌症、结肠切除术),并提出监测疾病活动的客观测量指标(如内镜炎症的证据)。

STRIDE 委员会提出了恢复排便习惯和肠道炎症正常化的复合目标,但组织学和生物标志物目标的纳入证据有限。溃疡性结肠炎的达标治疗目标包括临床/PRO 缓解(定义为消除直肠出血和腹泻/改变排便习惯)和内镜缓解(Mayo 内镜亚评分为 0~1 分)。认为组织学缓解和生物标志物缓解(biomarker remission)(正常 CRP 和粪便钙卫蛋白水平)是辅助目标[7]。

最近的证据表明,完全黏膜愈合可能是溃疡性结肠炎的理想治疗目标。随着黏膜愈合的定义不断演变,应该考虑两个方面:内镜愈合和组织学愈合,因为有证据表明,在内镜下大体观察没有活动性的病变,可能存在显微镜下活动的特征。内镜和组织学评估是疾病的直接测量方法,但却是侵入性的,且费用昂贵,所以使用非侵入性生物标志物评估黏膜愈合、治疗应答和(或)疾病复燃是值得推荐的[8,9]。遗憾的是,目前许多临床医生仍然只侧重于管理溃疡性结肠炎患者的症状,而没有实施溃疡性结肠炎的达标治疗策略。

二、疾病清除

溃疡性结肠炎的治疗目标已经从治疗症状转向黏膜愈合,目的是改变疾病的自然史和保持肠道功能。在 10 年前提出溃疡性结肠炎深度缓解(包括症状缓解和内镜缓解)的概念时,当时几项研究结果清晰地显示了实现和维持内镜愈合的重要性。

最近,有学者提出将疾病清除(disease clearance)作为溃疡性结肠炎治疗的最终目标。疾病清除的定义包括症状缓解(患者报告结局缓解)和黏膜愈合(内镜愈合和组织学愈合)[10]。内镜愈合是指内镜下结肠节段无炎症病变,这与短期和长期结局的改善相关[9]。组织学缓解目前认为是溃疡性结肠炎的主要治疗目标和终点,因为组织学改变常出现在内镜下肉眼可见的正常黏膜中[11],而治疗后组织学变化往往滞后于临床应答和(或)临床缓解。有证据表明,持续的组织学炎症与溃疡性结肠炎的不良预后相关。组织学缓解是有别于内镜愈合的目标,与临床复发、需要住院治疗、激素使用、结肠切除术和结直肠癌的低风险更具相关性[9]。但 STRIDE 委员会将联合症状缓解和内镜愈合作为炎症性肠病达标治疗策略的治疗目标,而组织学愈合由于缺乏干预试验的证据,没有达成共识。

疾病清除的新概念定义了深度缓解和完全缓解的状态。值得注意的是,溃疡性结肠炎的临床缓解相当于症状缓解加上根据 Mayo 评分的内镜改善,而根据美国食品药品监督管理局(FDA)的指导意见,临床试验中的黏膜愈合现在包括内镜改善和组织学愈合。然而,很少有研究将溃疡性结肠炎症状缓解和黏膜愈合作为临床试验研究的复合终点。已有的溃疡性结肠炎的临床试验数据报告的临床缓解联合内镜愈合率或组织学愈合联合内镜愈合率均偏低,因此预计疾病清除率会更低[10]。

随机对照试验的黏膜愈合率结果并不令人鼓舞,这表明仍然需要修改治疗方案和提高药物的疗效。在一项试验中,17.6% 接受阿达木单抗治疗的患者在第 8 周达到了组织学缓解。值得注意的是,实现组织学和内镜均愈合需要比单纯内镜缓解更高浓度的阿达木单抗[12]。来自 GEMINI 的研究表明,维得利珠单抗诱导后,超过 50% 的黏膜愈合患者达到了组织学愈合[13]。

大多数溃疡性结肠炎患者在真实世界实践中都未能达到综合临床和内镜缓解。一项来自澳大利亚多中心回顾性研究数据显示:合计 246 例溃疡性结肠炎患者,61% 达到临床缓解,其中 57% 的患者达到内镜缓解(Mayo 评分≤1 分);35% 的患者达到临床和内镜双缓解,其中 46% 为组织学缓解,只有 16% 的患者临床、内镜和组织学均缓解[14]。来自临床试验和真实世界实践表明,溃疡性结肠炎的疾病清除是可以实现的。根据危险因素对患者进行分层的个体化用药,根据患者特点选择药物,可能有助于提高未来的疾病清除率。

鉴于存在近端延伸、狭窄、假性息肉、肠道运动障碍、肛管直肠功能障碍、结肠切除术、结直肠癌和残疾等风险,溃疡性结肠炎现在被认为是一种进展性疾病。因此,溃疡性结肠炎的疾病清除概念是有吸引力的。

持续清除(sustained clearance)是否有可能改变溃疡性结肠炎的病情,需要专门的干预试验来证明。现有的证据表明,给予目前已有的药物可以实现溃疡性结肠炎的疾病清除。如果某种药物在临床实践中失效,建议转换治疗或交换治疗以达到组织学缓解,并进一步达到疾病清除。

溃疡性结肠炎疾病清除的定义需要进一步标准化,并通过临床验证;随着时代的进步,可能会超越组织学愈合,发展到分子愈合。所谓分子愈合,是指使用特定通路的靶向药物,修复参与疾病发病机制的特定分子通路。

三、生物疗法的定位

在过去的几十年里,溃疡性结肠炎的治疗方法有了显著的扩展[5]。对氨基水杨酸类药物、激素或免疫调节剂等传统疗法没有应答,或因为严重的副作用而无法接受此类治疗的中度至重度溃疡性结肠炎患者,建议使用生物制剂。引入抗 TNF 制剂,改变了溃疡性结肠炎的治疗方法,并将治疗目标从症状控制和临床缓解转向实现持续的无激素缓解。然而,有 50% 的溃疡性结肠炎患者对抗 TNF 制剂治疗没有应答或随着时间的推移而丧失应答。目前认为接受抗 TNF 制剂治疗 1 年后,只有 17%～34% 的患者出现临床缓解。此外,还存在相当大的感染风险、自身免疫性疾病和恶性肿瘤并发症等严重问题。治疗药物的扩展使溃疡性结肠炎的治疗前景有所改善,但长期结肠切除率在 10 年内没有下降。这一严峻事实提示溃疡性结肠炎需要新的生物疗法和治疗策略。

如今溃疡性结肠炎的生物治疗领域已经发生了巨大的变化，如从英夫利西单抗和阿达莫单抗的生物仿制药，到维得利珠单抗、口服 Janus 激酶（Janus kinase，JAK）抑制剂（如托法替尼），以及乌司奴单抗，现在控制溃疡性结肠炎医疗成本的主要驱动力是生物制剂，而不是既往的住院治疗或结肠切除术。

疗效比较研究（comparative effectiveness research）是比较两种药物的临床治疗效果，常用的研究方法是网络 Meta 分析（network meta-analysis）和头对头（head-to-head）试验。尽管 VARSITY 试验对溃疡性结肠炎的生物制剂治疗进行了头对头的比较，旨在确定溃疡性结肠炎的一线生物治疗方法，但维得利珠单抗的任何临床优势都与阿达木单抗皮下注射方案的显著成本优势相平衡[15]。

已经有学者尝试将生物制剂的双靶点疗法（dual targeted therapy）用于治疗难治性溃疡性结肠炎或伴有肠外表现的患者[16]。根据疾病的双重发病机制和双重适应证，常见的两种生物制剂联合治疗组合有：维得利珠单抗＋乌司奴单抗、维得利珠单抗＋阿达木单抗。目前，双靶点疗法的主要限制是高昂的费用和严重不良事件的担忧。

生物制剂的序贯组合疗法也用于治疗重度溃疡性结肠炎。例如，钙调磷酸酶抑制剂是治疗激素难治性重度溃疡性结肠炎的有效药物，而且起效很快，但长期使用具有不良事件的问题，包括感染、肾毒性、高胆固醇血症和高血压。因此，钙调磷酸酶抑制剂仅限于诱导治疗使用。Ollech 等在对钙调神经磷酸酶抑制剂（如环孢素或他克莫司）诱导治疗有应答的患者，开始给予标准剂量维得利珠单抗维持治疗之后钙调磷酸酶抑制剂逐渐减量至停用[17,18]。

由于新出现的生物制剂的安全性和有效性各不相同，生物疗法的使用选择，涉及循证医学证据、专家共识意见、医生的经验、患者的偏好、医疗保险范围及费用多少。生物疗法的定位，引入新型生物制剂和治疗策略的演变为溃疡性结肠炎的个体化治疗提供了机会。在溃疡性结肠炎的治疗中，一线药物的选用要考虑到能够优化各种临床表型的结局，力求快速应答、持久缓解，加强监测治疗药物水平的能力，提高药物使用的安全性，以改变疾病进展[5]。

四、治疗药物监测

治疗药物监测是通过测量药物浓度和（或）抗药物抗体以评估依从性、药物代谢和免疫原性的水平，用以指导剂量调整或停止治疗（如患者在治疗水平不变的情况下复发，或产生了高滴度的低水平抗药物抗体）。治疗药物监测已成为一个不可或缺的临床工具，可以帮助指导炎症性肠病的治疗决策。

优化生物制剂药物水平可提高临床和内镜缓解率。未达治疗剂量的药物水平与疾病复燃风险增加和临床疗效降低有关[19,20]。考虑到生物制剂的一些局限性（原发性无应答、继发性失应答，或先前接触过药物的患者在再次使用此药后不能恢复应答），治疗药物监测是很有帮助的。10%~30%的患者对抗 TNF 制剂治疗呈原发性无应答。丧失应答的年风险为 13%~24%[21]。影响机体对生物制剂应答的因素众多，涉及各种药代动力学和药效学，也与患者因素（如白蛋白、性别和体重指数）、疾病因素（如严重程度、类型和位置）和药物本身（如与免疫调节剂协同作用和免疫原性）有关。

治疗药物监测包括对药物浓度和抗药物抗体进行波谷浓度（trough concentrations）

采样,波谷浓度是指下次给药前药物浓度最低点[20]。最佳治疗窗概念认为,在降低机体对形成抗体反应的同时,药物波谷浓度需要达到足够的水平才能发挥预期的效果,这与药物的免疫原性有关。

治疗药物监测可根据药物目标浓度来调整剂量,并在生物制剂药物失去应答时指导治疗。治疗药物监测避免了对不能从强化治疗中获益的患者的治疗升级,允许对因低药物浓度应答消失的患者进行治疗升级,并明确非 TNF-α 驱动的溃疡性结肠炎患者需要改变治疗药物的种类。

五、长期管理

溃疡性结肠炎是慢性反复发作-缓解交替的进展性疾病,需要进行长期管理[22]。溃疡性结肠炎患者长期管理的主要内容是结肠癌监测和健康维护。溃疡性结肠炎患者应定期进行结肠镜检查,以监测是否发生异型增生和早期癌症。广泛结肠和左半结肠病变的患者应在确诊 8 年后每 1~2 年进行一次结肠镜检查。直肠炎不会增加患结直肠癌的风险,因此,这些患者应该遵循标准的结直肠癌筛查指南。溃疡性结肠炎伴有原发性硬化性胆管炎患者患结直肠癌的风险是其他溃疡性结肠炎患者的 5 倍,此类患者应在诊断明确时即开始监测,并持续每年进行结肠镜检查。溃疡性结肠炎的异型增生和肿瘤病变通常是非息肉样的、扁平的、不明确的或多灶性的。因此,普遍的策略是对结肠进行多节段、多个数量的随机活检,以提高对肿瘤检测的准确率。如果发现不能经内镜切除的结直肠癌或高级别异型增生,建议进行结肠切除术。多灶性低级别异型增生、因结肠狭窄而限制有效监测的患者可能也需要手术。

患者应该定期检查他们的疫苗接种情况。当使用免疫抑制治疗时,活疫苗接种是禁忌的。如果患者使用了不少于 3 个月的激素、存在营养不良,或有典型的危险因素(绝经后妇女、家族史、吸烟),则应进行骨质疏松筛查。

硫嘌呤类药物会增加非黑色素瘤皮肤癌的风险,生物制剂也与黑色素瘤发病率的增加相关。因此,使用这些药物的患者应限制日晒,并每年进行皮肤病学评估。

参 考 文 献

[1] 中华医学会消化病学分会炎症性肠病学组.炎症性肠病诊断与治疗的共识意见(2018 年,北京)[J].中华消化杂志,2018,38(5):292-311.

[2] Harbord M, Eliakim R, Bettenworth D, et al. Third European evidence-based consensus on diagnosis and management of ulcerative colitis. Part 2: Current management[J]. J Crohns Colitis, 2017, 11(7): 769-784.

[3] Rubin D T, Ananthakrishnan A N, Siegel C A, et al. ACG clinical guideline: ulcerative colitis in adults[J]. Am J Gastroenterol, 2019, 114(3): 384-413.

[4] Lamb C A, Kennedy N A, Raine T, et al. British Society of Gastroenterology consensus guidelines on the management of inflammatory bowel disease in adults [J]. Gut, 2019, 68(Suppl 3): s1-s106.

[5] Eichele D D, Young R. Medical management of inflammatory bowel disease[J]. Surg Clin North Am, 2019, 99(6): 1223-1235.

[6] Frøslie K F, Jahnsen J, Moum B A, et al. Mucosal healing in inflammatory bowel disease: results from a Norwegian population-based cohort [J]. Gastroenterology, 2007, 133(2): 412 - 422.

[7] Peyrin-Biroulet L, Sandborn W, Sands B E, et al. Selecting therapeutic targets in inflammatory bowel disease (STRIDE): determining therapeutic goals for treat-to-target [J]. Am J Gastroenterol, 2015, 110(9): 1324 - 1338.

[8] Bryant R V, Costello S P, Schoeman S, et al. Limited uptake of ulcerative colitis "treat-to-target" recommendations in real-world practice[J]. J Gastroenterol Hepatol, 2018, 33(3): 599 - 607.

[9] Ungaro R, Colombel J F, Lissoos T, et al. A treatment-to-target update in ulcerative colitis: a systematic review[J]. Am J Gastroenterol, 2019, 114(6): 874 - 883.

[10] Danese S, Roda G, Peyrin-Biroulet L. Evolving therapeutic goals in ulcerative colitis: towards disease clearance[J]. Nat Rev Gastroenterol Hepatol, 2020, 17(1): 1, 2.

[11] Peyrin-Biroulet L, Bressenot A, Kampman W. Histologic remission: the ultimate therapeutic goal in ulcerative colitis? [J]. Clin Gastroenterol Hepatol, 2014, 12(6): 929 - 934.

[12] Fernandez-Blanco J I, Fernández-Díaz G, Cara C, et al. Adalimumab for induction of histological remission in moderately to severely active ulcerative colitis[J]. Dig Dis Sci, 2018, 63(3): 731 - 737.

[13] Arijs I, de Hertogh G, Lemmens B, et al. Effect of vedolizumab (anti-α4β7-integrin) therapy on histological healing and mucosal gene expression in patients with UC [J]. Gut, 2018, 67(1): 43 - 52.

[14] Schoepfer A M, Vavricka S, Zahnd-Straumann N, et al. Monitoring inflammatory bowel disease activity: clinical activity is judged to be more relevant than endoscopic severity or biomarkers[J]. J Crohns Colitis, 2012, 6(4): 412 - 418.

[15] Sands B E, Peyrin-Biroulet L, Loftus E V Jr, et al. Vedolizumab versus adalimumab for moderate-to-severe ulcerative colitis[J]. N Engl J Med, 2019, 381(13): 1215 - 1226.

[16] Privitera G, Onali S, Pugliese D, et al. Dual targeted therapy: a possible option for the management of refractory inflammatory bowel disease[J]. J Crohns Colitis, 2020, 15(2): 335 - 339.

[17] Ollech J E, Dwadasi S, Rai V, et al. Efficacy and safety of induction therapy with calcineurin inhibitors followed by vedolizumab maintenance in 71 patients with severe steroid-refractory ulcerative colitis[J]. Aliment Pharmacol Ther, 2020, 51(6): 637 - 643.

[18] Resás T, Pigniczki D, Szántó K, et al. Letter: ciclosporin and vedolizumab for steroid-refractory ulcerative colitis[J]. Aliment Pharmacol Ther, 2020, 52(3): 578, 579.

[19] Colombel J F, Narula N, Peyrin-Biroulet L. Management strategies to improve outcomes of patients with inflammatory bowel diseases[J]. Gastroenterology, 2017,

152(2): 351 - 361.

[20] Feuerstein J D, Nguyen G C, Kupfer S S, et al. American Gastroenterological Association Institute guideline on therapeutic drug monitoring in inflammatory bowel disease[J]. Gastroenterology, 2017, 153(3): 827 - 834.

[21] Allez M, Karmiris K, Louis E, et al. Report of the ECCO pathogenesis workshop on anti-TNF therapy failures in inflammatory bowel diseases: definitions, frequency and pharmacological aspects[J]. J Crohns Colitis, 2010, 4(4): 355 - 366.

[22] Ungaro R, Mehandru S, Allen P B, et al. Ulcerative colitis[J]. Lancet, 2017, 389 (10080): 1756 - 1770.

第五章 溃疡性结肠炎的药物治疗

溃疡性结肠炎的治疗目的是诱导和维持无激素缓解,达到黏膜愈合,改善患者的生活质量,并进行长期管理。溃疡性结肠炎的药物治疗是按照疾病严重程度、疾病范围、疾病经过(复燃的频率和强度)和药物可及性等情况,基于循证医学数据,尤其是药物比较有效性研究结果,参照专家共识和临床指南,进行合理选择和优化管理的。在临床上应用氨基水杨酸制剂、激素、免疫调节剂、钙调神经磷酸酶抑制剂和各种新型生物制剂,加强治疗药物监测,以获取最佳疗效,提高患者用药的依从性,减少毒副作用的发生[1-6]。

第一节 溃疡性结肠炎的常用药物

随着治疗溃疡性结肠炎的药物种类不断增多,临床医生必须了解单药和联合用药的治疗方法,以及现有药物的优化和排序。治疗定位是根据疾病部位、表型和严重程度,以及针对治疗目标和临床目标,以明确改善疾病结局、药物毒性最小化和药物治疗是否有效。未来的溃疡性结肠炎治疗应是基于遗传易感因素、靶向作用机制和药物优化的个体化治疗计划[1,6,7]。

在选择生物制剂、免疫抑制或免疫调节剂治疗时要考虑以下因素[6]:① 给药途径(口服、皮下注射、肌内注射、静脉注射);② 诱导疗法的应答速度(考虑是否需要桥接疗法);③ 潜在的免疫原性和联合治疗的必要性;④ 副作用包括癌症风险;⑤ 持久性(持续用药,或改善后无应答);⑥ 输液设备和治疗药物监测的可获得性;⑦ 总成本(包括药品交付和监测)。

免疫调节剂或生物治疗前应完善如下检查项目[6]。① 了解具体感染史:单纯疱疹病毒(口腔、生殖器),水痘-带状疱疹病毒(水痘、带状疱疹),肺结核;② 免疫状况:卡介苗、白喉、破伤风、百日咳、B 型流感嗜血杆菌、脊髓灰质炎、脑膜炎球菌、麻疹、腮腺炎、风疹、肺炎球菌、人乳头状瘤病毒、轮状病毒、流感、水痘-带状疱疹病毒;③ 是否接触过结核病患者:家庭接触、长期逗留或来自结核病流行地区;④ 结核病筛查:考虑进行抗 TNF 治疗的患者应结合临床风险分层,行胸透、肺部 CT 和干扰素释放试验进行结核病筛查;⑤ 所有考虑接受硫嘌呤类药物治疗的患者应进行全面检查;⑥ 病毒血清学检查:EB 病毒、巨细胞病毒、乙型肝炎病毒、丙型肝炎病毒、人类免疫缺陷病毒和水痘-带状疱疹病毒(既往无明确感染史或接种疫苗史的患者)。

一、氨基水杨酸

1. 药理学

5-氨基水杨酸(5-aminosalicylic acid,5-ASA)对轻度至中度溃疡性结肠炎的诱导和维持缓解有效。5-ASA 具有多能性、黏膜抗炎特性,包括清除氧自由基,以及抑制环氧合酶和脂氧合酶、NF-κB、血小板激活因子、IL-1 和 B 细胞[8]。5-ASA 在小肠中被迅速吸收,但在结肠中却很难被吸收,因此需要口服制剂来延缓释放,包括 pH 依赖机制,通常与如乙基纤维素之类的湿润包衣层结合。柳氮磺吡啶、奥沙拉秦和巴柳氮分别利用 5-ASA 和载体之间的偶氮键,如磺胺吡啶、第二个 5-ASA 或 4-氨基苯甲酰-β-丙氨酸来结合。偶氮键在结肠被细菌裂解,从而阻止药物在近端吸收。其中 5-ASA 部分是治疗溃疡性结肠炎的活性化合物,而磺胺吡啶有一定的副作用[7]。

美沙拉秦有各种各样的制剂,有口服,也有栓剂、泡沫剂、悬浮剂,以更好地将活性化合物输送到小肠和(或)大肠的不同部位,见表 5-1。

表 5-1 氨基水杨酸制剂用药方案

药品名称	结构特点	释放特点	制剂	推荐剂量a
柳氮磺吡啶	5-氨基水杨酸与磺胺吡啶的偶氮化合物	结肠释放	口服:片剂	3~4 g/d,分次口服
巴柳氮	5-氨基水杨酸与 4-氨基苯甲酰-β-丙氨酸的偶氮化合物	结肠释放	口服:片剂、胶囊剂、颗粒剂	4~6 g/d,分次口服
奥沙拉秦	两分子 5-氨基水杨酸的偶氮化合物	结肠释放	口服:片剂、胶囊剂	2~4 g/d,分次口服
美沙拉秦	甲基丙烯酸酯控释 pH 值依赖 乙基纤维素半透膜控释时间依赖	pH 值依赖药物,释放部位为回肠末端和结肠 纤维素膜控释时间依赖药物,释放部位为远段空肠、回肠、结肠	口服:颗粒剂、片剂;局部:栓剂、灌肠剂、泡沫剂、凝胶剂	2~4 g/d,分次口服或顿服;栓剂:0.5~1.0 g/次,1~2 次/日;灌肠剂:1~2 g/次,1~2 次/日

a. 以 5-氨基水杨酸含量折算,柳氮磺吡啶、巴柳氮和奥沙拉秦 1 g 分别相当于美沙拉秦的 0.40 g、0.36 g 和 1.00 g。

2. 氨基水杨酸的临床应用和优化

5-ASA 是轻度至中度溃疡性结肠炎患者诱导和维持缓解治疗的一线药物。只要提供相似剂量的美沙拉秦,所有 5-ASA,包括柳氮磺吡啶,都同样有效。柳氮磺吡啶宜从低剂量开始服用,并在可耐受的情况下逐步增加剂量。早期试验表明,耐受分次口服 4 g(提供 1.6 g 5-ASA)用于诱导缓解可产生剂量-应答。对于能够耐受或有明显关节炎症状的患者,适合选用柳氮磺吡啶。

运用 Meta 分析 11 个 5-ASA 用于溃疡性结肠炎患者诱导或维持治疗的 RCT 试验,结果表明 5-ASA 在诱导缓解方面优于安慰剂[9]。在这项分析中,接受 5-ASA 的患者更有可能获得缓解。接受 5-ASA 治疗的患者 60.3%没有达到缓解,而接受安慰剂治疗的患者高达 80.2%没有达到缓解[相对危险度(relative risk, RR):0.79;95% CI:0.73~85;$P=0.009$;需治疗人数(number needed to treat)= 6]。标准剂量和高剂量的 5-ASA(>2 g/d)在诱导缓解和防止复发方面比低剂量 5-ASA(<2 g/d)更有效。口服 5-ASA 可以选择每日 1 次服药,也可以每日分次服药,两种服药方式的作用效果相同,但每日 1 次服药可增加患者用药的依从性[10]。

如果炎症局限在结肠脾曲以下,是远端性溃疡性结肠炎,局部治疗有效。对于远端性溃疡性结肠炎,直肠应用的美沙拉秦是一线治疗,且优于局部激素治疗。Meta 分析 38 个轻度至中度活动性直肠炎和左半溃疡性结肠炎患者研究,发现 5 - ASA 直肠给药优于安慰剂,症状缓解的合并比值比(odds ratio, OR)值为 8.30(95% CI:4.28~16.12; $P<0.000\,01$),内镜缓解的合并 OR 值为 5.31(95% CI:3.15~8.92; $P<0.000\,01$)。直肠给药的剂量(1 g/d 或 4 g/d)、剂型(液体、凝胶、泡沫或栓剂)之间没有显著差异[11]。5 - ASA 直肠给药在诱导症状缓解方面也优于直肠激素(OR:1.65; 95% CI:1.1~2.5)[11]。Meta 分析 4 个左半溃疡性结肠炎患者的 RCT 试验,发现 5 - ASA 灌肠(1 g/d)联合口服 5 - ASA(至少 2 g/d)的治疗比单独口服 5 - ASA 在诱导症状缓解方面更有效(RR:0.65; 95% CI:0.47~0.91)[12]。

5 - ASA 不需要进行治疗药物监测。但曾有报道使用 5 - ASA 出现罕见的特质性间质性肾炎[8],建议定期检查尿素氮和肌酐。柳氮磺吡啶中的磺胺吡啶基团可引起磺胺相关副作用,包括过敏、溶血性贫血或精子异常。此外,柳氮磺吡啶干扰叶酸代谢,建议患者补充叶酸。奥沙拉秦有水样腹泻的副作用。

中度至重度溃疡性结肠炎患者在使用生物制剂期间,继续服用 5 - ASA 没有更多获益。而免疫抑制剂(如硫唑嘌呤)在治疗中度至重度溃疡性结肠炎患者的疗效方面不如生物制剂。5 - ASA 与硫唑嘌呤同时使用,会增加硫唑嘌呤有效代谢产物 6 - 硫鸟嘌呤的浓度,这在理论上可能会提高硫唑嘌呤的疗效,但也会增加硫唑嘌呤的骨髓抑制毒性。近期大型回顾性队列研究[13]发现,在开始使用免疫抑制剂后超过 2.5 年的随访中,继续服用 5 - ASA 并没有对溃疡性结肠炎相关的住院、手术、复发和升级为激素或生物制剂治疗的风险产生影响。也就是说,尽管溃疡性结肠炎患者使用免疫抑制剂之后继续使用 5 - ASA 非常普遍,但与立即停止 5 - ASA 的患者相比,前者并没有任何额外的临床益处。未来需要进行干预性研究,来证实免疫抑制剂治疗的溃疡性结肠炎患者,是否有必要继续使用 5 - ASA 治疗。

综上所述,5 - ASA 是轻度至中度溃疡性结肠炎的主要治疗药物,在诱导和维持症状缓解方面具有显著的效果。建议 5 - ASA 给药剂量每日超过 2 g。口服和局部使用 5 - ASA 的联合治疗比单独口服治疗更有效。每日 1 次给药与每日分次给药同样有效,患者的依从性可能更好。建议监测肾功能,以避免罕见的特质性间质性肾炎引起的慢性肾功能不全。

二、激素

1. 药理学

激素通过与细胞核中的激素受体相互作用而调节身体的免疫反应。激素的主要功能包括干扰黏附分子表达和随后阻止炎症细胞向肠道的迁移。激素下调促炎细胞因子如 IL - 1 和 IL - 6、NF - κB 和 TNF 的产生。激素可口服(泼尼松、泼尼松龙、布地奈德和二丙酸倍氯米松),或直肠给药(醋酸可的松和布地奈德),或静脉注射(甲泼尼龙、氢化可的松或地塞米松)。

布地奈德通过回肠或结肠给药系统具有最大化局部活性,是一种局部作用的激素,具有高首过代谢和最小的系统副作用。目前有两种口服布地奈德制剂,包括 MMX 延长释放型和 pH 依赖释放型。布地奈德 MMX 延长释放型被设计用于结肠释放,而控制回肠释放型(CIR)布地奈德主要在回肠远端和右半结肠释放。

2. 激素的临床应用和优化

60多年来,激素一直用于诱导活动期溃疡性结肠炎的临床缓解[13]。典型的泼尼松起始剂量约为40 mg/d,剂量范围0.5~0.75 mg/(kg·d)。更高剂量的泼尼松/泼尼松龙[>1 mg/(kg·d)]可能产生同等或稍高的应答率,但也增加感染并发症的风险。

布地奈德制剂能有效诱导溃疡性结肠炎的缓解。在5-ASA无应答的溃疡性结肠炎患者中,与持续使用5-ASA和安慰剂比较,使用布地奈德MMX(9 mg/d)8周后在临床和内镜联合缓解终点方面更优($P = 0.049$)[14]。虽然到目前为止还没有进行过布地奈德MMX和传统激素之间的充分对比试验,但布地奈德MMX是一种可能替代传统激素的药物,用于轻度至中度溃疡性结肠炎和5-ASA治疗无效的患者[15]。需要注意的是控制回肠释放型布地奈德并不能诱导缓解轻度至中度活动性溃疡性结肠炎。

激素的全身性副作用包括葡萄糖耐受不良、高血压、肾上腺抑制、体重增加、痤疮、皮肤纹、机会性感染和骨质疏松等,要防止长期使用激素。在开始口服激素治疗3个月,或在上一次疗程后6个月内重复口服激素治疗之前,记录身高、体重、血压、全血计数、空腹血糖或糖化血红蛋白和血脂。每次就诊时都应测量血压和体重指数(body mass index, BMI)。对于血脂异常或起病时心血管风险偏高的患者,起病后1个月建议检查一次血脂情况,然后每3~6个月重复一次。每3个月监测空腹血糖或糖化血红蛋白。患有白内障、开角型青光眼、糖尿病、高度近视或结缔组织病(尤其是类风湿关节炎)的患者需要眼科医生进行年度检查。医生应在每次就诊时询问患者情绪状况,如是否存在抑郁或睡眠障碍。股骨头缺血性坏死是长期使用激素的严重并发症,如果出现髋关节疼痛,在停用激素的同时建议立即行MRI检查。长期使用激素的患者应该在使用激素之前接种疫苗。

以上这些全身性副作用在布地奈德制剂中比较少见。然而,当布地奈德剂量高于9 mg/d时,足够量的激素会绕过首过代谢。大约10%接受布地奈德(9 mg/d)的患者出现类似的系统活性和并发症。

对于必须接受激素治疗的患者,还应考虑纠正其他对骨密度有负面影响的因素,包括戒烟、减少过量乙醇摄入、定期进行肌肉锻炼和负重训练。另外,维生素D缺乏症也很常见,因此要补充钙和维生素D。

激素停药综合征可以表现为虚弱、疲劳、食欲缺乏、体重减轻、恶心和呕吐、腹泻和腹痛。在长期使用中、高剂量泼尼松龙停药后立即进行检测的患者中,约有一半患者存在上述情况。症状轻重不一,可能是轻微的,在有压力的情况下才会出现,也可能是严重的。这是因为激素抑制肾上腺所致。在可能的情况下,尽可能使用最小有效剂量的激素,逐渐减量,并缩短持续时间。使用布地奈德不需要缓慢停药,因为下丘脑-垂体-肾上腺轴(hypothalamic-pituitary-adrenal axis, HPA)几乎没有受到抑制。

总而言之,激素可用于活动期溃疡性结肠炎的短期治疗。没有数据显示某种标准口服激素优于另一种(泼尼松、泼尼松龙、甲基泼尼松龙和氢化可的松)。标准口服激素和布地奈德能有效诱导缓解溃疡性结肠炎,但布地奈德更适合轻症疾病。激素依赖经常发生,激素停药策略的提出,可以避免累积不良的全身性后遗症。

激素难治性又称为激素抵抗、激素无效,是指经过相当于泼尼松剂量0.75~

1.00 mg/(kg·d)治疗超过 4 周,疾病仍处于活动期。也有定义为,如果患者每日口服泼尼松 40 mg 至少 2 周,或静脉注射激素至少 1 周,仍没有症状改善,则被认为是患有激素难治性溃疡性结肠炎。

激素依赖(steroid dependency),存在两种情况:① 在使用激素后 3 个月内,无法减药至泼尼松龙 10 mg 或布地奈德 3 mg 以下;② 在停用激素后 3 个月内复发。

激素过量是指 1 年内超过 2 个或 2 个以上疗程激素。

长期使用激素通常定义为激素连续治疗 3 个月以上。长期使用激素会带来许多副作用,包括感染风险增加、骨质疏松、抑制 HPA、糖尿病、体重增加和心血管疾病。

三、硫嘌呤类药物

1. 药理学

硫唑嘌呤、6-巯基嘌呤(6-mercaptopurine,6-MP)和硫鸟嘌呤是嘌呤拮抗剂,进入 DNA 和 RNA,导致 DNA 损伤、细胞周期阻滞、细胞凋亡、细胞毒性和免疫抑制[16]。硫唑嘌呤通过谷胱甘肽依赖过程转化为 6-巯基嘌呤。硫嘌呤甲基转移酶(thiopurine methyltransferase,TPMT)可将 6-巯基嘌呤分解为 6-甲基巯基嘌呤,这是一种临床无活性的化合物,与肝转氨酶升高有关。通过几个酶促步骤,6-巯基嘌呤代谢为临床活性核苷酸,即 6-硫鸟嘌呤。6-硫鸟嘌呤水平升高可导致骨髓抑制和肝脏毒性,包括结节性再生性增生和静脉闭塞性疾病。

20%~30%的炎症性肠病患者因为副作用而停止硫嘌呤类药物治疗。总体而言,TPMT 活性不能预测不良反应,但 TPMT 活性低的患者因不良反应而停用硫嘌呤类药物的风险增加。这是由于 6-硫鸟嘌呤浓度升高与 TPMT 活性降低的遗传多态性相关,存在更高骨髓抑制的风险,建议在开始给药前评估功能性 TPMT 活性。即使给予非常低的剂量(通常目标剂量的 5%),在缺乏 TPMT 活性(纯合或复合杂合 TPMT 缺陷)的患者中,硫嘌呤类药物诱导骨髓抑制的风险非常高,这些患者应避免使用硫嘌呤类药物。对于 TPMT 活性低的患者,应给予低剂量硫嘌呤类药物,并密切监测。建议定期(每 3 个月)评估全血细胞计数,因为野生型 TPMT 患者仍然可能由于未知的原因而出现严重的骨髓抑制[16]。

从临床药理学的角度来看,硫嘌呤类药物基于体重给药是不合理的,这是因为功能性 TPMT 活性的变化,部分原因是遗传因素影响硫嘌呤类药物代谢。在亚洲患者中,*NUDT15* 基因突变与骨髓抑制(白细胞减少)的风险密切相关[17]。此外,临床结局也与 6-硫鸟嘌呤水平密切相关。在评估 6-硫鸟嘌呤核苷酸水平的 10 项研究的 Meta 分析中,6-硫鸟嘌呤水平在 230~260 的临床缓解综合 OR 为 3.15(95% *CI*:2.41~4.11)[18]。

2. 硫嘌呤类药物的临床应用和优化

由于起效缓慢且短期疗效有限,硫嘌呤类药物单药治疗不推荐用于诱导缓解溃疡性结肠炎,而更适用于已经使用激素诱导缓解的溃疡性结肠炎患者。在这种情况下,硫嘌呤类药物帮助激素停药并维持无激素缓解。在描述 302 例溃疡性结肠炎患者的 Cochrane 系统综述中,硫唑嘌呤在维持缓解方面优于安慰剂(RR:0.68;95% *CI*:0.54~0.86)[19]。

此外,硫嘌呤类药物与生物制剂联合使用,可以降低免疫原性和提高生物制剂的药物水平。生物制剂和硫嘌呤类药物的联合治疗改善了溃疡性结肠炎的结局。

监测血清 6-硫鸟嘌呤和 6-甲基巯基嘌呤水平，可以评估是否坚持治疗、是否存在剂量不足或剂量过高，并且有助于优化激素停药后仍有症状的患者接受硫嘌呤类药物单药治疗的结局。应调整剂量以获得在 230~260 范围内的 6-硫鸟嘌呤药物水平，以增加临床缓解的可能性[20]。若 6-硫鸟嘌呤水平在治疗范围内，但仍有持续症状或炎症的患者，可能存在硫嘌呤类药物无效，需要启动生物治疗。如果 6-硫鸟嘌呤和 6-甲基巯基嘌呤的药物水平均较低，则应增加硫嘌呤类药物的剂量。如果两种代谢物的药物水平检测不到，这表明患者没有服药。最后，如果 6-硫鸟嘌呤水平低而 6-甲基巯基嘌呤水平高（通常发现于高功能 TPMT 活性和肝转氨酶升高患者），可以添加别嘌呤醇。别嘌呤醇能够减少甲基化并提高代谢物 6-硫鸟嘌呤的水平。在这种情况下，将硫唑嘌呤或 6-巯基嘌呤的剂量降低到初始剂量的 25%~50%（以降低骨髓抑制的风险），并添加每日 100 mg 别嘌呤醇，可以避免毒性，提高疗效[16,21]。调整药物剂量后，每 2 周监测全血细胞计数，2~6 周后检查代谢物水平。考虑到骨髓毒性和肝毒性的风险，需要常规监测全血细胞计数和肝酶。另外，硫唑嘌呤也增加发生胰腺炎、非黑色素瘤皮肤癌和淋巴瘤的风险。采用生物制剂联合治疗的患者，6-硫鸟嘌呤达到 125 的目标水平，可以降低免疫原性并提高生物制剂的波谷浓度。

硫嘌呤类药物代谢物经肾脏排出。当肌酐清除率为 10~50 mL/min 时，应谨慎使用硫嘌呤类药物，并减少用量为通常剂量的 75%；当肌酐清除率低于 10 mL/min 时，应使用 50% 剂量的硫嘌呤类药物。

硫嘌呤类药物已经在炎症性肠病中使用了数十年，在抗 TNF 生物制剂出现之前是激素停药治疗的支柱。监测活性代谢物 6-硫鸟嘌呤的水平，对优化硫嘌呤类药物的使用是有价值的。硫嘌呤类药物单药治疗可能对激素诱导溃疡性结肠炎患者后的维持缓解有效。在目前的临床实践中，硫嘌呤类药物通常与抗 TNF 制剂联合使用。

免疫调节剂难治性结肠炎（immunomodulator-refractory colitis）是指患者即使持续使用硫嘌呤类药物［硫唑嘌呤 2.0~2.5 mg/(kg·d) 或 6-巯基嘌呤 1.0~1.5 mg/(kg·d)］至少 3 个月，仍然有活动性疾病或复发。

四、甲氨蝶呤

1. 药理学

甲氨蝶呤（methotrexate，MTX）是一种用于溃疡性结肠炎的抗炎/免疫调节剂，与抗 TNF 制剂联合使用用于激素停药过程和维持缓解。甲氨蝶呤对不能耐受硫嘌呤类药物或有明显关节病变的患者可能有益。甲氨蝶呤转化为聚谷氨酸甲氨蝶呤，后者阻断二氢叶酸还原酶和嘌呤合成，产生抗炎和促凋亡作用[16]。

甲氨蝶呤有口服和注射（皮下或肌内注射）制剂。口服制剂比注射制剂的生物利用度低。由于甲氨蝶呤是一种叶酸拮抗剂，甲氨蝶呤治疗时需要补充叶酸（每日 1 mg 或每周 5 mg），一般在甲氨蝶呤给药后 1 日或 2 日服用。据报道，在使用甲氨蝶呤的患者中补充叶酸可以减少胃肠道不良反应（恶心、呕吐和腹泻）和防止肝酶升高。高浓度甲氨蝶呤可导致骨髓抑制，并对肥胖患者或大量饮酒患者有肝毒性（导致肝纤维化）。

在剂量优化方面，由于细胞的快速摄取，甲氨蝶呤在血液中的半衰期大约只有 6 h。

因此,没有治疗药物监测用于优化溃疡性结肠炎的甲氨蝶呤治疗。患者可耐受的累积剂量是 3~5 g[16]。

2. 甲氨蝶呤的临床应用和优化

在溃疡性结肠炎患者中,甲氨蝶呤单药治疗在诱导或维持缓解方面的数据十分有限。多个回顾性和开放标签试验评估了甲氨蝶呤的诱导缓解效果,但高质量研究数据表明,甲氨蝶呤并不优于安慰剂。有研究表明,在慢性活动性、激素依赖性溃疡性结肠炎患者中,9 个月的随访结束时,每周口服 12.5 mg 甲氨蝶呤并不优于安慰剂,两者的临床缓解率分别为 46.7% 和 48.6%[22]。为了评估优化给药的剂量和途径是否能提高甲氨蝶呤的疗效,激素依赖性溃疡性结肠炎患者每周接受 25 mg 甲氨蝶呤(肌内注射或皮下注射)[23]。第 16 周,在实现无激素缓解方面没有显著的优势。但甲氨蝶呤组的临床缓解率高于安慰剂组(42% vs. 24%;95% CI: 1.1~35.2)。值得注意的是,虽然高剂量甲氨蝶呤在该研究中可以有效诱导临床缓解,但并未达到更有效的内镜缓解终点。对于处于缓解期的先前中度至重度活动性溃疡性结肠炎患者,不推荐使用甲氨蝶呤以维持缓解[3]。

甲氨蝶呤也可与抗 TNF 制剂联合使用。在一项甲氨蝶呤与抗 TNF 制剂联合治疗的回顾性研究中,超过 12.5 mg 的甲氨蝶呤比低剂量组更能有效地维持临床缓解[24]。

到目前为止,甲氨蝶呤与生物制剂联合治疗溃疡性结肠炎,主要用以减少免疫原性。在甲氨蝶呤单药治疗中,注射给药和剂量高于 12.5 mg 可能更有效,但最优剂量和最优给药途径尚不清楚。口服 5~15 mg 甲氨蝶呤降低生物制剂抗 TNF 制剂的抗药物抗体形成。另外,使用甲氨蝶呤时应补充叶酸,以减少常见的副作用。

甲氨蝶呤是致畸的,育龄期妇女在治疗期间和停药后 6 个月内,应该避免妊娠。没有确凿的证据支持甲氨蝶呤对男性生育的影响,也没有证据支持男性患者在妻子妊娠前应停止服用甲氨蝶呤。

五、钙调神经磷酸酶抑制剂

1. 药理学

环孢素(cyclosporine)作为钙调神经磷酸酶抑制剂在溃疡性结肠炎治疗中得到了更广泛的研究,最突出的是在重度溃疡性结肠炎的治疗中。据报道,在健康志愿者中,环孢素的血清半衰期为 6.2 h[25]。环孢素的消除时间为 10~27 h,取决于口服或静脉给药途径。典型的基于体重的给药剂量为 2~4 mg/kg,但剂量可调整到 150~400 ng/mL 的目标波谷浓度[25,26]。

他克莫司(tacrolimus)是另一种钙调神经磷酸酶抑制剂,也对其治疗溃疡性结肠炎进行了一些小系列研究[27]。他克莫司的典型初始剂量为 0.1 mg/(kg·d)。与环孢素不同,他克莫司是口服制剂。

这两种钙调神经磷酸酶抑制剂都是有效的免疫抑制剂,都具有狭窄的治疗窗口,有较多的副作用和药物相互作用,有肾毒性,需要谨慎监测肾功能。罕见但严重的不良反应包括癫痫、低镁血症和机会性感染如肺孢子虫或曲霉菌。其他不良反应包括感觉异常、高血压、低钾血症和多毛症。

2. 钙调神经磷酸酶抑制剂的临床应用和优化

（1）环孢素：主要用于激素难治性急性重度溃疡性结肠炎。早期数据报告了较高的短期缓解率,85%的患者避免了结肠切除术。然而,尽管短期内可以成功避免手术,但环孢素治疗后7年随访的结肠切除术率仍然较高(58%～65%)[28]。常规治疗是,患者接受5~7日静脉注射环孢素治疗,然后过渡到口服环孢素和硫唑嘌呤[28]。

两项比较静脉注射环孢素和英夫利西单抗治疗的临床试验显示,在住院治疗的重度溃疡性结肠炎患者中,结肠切除术或不良事件发生的时间没有差异[29,30]。这提示环孢霉素和英夫利西单抗对短期避免结肠切除术同样有效。

在目前的实践中,环孢素只用于急性重度溃疡性结肠炎。对于有英夫利西单抗禁忌证的急性重度溃疡性结肠炎患者,环孢素可能是一个很好的选择,或者作为对原发性抗TNF制剂无应答的"援救治疗"[26]。

（2）他克莫司：在治疗活动期溃疡性结肠炎中取得了一些成功,已报道有两项关于他克莫司治疗活动期溃疡性结肠炎的随机对照试验[31,32]。在为期2周的剂量研究中,在诱导临床缓解方面,口服他克莫司高波谷浓度(10～15 ng/mL)优于低波谷浓度(5～10 ng/mL)。与安慰剂相比,使用口服他克莫司治疗的中度至重度溃疡性结肠炎住院患者的临床有效率显著提高(50% vs. 13.3%)。除了用于溃疡性结肠炎的诱导缓解,他克莫司还被评估用于硫嘌呤类药物、甲氨蝶呤和抗TNF制剂难治性患者的维持药物[33,34]。局部使用他克莫司在治疗左半溃疡性结肠炎或直肠炎的几个小型研究中是有效的[35,36]。

六、生物制剂

（一）抗TNF制剂

1. 药理学

自1998年英夫利西单抗用于治疗克罗恩病以来,抗TNF制剂已广泛应用于治疗中度至重度炎症性肠病[7]。TNF-α由T细胞和巨噬细胞产生。TNF-α与其受体结合导致促炎细胞因子表达增加。抗TNF制剂的作用可能与多种作用机制有关,包括中和循环TNF-α,抑制TNF-α与受体的结合,以及逆转信号转导。英夫利西单抗、阿达木单抗(adalimumab)和格利单抗(golimumab)是可以通过胎盘的IgG1单克隆抗体。赛妥珠单抗(certolizumab)的不同之处,在于它是一个聚乙二醇化的Fab片段,由于缺少Fc片段部分而无法通过胎盘。目前已有英夫利西单抗和阿达木单抗的生物仿制药,生物仿制药在结构、纯度和生物活性方面与原药具有高度相似性。

TNF-α在杀死细胞内病原体方面起关键作用,因而抗TNF制剂与结核、组织胞质菌病和类似病原体的激活风险有关。抗TNF制剂在严重感染的情况下是禁止使用的,而且与肺炎风险的增加有关[37]。

抗TNF单克隆抗体的半衰期约为14日,主要通过网状内皮系统被清除。已明确在溃疡性结肠炎情况下可以增加清除的许多因素,包括性别、体重指数、炎症的严重程度(血液和组织TNF-α水平,CRP与粪便钙卫蛋白)、白蛋白浓度、并用的激素和免疫抑制剂,以及存在的抗药物抗体。此外,发现重度溃疡性结肠炎患者由于血液和蛋白渗出,也存在经粪便清除单克隆抗体[38]。认识到药物浓度对治疗效果的重要性,抗TNF

制剂治疗溃疡性结肠炎时的治疗药物监测正日益受到重视。

2. 抗 TNF 制剂的临床应用和优化

英夫利西单抗、阿达木单抗和格利单抗用于溃疡性结肠炎诱导和维持缓解治疗。在 ACT 1 和 ACT 2 试验中,在第 8、30、54 周评估临床缓解和黏膜愈合时,英夫利西单抗 5 mg/kg 或 10 mg/kg 优于安慰剂[21]。在 ULTRA 1 和 ULTRA 2 中,与安慰剂相比,阿达木单抗在第 52 周显著提高溃疡性结肠炎患者的缓解率[20,39]。在 PURSUIT 试验中,在第 6 周诱导临床应答和第 30 周与第 54 周维持缓解方面,格利单抗优于安慰剂[40,41]。一项包括 6 个安慰剂对照、双盲研究的系统综述和网络 Meta 分析表明,在维持溃疡性结肠炎患者临床缓解方面,英夫利西单抗、阿达木单抗和格利单抗均比安慰剂更有效[42]。

在急性重度溃疡性结肠炎中,英夫利西单抗是援救治疗的主要药物。英夫利西单抗的使用剂量应依据体重(5~10 mg/kg)。高剂量英夫利西单抗(10 mg/kg)可用于克服急性重度溃疡性结肠炎中英夫利西单抗从粪便丢失。对于初始剂量英夫利西单抗无应答的患者,可缩短英夫利西单抗使用间隔。在一项针对 50 例急性重度溃疡性结肠炎患者的小型研究中,4 周内 3 次加速英夫利西单抗诱导可显著降低早期结肠切除术的需要[43]。

抗 TNF 制剂治疗失败应分为原发性无应答(诱导治疗无效)和继发性失应答。抗 TNF 制剂继发性失应答可能是免疫介导中和抗体作用于药物的结果(尽管可能存在其他机制,包括非中和、药物清除抗体或非免疫介导机制)。对原发性无应答或继发性失应答的患者,应评估药物和抗药物抗体水平,以判断无应答或失应答的原因。

近年来,抗 TNF 制剂与免疫调节剂联合治疗受到了广泛关注。在溃疡性结肠炎临床缓解和内镜愈合上,英夫利西单抗和硫嘌呤类药物联合治疗的效果均优于单用英夫利西单抗或单用硫嘌呤类药物治疗[44]。使用免疫调节剂可以增加生物制剂的作用持续时间,并且降低免疫原性,从而提高生物制剂的药物浓度。

抗 TNF 制剂药物浓度和抗体的治疗药物监测已成为优化炎症性肠病治疗的重要工具[45]。在确定对生物制剂失应答的机制方面,药物波谷浓度的效用已得到一致的评估。低药物波谷浓度和无抗体的继发性失应答患者,可以增加生物制剂的剂量。若产生抗体并且药物波谷浓度水平较低的患者,建议转换到另一种抗 TNF 制剂,可能有应答[46]。若波谷浓度足够,但对抗 TNF 制剂失应答的患者,需要转换为其他不同作用机制的药物。

(二)抗整合素制剂

1. 药理学

维得利珠单抗(vedolizumab)是针对 α4β7 整合素的人源化 IgG1 单克隆抗体,抑制肠道归巢 T 细胞黏附于 MAdCAM‑1,选择性地下调肠道炎症,同时保留系统性免疫反应。但近来有学者发现,在使用维得利珠单抗治疗炎症性肠病后的结肠黏膜上,并没有找到固有层 T 细胞丰度或表型出现显著改变,这可能与巨噬细胞群的显著变化和模式识别受体表达变化有关。这些都是肠黏膜先天免疫系统的重要组成部分,因此也认为维得利珠单抗可能可以调节先天免疫,这更有助于解释其对炎症性肠病的治疗效果[47]。维得利珠单抗以 2 mg/kg 作为开始剂量。其半衰期约为 25 日,比抗 TNF 单克隆抗体稍长。与抗 TNF 制剂相比,维得利珠单抗治疗并没有增加严重感染或患肿瘤的风险。

2. 抗整合素制剂的临床应用和优化

在 GEMINI 1 试验中显示了维得利珠单抗对中度至重度溃疡性结肠炎患者诱导和维持治疗的有效性和安全性[48]。与未接受治疗的溃疡性结肠炎患者相比,维得利珠单抗在维持缓解方面有效[42,49]。一项包含 4 个共 606 例患者研究的系统综述和 Meta 分析表明,维得利珠单抗在维持缓解方面优于安慰剂,两组间不良事件或严重不良事件无统计学差异[50,51]。在维得利珠单抗维持治疗的关键试验中,对诱导有应答的患者在第 6 周随机接受维得利珠单抗维持治疗(每 8 周 300 mg,静脉注射)或安慰剂治疗。在第 52 周时,40% 接受维得利珠单抗治疗的患者维持缓解,而接受安慰剂治疗的患者为 16%[48]。

VARSITY 试验是一项比较静脉注射维得利珠单抗和皮下注射阿达木单抗治疗中度至重度溃疡性结肠炎的双盲、双模拟、随机、对照试验[52]。结果显示,在 52 周时,接受维得利珠单抗治疗的患者的临床缓解率显著高于接受阿达木单抗治疗的患者(31.3% vs. 22.5%),内镜治疗的改善率也显著高于接受阿达木单抗治疗的患者(39.7% vs. 27.7%)。治疗效果在未接受过抗 TNF 制剂治疗的患者中最为明显。阿达木单抗组的患者比维得利珠单抗组的患者有更多的不良事件,特别是感染的增加。然而,阿达木单抗组在 52 周时(一个关键的次要终点)无激素临床缓解患者的百分比高于维得利珠单抗组(21.8% vs. 12.6%)。

总之,维得利珠单抗适用于溃疡性结肠炎的诱导和维持缓解,特别是高龄、有恶性肿瘤病史或既往抗 TNF 制剂失效的患者。最佳的维得利珠单抗药物水平目标尚未确定。维得利珠单抗的抗体浓度很低,目前尚不能确定是否需要免疫调节剂治疗来防止其免疫原性。

(三) 抗 IL‑12/IL‑23 制剂

1. 药理学

乌司奴单抗(ustekinumab)是一种人源 IgG1 单克隆抗体,与 IL‑12 和 IL‑23 共享的 p40 亚基高度结合,p40 亚基异常调节与免疫介导疾病相关。乌司奴单抗通过干扰其与细胞表面 IL‑12Rb1 受体蛋白的结合,有效抑制 IL‑12 和 IL‑23 介导的细胞免疫反应[53]。

在溃疡性结肠炎患者中,乌司奴单抗的血清浓度,不受先前是否使用生物制剂或伴随免疫调节治疗的影响,在第二次使用维持剂量时达到稳定状态;每 8 周给药的中位波谷浓度约为每 12 周给药的 3 倍。血清浓度的高低与临床和组织学特征的疗效及炎症指标相关。第 8 周诱导应答的浓度阈值为 3.7 mg/mL。与血清浓度较低的患者相比,1.3 mg/mL 或更高的稳态血清浓度可有更高的临床缓解率[54]。乌司奴单抗血清浓度与是否感染、严重感染或严重不良事件无关。

2. 抗 IL‑12/IL‑23 制剂的临床应用和优化

UNIFI 试验报告了一次乌司奴单抗静脉注射和皮下注射维持治疗溃疡性结肠炎的结果[55]。UNIFI 试验的结果表明,在剂量研究[130 mg 固定剂量和按 6 mg/kg 体重的剂量(6 mg/kg)]的单次乌司奴单抗注射患者,第 8 周后临床缓解的比例明显高于接受安慰剂患者(分别为 15.6%、15.5%、5.3%)。在对乌司奴单抗诱导治疗有应答并进行第二次随机分组的患者中,在第 44 周时,每 12 周与每 8 周接受乌司奴单抗 90 mg 皮下注射治疗患者的临床缓解率明显高于接受安慰剂治疗的患者(分别为 38.4%、43.8%、24.0%)。两组患者的临床应答、内镜治疗、无激素临床缓解和健康相关生活质量评分均显著高于安慰剂组。

(四) JAK 抑制剂

1. 药理学

JAK 位于各种细胞因子受体的细胞质上,在受体-配体相互作用时被激活。JAK 负责激活信号转导及转录激活蛋白(signal transducer and activator of transcription, STAT)。JAK - STAT 通路在转录水平调控包括溃疡性结肠炎在内的炎症性肠病发病机制中涉及的多种免疫介质的信号转导。JAK 抑制剂是合成衍生的、口服传送的小分子,弥散穿过细胞膜,在细胞内起作用。托法替尼是一种口服的小分子 JAK 抑制剂,用于治疗溃疡性结肠炎。托法替尼抑制所有的 4 种亚型(JAK1、JAK2、JAK3 和 TYK2),但对 JAK1 和 JAK3 有更大的选择性[56]。抑制 JAK 通路导致下游细胞因子被抑制,包括 γ 干扰素、IL - 6、IL - 12 和 IL - 23。托法替尼有良好的口服生物利用度(74%),半衰期约为 3 h,因此每日 2 次给药可提供稳定的药物浓度。由于该药物是合成的,与其他生物制剂相比,它的潜在好处是没有免疫原性且半衰期较短。

托法替尼以药丸形式每日服用 2 次。推荐给溃疡性结肠炎患者的托法替尼剂量为 10 mg,每日 2 次,用于诱导缓解;5 mg,每日 2 次,用于维持缓解。常见的副作用包括鼻塞、咽喉痛、鼻咽炎、胆固醇水平升高、头痛、上呼吸道感染、肝酶水平升高、皮疹、腹泻和带状疱疹。其他严重不良事件包括严重感染、癌症和免疫系统问题、胃肠穿孔与过敏反应。托法替尼会影响免疫系统,降低免疫系统对抗感染的能力,因此服用托法替尼会导致严重的感染,包括肺结核和其他由细菌、真菌或病毒引起的感染。患淋巴瘤和其他癌症如皮肤癌的风险增高,更多发生在服用高剂量托法替尼的患者(10 mg,每日 2 次)。一些服用托法替尼的患者可能会出现胃或肠道损伤,这种情况最常发生在同时服用非甾体抗炎药、激素或甲氨蝶呤。也有部分患者会出现过敏反应,如荨麻疹,嘴唇、舌头或喉咙肿胀。

2. JAK 抑制剂的临床应用和优化

2012 年 Sandborn 等评估了托法替尼治疗 194 例中度至重度溃疡性结肠炎成人患者的疗效。评估了 4 种剂量:0.5 mg、3 mg、10 mg 和 15 mg[57]。15 mg 组的临床应答明显优于安慰剂组(78% vs. 42%)。在 10 mg 时存在剂量-应答关系。与安慰剂组相比,3 mg、10 mg 和 15 mg 组的内镜缓解也很显著。

OCTAVE 1(n=598 例)和 OCTAVE 2(n=541 例)是与安慰剂比较的诱导缓解试验,以评估口服 10 mg 托法替尼,每日 2 次,治疗中度至重度活动性溃疡性结肠炎的疗效[58]。入组为中度至重度且常规治疗失败的活动性溃疡性结肠炎患者(其中半数患者曾使用抗 TNF 制剂治疗失败),主要终点指标为缓解(总 Mayo 评分 ≤2 分,无亚评分>1 分,直肠出血亚评分为 0 分)。在这两项试验中,第 8 周时的临床症状缓解,接受 10 mg 托法替尼、每日 2 次的患者比例明显更高,分别为 18.5%、16.6%,接受安慰剂患者分别为 8.2%、3.6%。在维持试验 52 周时,40.6%接受 10 mg 托法替尼、每日 2 次和 34.3%接受 5 mg 托法替尼、每日 2 次的患者达到缓解,而 11.1%接受安慰剂的患者达到缓解。在亚组分析中,接受过抗 TNF 制剂治疗失败的患者似乎受益于更高的托法替尼维持剂量。

总之,托法替尼用于治疗抗 TNF 制剂无效或不能耐受的中度至重度活动性溃疡性结肠炎成年患者。由于托法替尼的免疫抑制作用,可能会增加机会性感染,特别是带状疱疹。

第二节　溃疡性结肠炎的治疗方案

治疗方案的选择建立在对病情进行全面评估的基础上,主要根据病情活动性的严重程度、病变累及的范围和疾病类型(发病年龄、病程、复发频率、既往对治疗药物的应答、治疗药物的副作用、肠外表现)制订治疗方案。治疗过程中应根据患者对治疗的应答及对药物的耐受情况,随时调整治疗方案。决定治疗方案前应向患者详细解释方案的效益和风险,在与患者充分交流并获得同意后实施[1]。

一、活动期溃疡性结肠炎的治疗

活动期溃疡性结肠炎的治疗目标是诱导临床缓解,达到黏膜愈合。

基于纵向人群队列研究,大多数溃疡性结肠炎患者的疾病过程为轻度至中度。通常诊断时活动性最强,然后处在不同的缓解期或轻度活动;14%~17%的患者可能经历过侵袭性过程[59-61]。轻度至中度溃疡性结肠炎患者的定义是基于 Truelove 与 Witts 标准[62]和 Mayo 评分[63],为每日少于 4~6 次排便,轻度至中度直肠出血,缺乏全身症状,整体炎症负担较低,缺乏高度炎症活动的特征[4]。即使疾病活动性在同一范围内,均为轻度至中度患者,但如出现排便更频繁、直肠出血更明显或整体炎症负担更重,应视为中度疾病。轻度至中度疾病活动性患者通常需要结肠切除术的风险较低。但某些疾病特征,即使是最初表现为轻度至中度疾病活动性患者,也可能预示着一个侵袭性的病程。这些疾病特征包括诊断时年龄小于 40 岁、广泛结肠炎、重度内镜活动[存在大溃疡和(或)深溃疡]、肠外表现和炎症标志物升高[64]。如果轻度活动性溃疡性结肠炎患者伴有一些与住院或手术风险增加相关的预后因素[65](表 5-2),应接受中度至重度活动性疾病的治疗[3]。对于患者有不良预后因素,包括 1 年需要两个或两个以上疗程的激素治疗,或不能有效地停用激素,应该升阶梯治疗,使用硫嘌呤类药物或生物制剂治疗。

表 5-2　溃疡性结肠炎疾病严重程度的不良预后因素[65]

不 良 预 后 因 素
诊断时年龄<40 岁
广泛结肠炎
重度的内镜疾病(Mayo 内镜亚评分为 3 分,UCEIS 评分≥7 分)
住院治疗结肠炎
CRP 升高
低白蛋白

不良预后因素越多,结肠切除术可能性越大,预后也越差。

部分溃疡性结肠炎患者进展为中度至重度的活动性疾病。这些患者在结肠切除术、需要住院治疗、激素依赖和严重感染方面的风险很高。在急性重度溃疡性结肠炎需要住院治疗的患者中,危及生命的并发症和紧急结肠切除术的风险尤其高。对于中度至重度溃疡性结肠炎患者的最佳治疗,通常需要单药或联合使用激素、免疫调节剂和(或)生物制剂[5]。

(一)轻度溃疡性结肠炎的治疗

1. 5-ASA 制剂

5-ASA 制剂是治疗轻度溃疡性结肠炎的主要药物,包括传统的柳氮磺吡啶和其他各种不同类型的 5-ASA 制剂。柳氮磺吡啶疗效与其他 5-ASA 制剂相似,但不良反应远较 5-ASA 制剂多见。每日 1 次顿服美沙拉秦与分次服用等效。大多数轻度至中度溃疡性结肠炎患者对 5-ASA 每日 2~3 g 有应答(取决于所用的制剂),对于症状较严重或最初无应答的患者可使用更高的剂量[6]。

2. 激素

激素适用于 5-ASA 制剂治疗无效者,特别是病变较广泛者,可口服激素。泼尼松的经典起始剂量为 40 mg/d,通常为单次顿服,预计在治疗后 5~7 日内出现临床应答。对轻度左半活动性溃疡性结肠炎患者,可口服布地奈德 MMX 9 mg/d。

直肠炎患者应首先使用 5-ASA 栓剂治疗。局部用 5-ASA 比口服 5-ASA 在直肠黏膜中的浓度更高,直接针对炎症部位,所以更为有效。对左半结肠炎,建议用 5-ASA 灌肠以达到结肠脾曲,而不是栓剂。对于左半或广泛性结肠炎患者,建议口服 5-ASA 联合局部用 5-ASA 以诱导缓解。这种联合治疗比单独口服或单独局部使用 5-ASA 更有效。于直肠使用 5-ASA 在诱导症状、内镜和组织学缓解方面也优于于直肠使用激素。但对于直肠不能耐受 5-ASA,或用 5-ASA 直肠无应答的患者,于直肠使用激素仍是一个重要的选择[1,11]。

使用激素的轻度活动性溃疡性结肠炎患者,应在 6 周内进行评估,以明确诱导治疗的应答情况。

(二)中度溃疡性结肠炎的治疗

1. 5-ASA 制剂

5-ASA 制剂仍是主要药物,用法同前。

2. 激素

足量 5-ASA 制剂治疗后(一般 2~4 周)症状控制不佳者,尤其是广泛病变患者,应及时改用激素。按泼尼松 0.75~1.00 mg/(kg·d)(其他类型系统作用激素的剂量按相当于此泼尼松剂量折算)给药。应在 2 周内看到临床应答,然后激素可以逐渐减量。没有明确的减量时间表,但常用的方法是每周减量 5~10 mg,到达 20 mg/d 后每周减量 2.5~5.0 mg,直到完全停药。快速减量会导致早期复发。

3. 硫嘌呤类药物

硫嘌呤类药物包括硫唑嘌呤和 6-硫基嘌呤,适用于激素无效或依赖者。欧美推荐硫唑嘌呤的目标剂量为 1.5~2.5 mg/(kg·d)。硫嘌呤类药物在中度至重度活动性溃疡性结肠炎中起效缓慢,且不会诱导缓解[66]。

4. 生物制剂

当激素和免疫抑制剂治疗无效、激素依赖或不能耐受时,可考虑用生物制剂,如抗 TNF 制剂(英夫利西单抗、阿达木单抗或格利单抗)、抗整合素制剂(维得利珠单抗)、抗 IL-12/IL-23 制剂(乌司奴单抗)或 JAK 抑制剂(托法替尼)等治疗。

已经证明英夫利西单抗和硫嘌呤类药物联合治疗溃疡性结肠炎可取得临床缓解和内镜愈合,优于单用英夫利西单抗或单用硫嘌呤类药物治疗。

远端结肠炎的治疗:对病变局限在直肠或直肠乙状结肠者,强调局部用药(病变局限在直肠用栓剂,局限在直乙结肠用灌肠剂),口服与局部用药联合应用疗效更佳。轻度远端结肠炎可视情况单独局部用药或口服和局部联合用药;中度远端结肠炎应口服和局部联合用药;对于广泛性结肠炎患者,口服和局部联合用药亦可提高疗效。局部用药有美沙拉秦栓剂 0.5~1.0 g/次,1~2 次/日;美沙拉秦灌肠剂 1~2 g/次,1~2 次/日。激素如氢化可的松琥珀酸钠盐(禁用酒石酸制剂)每晚 100~200 mg 灌肠;布地奈德泡沫剂 2 mg/次,1~2 次/日,适用于病变局限在直肠者,布地奈德的系统不良反应较少。

难治性远端结肠炎的定义是尽管口服加用局部激素或 5-ASA 治疗 4~8 周,仍然有持续性直肠炎或左半结肠炎。还有其他几种可能引起常规一线治疗失败的原因,包括:① 错误诊断(如克罗恩病、癌症、肠易激综合征);② 不遵守医嘱;③ 未诊断的并发症(感染、近端性便秘);④ 错误的制剂或剂量,导致炎症黏膜药物浓度不足。

评估难治性远端结肠炎的步骤包括:① 完整复审症状、治疗史和药物治疗依从性;② 通过粪便培养、内镜和活检重新评估疾病;③ 验证先前使用的治疗制剂和剂量是否正确;④ 腹部 X 线检查以排除近端性便秘;⑤ 乙状结肠镜或结肠镜检查,以证明活动性远端结肠炎或直肠炎。

对于难治性远端结肠炎患者,主要的治疗选择是用激素诱导缓解。其他替代方案包括环孢素、他克莫司或英夫利西单抗。如果已用药物拯救治疗,但疾病仍然存在,此类患者可能需要给予外科干预,如结肠切除术治疗。

(三)重度溃疡性结肠炎的治疗

根据 Truelove 和 Witts 标准,急性重度溃疡性结肠炎(acute severe ulcerative colitis, ASUC)的定义为:每日 6 次以上血便,同时至少有 1 个全身毒性指标,包括脉搏>90 次/分,体温>37.8℃,血红蛋白<105 g/L 和(或)ESR>30 mm/h。急性重度溃疡性结肠炎患者,尤其是有多个系统性毒性标志物升高的患者,病情重且发展快,需要结肠切除术的风险非常高[67],处理不当会危及生命。因此应收治入院,予以积极治疗[1]。

本病需要及时诊断和排除肠道感染,诊断评估和监测检查项目包括[2,3]:① 粪便和外周血检查是否合并艰难梭状芽孢杆菌感染或巨细胞病毒感染,粪便培养排除肠道细菌感染。更广泛疾病、重度疾病和免疫抑制(特别是激素的使用)可能与艰难梭状芽孢杆菌感染的高风险相关。② 应在 72 h 内进行乙状结肠镜检查,最好在入院后 24 h 内进行,不要做肠道准备。用于评估内镜下炎症的严重程度,并获得活检以评估巨细胞病毒性结肠炎。③ 应在住院期间常规评估是否存在并发症中毒性巨结肠。中毒性巨结肠的定义为结肠完全或部分性非阻塞性扩张直径≥5.5 cm,可能是由于局部炎症过程严重到足以破坏结肠的神经肌肉功能,导致其过度扩张并存在穿孔可能。中毒性巨结肠的危险因素包括低钾血症、低镁血症、肠道准备和使用止泻药治疗,结肠的过度扩张预示结局不良。④ 腹部影像学检查应与仔细的体格检查相结合,以明确是否存在腹部压痛、反跳痛、肌卫、鼓音和梗阻。腹部 X 线片提示重度结肠炎的特征包括结肠壁增厚、结肠袋丧失、黏膜岛(水肿黏膜周围有溃疡)。腹部 X 线片有助于确定结肠扩张(横结肠直径≥5.5 cm)。CT 的横断面成像应该局限于有疑似肠外并发症、穿孔的患者,以及在乙状结肠镜检查中不能明确区分克罗恩病和溃疡性结肠炎的新确诊患者。⑤ 使用大便次数、直肠出血、体格检查、生命体征和系列 CRP 测量来监测患者的治疗应答。

1. 一般治疗

一般治疗包括:① 补液、补充电解质,防治水、电解质、酸碱平衡紊乱,特别是注意补钾,低钾血症或低镁血症可促进结肠中毒性扩张。② 便血多、血红蛋白过低者,适当输红细胞,使血红蛋白维持在 80 g/L 以上。③ 如果患者营养不良,应提供营养支持。在急性结肠炎中,肠内营养是最合适的,与肠外营养相比,并发症更少。通过肠外营养进行肠内休息并不会改变结果。④ 注意忌用止泻剂、抗胆碱能药物、阿片类制剂、非甾体抗炎药等,以避免诱发结肠扩张。⑤ 对怀疑有肠外并发症或全身毒性症状的患者,可考虑静脉使用广谱抗菌药物。⑥ 对乙酰氨基酚(acetaminophen)与非药物措施(如电热垫)联合使用,结合抗焦虑药和镇静剂,可能有助于减轻相当比例患者的疼痛。⑦ 最近开始口服或局部用 5 - ASA 药物治疗的患者,应考虑对氨基水杨酸治疗的疑似过敏反应,并且此类药物应在住院期间停止使用。

2. 静脉用激素

静脉用激素为首选治疗。甲泼尼龙 40~60 mg/d,或氢化可的松 100 mg/次,每日 3~4 次,剂量加大不会增加疗效,但剂量不足会降低疗效。

3. 需要拯救治疗的判断与拯救治疗方案的选择

在静脉使用足量激素治疗 3~5 日仍然无效时,应给予拯救治疗方案。所谓"无效"除观察排便次数和血便量外,宜参考生命体征、全身症状、腹痛、腹部体格检查(腹胀和压痛)和血清炎症指标进行判断。最被广泛认可的评估工具是牛津指数(Oxford index),即在静脉用激素治疗的第 3 日排便超过 8 次,或当 CRP>45 mg/L 时每日排便 3~8 次。85%需要拯救治疗的患者符合上述标准[68]。

但应牢记,不恰当的延误会增加手术风险。拯救治疗方案有两大选择:一是拯救药物的治疗,如转换药物治疗 4~7 日无效者,应及时转手术治疗;二是立即手术治疗。

(1)环孢素:2~4 mg/(kg·d)静脉滴注。该药起效快,短期有效率可达 60%~80%。使用该药期间需定期监测血药浓度,严密监测不良反应。有效者待症状缓解后,改为继续口服使用一段时间(不超过 6 个月),逐渐过渡到硫嘌呤类药物维持治疗。研究显示,以往服用过硫嘌呤类药物者应用环孢素的短期和长期疗效显著差于未使用过硫嘌呤类药物者。

(2)他克莫司:作用机制与环孢素类似,也属于钙调磷酸酶抑制剂。研究显示,他克莫司治疗急性重度溃疡性结肠炎的短期疗效基本与环孢素相同。

(3)英夫利西单抗:是急性重度溃疡性结肠炎患者较为有效的拯救治疗措施。有研究显示,CRP 水平增高、低白蛋白等是英夫利西单抗临床应答差的预测指标。

(4)手术治疗:所有因急性重度溃疡性结肠炎住院的患者应由多学科团队密切随访。对于静脉用激素治疗失败并正在开始拯救治疗的患者,应进行外科会诊。除了药物治疗无效外,紧急手术的指征是出现中毒性巨结肠(在急性重度溃疡性结肠炎患者中少于 5%)、穿孔或大出血无法控制的患者。急性重度溃疡性结肠炎手术延迟与预后不良有关,必须避免。首选的外科治疗方法是次全结肠切除术或全结肠切除加末端回肠造口术。英夫利西单抗或环孢霉素的药物拯救治疗并没有显示会增加术后并发症的发生率,因此基于这种药物暴露不应延迟必要的手术[69]。

4. 静脉血栓形成的预防和治疗

急性重度溃疡性结肠炎患者合并静脉血栓形成的风险因素包括重度炎症、抗血栓形成蛋白的丢失、使用激素、活动能力降低和腹部手术。故建议可考虑预防性应用低分子肝素降低静脉血栓形成的风险。皮下注射低分子肝素似乎是安全的,即使是溃疡性结肠炎活动性出血患者,也不与出血加重相关[70]。

5. 合并机会性感染的治疗

口服万古霉素应作为急性重度溃疡性结肠炎住院患者合并艰难梭状芽孢杆菌感染治疗的一线用药,而甲硝唑治疗的失败率较高[71,72],以及考虑行粪便微生物移植;治疗巨细胞病毒性结肠炎的药物有更昔洛韦和膦甲酸钠等。

(四) 妊娠期溃疡性结肠炎的治疗

没有证据表明溃疡性结肠炎会影响生育能力[73,74]。溃疡性结肠炎患者的生育能力与普通人群相似[75]。女性的生育能力似乎不受溃疡性结肠炎治疗药物的影响[76]。然而,柳氮磺吡啶会可逆地减少精子数量和活力[73]。甲氨蝶呤会引起可逆的精子减少[77]。

在疾病缓解期妊娠,复发的风险与未妊娠的女性患者相同,因此,建议患者在缓解期妊娠[73]。在疾病活动期妊娠会增加妊娠期间疾病持续活动的风险。妊娠可能影响溃疡性结肠炎的疾病过程。

妊娠期间的疾病活动,与早产、低出生体重和较高的自然流产等不良妊娠结局有关。溃疡性结肠炎女性患者的后代发生先天性异常的风险似乎没有增加。除了甲氨蝶呤和沙利度胺外,胎儿接触的大多数溃疡性结肠炎药物是相对安全的。

建议妊娠期患者继续用药治疗,以避免疾病复燃和可能的相关妊娠并发症[73]。考虑到妊娠期间的安全性,5－ASA 衍生物(最好避免使用邻苯二甲酸二丁酯包衣的 5－ASA 制剂[78,79])和激素应被考虑作为复发的一线治疗[80,81]。由于柳氮磺吡啶治疗会干扰叶酸的吸收,建议补充的叶酸剂量高于一般建议的剂量,即 2 mg/d。妊娠期间使用激素的产妇并发症如高血压、糖尿病和子痫前期的风险似乎有所增加,可能与不良的妊娠结局相关。

尽管缺乏相关数据,但要注意活动性疾病的母婴风险。在特定的激素难治性疾病或激素严重不良事件的情况下,应该考虑开始使用抗 TNF 制剂来治疗以防复燃[73]。英夫利西单抗、阿达木单抗和格利单抗是 IgG1 单克隆抗体,会通过胎盘主动转运到胎儿循环。而赛妥珠单抗是 IgG1 的 Fab 片段(不含 IgG1 的 Fc 片段部分),因此通过胎盘的转运明显减少,在妊娠期开始抗 TNF 制剂治疗时,赛妥珠单抗可能是首选[73]。如果没有显著增加疾病复燃风险,在妊娠期间停止抗 TNF 制剂治疗以尽量减少对胎儿的暴露是可行的。在妊娠 25~30 周停止抗 TNF 制剂治疗,静止期炎症性肠病孕妇的病例对照和队列研究没有显示任何复燃风险的增加[82,83]。因此,抗 TNF 制剂可在妊娠中期安全地停用[6]。目前与溃疡性结肠炎相关的妊娠期使用维得利珠单抗、乌司奴单抗和托法替尼的数据有限。

妊娠期和哺乳期炎症性肠病治疗药物的风险和建议见表 5 - 3[73]。

表 5 - 3 妊娠期和哺乳期炎症性肠病治疗药物的风险

药 物	妊 娠 期	哺 乳 期
美沙拉秦	低风险	低风险
柳氮磺吡啶	低风险	低风险
激素	低风险	低风险,建议推迟 4 h 母乳喂养
硫嘌呤类药物	低风险,关于 6-硫鸟嘌呤的数据有限	低风险
抗 TNF 制剂	低风险,持续缓解的患者可以考虑在妊娠 24 周左右停止治疗	可能是低风险,数据有限
甲氨蝶呤	禁忌	禁忌
沙利度胺	禁忌	禁忌
甲硝唑	妊娠前 3 个月避免使用	避免使用
环丙沙星	妊娠前 3 个月避免使用	避免使用

二、缓解期溃疡性结肠炎的治疗

溃疡性结肠炎维持治疗的目标是维持临床和内镜的无激素缓解,防止复发。临床复发的定义是大便次数增加和直肠出血,并经内镜检查证实。

(一) 需要维持治疗的对象

除轻度初发病例、很少复发且复发时为轻度易于控制者外,均应接受维持治疗。

(二) 维持治疗的药物

激素不能作为维持治疗药物。维持治疗药物的选择视诱导缓解时用药情况而定。抗 TNF 制剂在血清药物水平和临床结局之间存在剂量-应答关系,要加强治疗药物监测。

1. 5 - ASA 制剂

由 5 - ASA 制剂或激素诱导缓解后,以 5 - ASA 制剂维持,用原诱导缓解量的全量或半量,如用柳氮磺吡啶维持,剂量一般 2~3 g/d,并应补充叶酸。远端溃疡性结肠炎以 5 - ASA 局部用药为主(溃疡性直肠炎者用栓剂,每晚 1 次;左半溃疡性结肠炎者用灌肠剂,隔天至数天 1 次),联合口服 5 - ASA 制剂效果更好。

2. 硫嘌呤类药物

用于激素依赖者、5 - ASA 制剂无效或不耐受者、环孢素或他克莫司有效者,剂量与诱导缓解时相同。

3. 抗 TNF 制剂

英夫利西单抗、阿达木单抗或格利单抗诱导缓解后,继续分别用英夫利西单抗、阿达木单抗或格利单抗维持。

4. 维得利珠单抗

维得利珠单抗诱导缓解后,继续用维得利珠单抗维持。其还可用于环孢素治疗有效者的维持治疗。

5. 托法替尼

托法替尼诱导缓解后,继续用托法替尼维持。

三、溃疡性结肠炎的停药治疗(退出策略)

炎症性肠病患者在治疗处于稳定缓解状态时,停止治疗的风险、益处和时机,仍存在较大的不确定性。因此,要及时审查维持缓解常用药物的停用与疾病复发风险(与持续治疗的风险和费用进行权衡)的当前证据。停药的风险与效益比取决于患者是否接受单独或联合使用 5 - ASA、免疫调节剂与抗 TNF 制剂等生物疗法。如果没有不适当的风险,患者通常希望停止或减少治疗。关键的考虑是涉及让患者恢复到缓解状态的挑战,以及使用相同药物或其他药物再次成功治疗的可能性。与无限期维持治疗有关的治疗费用也相当可观,治疗的某些毒性可能与接触治疗的累积持续时间有关。这一点尤其重要,因为某些药物如硫嘌呤类药物的持续治疗与淋巴瘤、非黑色素瘤皮肤癌、骨髓增生疾病和尿路上皮癌等癌症风险的显著增加有关。

ECCO 成立了一个关于停药治疗(退出策略)问题的专题审查共识小组。专家共识的目的是为临床实践提供循证指导,以便医生能够与患者合作,就优化的治疗退出策略作出知情决定[84]。

(一) 总体考虑

在考虑中止或减少任何维持治疗之前,应结合临床、生化、内镜/组织学和(或)放射技术对疾病活动进行适当的重新评估,以评估停止治疗的风险和益处。病史、严重程度和范围是需要考虑的重要因素。决定是否停止治疗应根据患者的偏好。停用维持治疗后的最佳监测尚未明确,但对症状、炎症标志物如 CRP、粪便钙卫蛋白和(或)内镜、影像学检查重新评估的监测似乎是合理的。

(二) 停用 5 - ASA 药物

1. 长期使用 5 - ASA 药物治疗的益处

5 - ASA 药物维持治疗一般是安全的,可以降低复发率和患结直肠癌的风险。

2. 最佳疗程

一般来说,溃疡性结肠炎患者即使在缓解期,也不应停止 5 - ASA 药物治疗。考虑到 5 - ASA 药物在疾病控制和结肠癌预防方面的益处,因此,一般建议长期使用 5 - ASA 药物治疗,即使对于临床缓解和内镜缓解的患者也是如此。然而,最近更新的溃疡性结肠炎指南,确认间歇性治疗对一些直肠炎患者是可以接受的。专家组认为以下情况的患者可以讨论停止治疗:① 有限的疾病范围(如直肠乙状结肠炎);② 缓解数年;③ 只有第一次或单次疾病复燃史;④ 不需要系统性激素疗法(认识到维持治疗的主要目的是避免使用激素)。

3. 减少剂量的时机/策略

服药依从性高、病情轻、粪便钙卫蛋白水平低和(或)完全黏膜愈合的溃疡性结肠炎患者,可以考虑减少 5 - ASA 药物维持剂量。

4. 停用 5 - ASA 药物者溃疡性结肠炎复发高危相关因素

溃疡性结肠炎患者停用 5 - ASA 药物维持治疗后的复发风险存在异质性。广泛结肠炎和有频繁疾病复发史的患者,停用 5 - ASA 药物维持治疗后复发的风险增加。

5. 5－ASA 药物再次治疗的成功

对于急性复燃期间因口服激素治疗而停止 5－ASA 药物的患者,在控制复燃后恢复 5－ASA 药物可能是有效的。

(三) 停用免疫调节剂(如硫唑嘌呤、巯基嘌呤或甲氨蝶呤)

1. 停止免疫调节剂单药治疗

在溃疡性结肠炎停止免疫调节剂单药治疗后,随着时间的推移,有复发的累积风险,据估计约 30% 的患者 2 年后复发,50%~75% 的患者 5 年后复发。即使炎症性肠病患者没有持续性疾病活动,坚持进行免疫调节剂单药治疗 3~4 年是有益的。

停止免疫调节剂单药治疗后预测复发的因素,包括亚临床疾病活动标志物的升高(如白细胞数量增多)、疾病的范围/部位(如广泛性疾病)、低龄、男性、用硫唑嘌呤时的复发次数、使用硫唑嘌呤时间短、从确诊到服用硫唑嘌呤的时间较长。

2. 停止免疫调节剂作为联合治疗的一部分

停用免疫调节剂的溃疡性结肠炎复发率可能较高,但相关数据有限。对免疫调节剂退出联合英夫利西单抗治疗的回顾性分析发现,在停药队列中溃疡性结肠炎的复发率明显更高(12% vs. 3%,3 个月期临床复燃,$P = 0.049$)。停用免疫调节剂后的平均复发时间为 7 个月,而继续联合治疗的患者平均复发时间为 17 个月。免疫调节剂停药时英夫利西单抗波谷浓度越高,停药后复发率越低。

对于高风险/难治性疾病或有生物治疗失败"风险"的患者,联合抗 TNF 疗法治疗的患者,停用免疫调节剂可能是不合适的。在联合治疗中停用免疫调节剂后预测复发的因素,类似于停用免疫调节剂单药治疗后预测复发的因素。其包括停药前较短的联合治疗时间和停药时较低的生物制剂波谷浓度。某些患者更易对治疗性单克隆抗体产生中和性抗体。若已经产生抗药物抗体的患者,停用免疫调节剂后治疗失败的风险可能增加,建议继续联合治疗。

3. 再治疗成功,药物假期概念

复发后再用免疫调节剂治疗的研究,目前研究显示有良好的临床应答率和缓解率。但现有研究仅仅是短期随访,潜在的长期后果需要进一步的研究评估。

药物假期概念(the concept of drug holiday)指在一段确定的时间内停止治疗,以减少感染或其他并发症的风险。这已经出现在其他免疫介导性疾病的治疗中。有研究报道停用免疫调节剂后,其相关瘤如黑色素瘤和淋巴瘤出现了自发消退现象。因此通过停止或降低免疫抑制的强度,允许周期性的免疫重建,可能会减轻长时间免疫调节剂治疗的风险。然而,目前没有证据支持炎症性肠病中免疫调节剂疗法的药物假期概念,在以后的前瞻性研究中需要进一步评估其风险和益处。

(四) 停用抗 TNF 制剂

1. 在炎症性肠病中停用抗 TNF 制剂的风险、益处和时机

抗 TNF 制剂治疗与炎症性肠病的临床益处有关,如黏膜愈合率高、住院和手术次数少、生活质量提高。然而,抗 TNF 制剂昂贵,可能引起严重的副作用,如感染和可能的恶性肿瘤。虽然一些决策分析模型已确定抗 TNF 制剂具有成本-效益,但不能确定是否有长期性。炎症性肠病患者中止抗 TNF 制剂治疗要特别重视以下情况:复发的风险;当药物必须重新启用时,疗效可能丧失;在再治疗时出现输液反应或其他不良反应事件;

担心失去未来(有限的)药物治疗选择。因为还没有进行对照研究,关于停用抗 TNF 制剂的临床益处,如降低感染或癌症风险,目前只是理论上的。

缓解期溃疡性结肠炎患者停用抗 TNF 制剂复发的后果可能更严重。长期随访的经验是非常有限的。抗 TNF 制剂停药 1 年后复发的风险为 30% ~ 40%,结肠切除术率约为 10%;2 年后复发的风险大于 50%;5 年以上复发率高达 70%。因此,如果随访时间足够长,停用抗 TNF 制剂治疗的大部分患者最终会复发。有少数患者可能在没有治疗的情况下获得"无限期"缓解。

2. 停用抗 TNF 制剂治疗是决定复发风险的因素

深度(临床、生物学和内镜)缓解的患者停用抗 TNF 制剂后复发的风险可能较低。因此,只有在长期稳定的临床、生物学和内镜缓解患者中才可能考虑停用抗 TNF 制剂。既往需要抗 TNF 制剂剂量升级的患者,停药后复发的风险较高。停用抗 TNF 制剂后,维持免疫调节剂治疗似乎可以降低复发风险。

3. 缓解期患者抗 TNF 制剂剂量减少或给药间隔增加的证据

只要药物波谷浓度仍在适当的目标窗内,抗 TNF 制剂剂量的降级似乎对疾病缓解的影响很小。深度缓解状态(临床、生物学和内镜缓解)可能降低剂量降级后复发的风险。在先前因应答丧失而需要剂量升级的患者中,随后的剂量降级与高复发率有关。

4. 停用抗 TNF 制剂治疗后的优化监测

由于复发的高风险,停用抗 TNF 制剂的患者应该进行更密切的临床和生物标志物随访。大多数复发发生在停药后 6 ~ 12 个月,因此在第 1 年应该进行更密集的随访。停用抗 TNF 制剂后,粪便钙卫蛋白(和 CRP 较小程度)升高通常发生在临床复发前几个月。在停用抗 TNF 制剂后,应进行严格的临床评估和频繁的 CRP 与粪便钙卫蛋白测量。需要更大规模的前瞻性研究来确定最佳间隔测量粪便钙卫蛋白水平以预测复发。停用抗 TNF 制剂后,粪便钙卫蛋白或 CRP 升高应立即重新检测,如果检测升高被证实,患者应仔细重新评估,最好是通过内镜和(或)影像学检查。

5. 复发后再用相同抗 TNF 制剂治疗的疗效和安全性

对于获得持续缓解而停用抗 TNF 制剂的复发患者,恢复同样的抗 TNF 制剂通常是安全有效的。免疫调节剂的联合治疗,降低了再次使用相同的抗 TNF 制剂后治疗失败的风险和输液反应。因此,如果耐受,建议联合免疫调节剂治疗。

参 考 文 献

[1] 中华医学会消化病学分会炎症性肠病学组. 炎症性肠病诊断与治疗的共识意见(2018 年,北京)[J]. 中华消化杂志,2018, 38(5): 292 - 311.

[2] Harbord M, Eliakim R, Bettenworth D, et al. Third European evidence-based consensus on diagnosis and management of ulcerative colitis. Part 2: Current management[J]. J Crohns Colitis, 2017, 11(7): 769 - 784.

[3] Rubin D T, Ananthakrishnan A N, Siegel C A, et al. ACG clinical guideline: ulcerative colitis in adults[J]. Am J Gastroenterol, 2019, 114(3): 384 - 413.

[4] Ko C W, Singh S, Feuerstei J D, et al. American gastroenterological association

institute guideline on the management of mild-moderate ulcerative colitis [J]. Gastroenterology, 2018, 156(3): 748 - 764.

[5] Singh S, Allegretti J R, Siddique S M, et al. AGA technical review on the management of moderate to severe ulcerative colitis[J]. Gastroenterology, 2020, 158 (5): 1465 - 1496.

[6] Lamb C A, Kennedy N A, Raine T, et al. British Society of Gastroenterology consensus guidelines on the management of inflammatory bowel disease in adults [J]. Gut, 2019, 68(Suppl 3): s1 - s106.

[7] Chang S, Hanauer S. Optimizing pharmacologic management of inflammatory bowel disease[J]. Expert Rev Clin Pharmacol, 2017, 10(6): 595 - 607.

[8] Hanauer S B. Oral or topical 5 - ASA in ulcerative colitis[J]. Dig Dis, 2016, 34(1 - 2): 122 - 124.

[9] Ford A C, Achkar J P, Khan K J, et al. Efficacy of 5-aminosalicylate in ulcerative colitis: systematic review and meta-analysis[J]. Am J Gastroenterol, 2011, 106(4): 601 - 616.

[10] Wang Y J, Parker C E, Bhanji T, et al. Oral 5-aminosalicylic acid for induction of remission in ulcerative colitis [J]. Cochrane Database Syst Rev, 2016, 4(4): CD000543.

[11] Marshall J K, Thabane M, Steinhart A H, et al. Rectal 5-aminosalicylic acid for induction of remission in ulcerative colitis[J]. Cochrane Database Syst Rev, 2010, (1): CD004115.

[12] Ford A C, Khan K J, Achkar J P, et al. Efficacy of oral vs. topical, or combined oral and topical 5-aminosalicylate, in ulcerative colitis: systematic review and meta-analysis [J]. Am J Gastroenterol, 2012, 107(2): 167 - 176.

[13] Singh S, Kim J, Zhu W, et al. No benefit of continuing vs stopping 5-aminosalicylate in patients with ulcerative colitis escalated to anti-metabolite therapy [J]. Aliment Pharmacol Ther, 2020, 52(3): 481 - 491.

[14] Rubin D T, Cohen R D, Sandborn W J, et al. Budesonide multimatrix is efficacious for mesalamine-refractory, mild to moderate ulcerative colitis: a randomised, placebo-controlled trial[J]. J Crohns Colitis, 2017, 11(7): 785 - 791.

[15] Danese S, Siegel C A, Peyrin-Biroulet L. Review article: integrating budesonide-MMX into treatment algorithms for mild-to-moderate ulcerative colitis[J]. Aliment Pharmacol Ther, 2014, 39(10): 1095 - 1103.

[16] Nielsen O H, Coskun M, Steenholdt C, et al. The role and advances of immunomodulator therapy for inflammatory bowel disease[J]. Expert Rev Gastroenterol Hepatol, 2015, 9(2): 177 - 189.

[17] Zhu X, Wang X D, Chao K, et al. NUDT15 polymorphisms are better than thiopurine S-methyltransferase as predictor of risk for thiopurine-induced leukopenia in Chinese patients with Crohn's disease [J]. Aliment Pharmacol Ther, 2016, 44(9):

967 - 975.

［18］ Moreau A C, Paul S, Del Tedesco E, et al. Association between 6-thioguanine nucleotides levels and clinical remission in inflammatory disease: a meta-analysis ［J］. Inflamm Bowel Dis, 2014, 20(3): 464 - 471.

［19］ Timmer A, Patton P H, Chande N, et al. Azathioprine and 6-mercaptopurine for maintenance of remission in ulcerative colitis［J］. Cochrane Database Syst Rev, 2016, 2016(5): CD000478.

［20］ Ha C, Mathur J, Kornbluth A. Anti-TNF levels and anti-drug antibodies, immunosuppressants and clinical outcomes in inflammatory bowel disease［J］. Expert Rev Gastroenterol Hepatol, 2015, 9(4): 497 - 505.

［21］ Chevaux J B, Peyrin-Biroulet L, Sparrow M P. Optimizing thiopurine therapy in inflammatory bowel disease［J］. Inflamm Bowel Dis, 2011, 17(6): 1428 - 1435.

［22］ Chande N, Wang Y J, MacDonald J K, et al. Methotrexate for induction of remission in ulcerative colitis［J］. Cochrane Database Syst Rev, 2014, 2014(8): CD006618.

［23］ Carbonnel F, Colombel J F, Filippi J, et al. Methotrexate is not superior to placebo for inducing steroid-free remission, but induces steroid-free clinical remission in a larger proportion of patients with ulcerative colitis［J］. Gastroenterology, 2016, 150(2): 380 - 388.

［24］ Colman R J, Rubin D T. Optimal doses of methotrexate combined with anti-TNF therapy to maintain clinical remission in inflammatory bowel disease［J］. J Crohns Colitis, 2015, 9(4): 312 - 317.

［25］ Maser E A, Deconda D, Lichtiger S, et al. Cyclosporine and infliximab as rescue therapy for each other in patients with steroid-refractory ulcerative colitis［J］. Clin Gastroenterol Hepatol, 2008, 6(10): 1112 - 1116.

［26］ Protic M, Seibold F, Schoepfer A, et al. The effectiveness and safety of rescue treatments in 108 patients with steroid-refractory ulcerative colitis with sequential rescue therapies in a subgroup of patients［J］. J Crohns Colitis, 2014, 8(11): 1427 - 1437.

［27］ Baumgart D C, Macdonald J K, Feagan B. Tacrolimus (FK506) for induction of remission in refractory ulcerative colitis［J］. Cochrane Database Syst Rev, 2008, (3): CD007216.

［28］ Lynch R W, Lowe D, Protheroe A, et al. Outcomes of rescue therapy in acute severe ulcerative colitis: data from the United Kingdom inflammatory bowel disease audit ［J］. Aliment Pharmacol Ther, 2013, 38(8): 935 - 945.

［29］ Laharie D, Bourreille A, Branche J, et al. Ciclosporin versus infliximab in patients with severe ulcerative colitis refractory to intravenous steroids: a parallel, open-label randomised controlled trial［J］. Lancet, 2012, 380(9857): 1909 - 1915.

［30］ Williams J G, Alam M F, Alrubaiy L, et al. Infliximab versus ciclosporin for steroid-resistant acute severe ulcerative colitis (CONSTRUCT): a mixed methods, open-label, pragmatic randomised trial[J]. Lancet Gastroenterol Hepatol, 2016, 1(1): 15 - 24.

[31] Ogata H, Matsui T, Nakamura M, et al. A randomised dose finding study of oral tacrolimus (FK506) therapy in refractory ulcerative colitis[J]. Gut, 2006, 55(9): 1255 - 1262.

[32] Ogata H, Kato J, Hirai F, et al. Double-blind, placebo-controlled trial of oral tacrolimus (FK506) in the management of hospitalized patients with steroid-refractory ulcerative colitis[J]. Inflamm Bowel Dis, 2012, 18(5): 803 - 808.

[33] Yamamoto S, Nakase H, Matsuura M, et al. Tacrolimus therapy as an alternative to thiopurines for maintaining remission in patients with refractory ulcerative colitis[J]. J Clin Gastroenterol, 2011, 45(6): 526 - 530.

[34] Thin L W, Murray K, Lawrance I C. Oral tacrolimus for the treatment of refractory inflammatory bowel disease in the biologic era[J]. Inflamm Bowel Dis, 2013, 19(7): 1490 - 1498.

[35] Lawrance I C, Baird A, Lightower D, et al. Efficacy of rectal tacrolimus for induction therapy in patients with resistant ulcerative proctitis[J]. Clin Gastroenterol Hepatol, 2017, 15(8): 1248 - 1255.

[36] van Dieren J M, van Bodegraven A A, Kuipers E J, et al. Local application of tacrolimus in distal colitis: feasible and safe[J]. Inflamm Bowel Dis, 2009, 15(2): 193 - 198.

[37] Ford A C, Peyrin-Biroulet L. Opportunistic infections with anti-tumor necrosis factor-α therapy in inflammatory bowel disease: meta-analysis of randomized controlled trials [J]. Am J Gastroenterol, 2013, 108(8): 1268 - 1276.

[38] Brandse J F, van den Brink G R, Wildenberg M E, et al. Loss of infliximab into feces is associated with lack of response to therapy in patients with severe ulcerative colitis [J]. Gastroenterology, 2015, 149(2): 350 - 355.

[39] Sandborn W J, van Assche G, Reinisch W, et al. Adalimumab induces and maintains clinical remission in patients with moderate-to-severe ulcerative colitis [J]. Gastroenterology, 2012, 142(2): 257 - 265.

[40] Sandborn W J, Feagan B G, Marano C, et al. Subcutaneous golimumab induces clinical response and remission in patients with moderate-to-severe ulcerative colitis [J]. Gastroenterology, 2014, 146(1): 85 - 95.

[41] Sandborn W J, Feagan B G, Marano C, et al. Subcutaneous golimumab maintains clinical response in patients with moderate-to-severe ulcerative colitis [J]. Gastroenterology, 2014, 146(1): 96 - 109.

[42] Danese S, Fiorino G, Peyrin-Biroulet L, et al. Biological agents for moderately to severely active ulcerative colitis: a systematic review and network meta-analysis [J]. Ann Intern Med, 2014, 160(10): 704 - 711.

[43] Gibson D J, Heetun Z S, Redmond C E, et al. An accelerated infliximab induction regimen reduces the need for early colectomy in patients with acute severe ulcerative

colitis[J]. Clin Gastroenterol Hepatol, 2015, 13(2): 330－335.

[44] Panaccione R, Ghosh S, Middleton S, et al. Combination therapy with infliximab and azathioprine is superior to monotherapy with either agent in ulcerative colitis[J]. Gastroenterology, 2014, 146(2): 392－400.

[45] Khanna R, Sattin B D, Afif W, et al. Review article: a clinician's guide for therapeutic drug monitoring of infliximab in inflammatory bowel disease[J]. Aliment Pharmacol Ther, 2013, 38(5): 447－459.

[46] Afif W, Leighton J A, Hanauer S B, et al. Open-label study of adalimumab in patients with ulcerative colitis including those with prior loss of response or intolerance to infliximab[J]. Inflamm Bowel Dis, 2009, 15(9): 1302－1307.

[47] Rogler G. Mechanism of action of vedolizumab: do we really understand it? [J]. Gut, 2019, 68(1): 4, 5.

[48] Feagan B G, Rutgeerts P, Sands B E, et al. Vedolizumab as induction and maintenance therapy for ulcerative colitis[J]. N Engl J Med, 2013, 369(8): 699－710.

[49] Christensen B, Colman R J, Micic D, et al. Vedolizumab as induction and maintenance for inflammatory bowel disease: 12-month effectiveness and safety [J]. Inflamm Bowel Dis, 2018, 24(4): 849－860.

[50] Mosli M H, MacDonald J K, Bickston S J, et al. Vedolizumab for induction and maintenance of remission in ulcerative colitis: a cochrane systematic review and meta-analysis[J]. Inflamm Bowel Dis, 2015, 21(5): 1151－1159.

[51] Bickston S J, Behm B W, Tsoulis D J, et al. Vedolizumab for induction and maintenance of remission in ulcerative colitis[J]. Cochrane Database Syst Rev, 2014, (8): CD007571.

[52] Sands B E, Peyrin-Biroulet L, Loftus E V Jr, et al. Vedolizumab versus adalimumab for moderate-to-severe ulcerative colitis[J]. N Engl J Med, 2019, 381(13): 1215－1226.

[53] Rogler G. Where are we heading to in pharmacological IBD therapy? [J]. Pharmacol Res, 2015, 100: 220－227.

[54] Adedokun O J, Xu Z H, Marano C, et al. Ustekinumab pharmacokinetics and exposure response in a phase 3 randomized trial of patients with ulcerative colitis [J]. Clin Gastroenterol Hepatol, 2019, 18(10): 2244－2255.

[55] Sands B E, Sandborn W J, Panaccione R, et al. Ustekinumab as induction and maintenancet therapy for ulcerative colitis[J]. N Engl J Med, 2019, 381(13): 1201－1214.

[56] Archer T, Moran G W, Ghosh S. Tofacitinib in ulcerative colitis[J]. Immunotherapy, 2016, 8(5): 495－502.

[57] Sandborn W J, Ghosh S, Panes J, et al. Tofacitinib, an oral Janus kinase inhibitor, in active ulcerative colitis[J]. N Engl J Med, 2012, 367(7): 616－624.

［58］ Sandborn W J, Su C, Sands B E, et al. Tofacitinib as induction and maintenance therapy for ulcerative colitis［J］. N Engl J Med, 2017, 376(18): 1723 - 1736.

［59］ Singh S, Feuerstein J D, Binion D G, et al. AGA technical review on the management of mild-to-moderate ulcerative colitis［J］. Gastroenterology, 2019, 156 (3): 769 - 808.

［60］ Fumery M, Singh S, Dulai P S, et al. Natural history of adult ulcerative colitis in population-based cohorts: a systematic review［J］. Clin Gastroenterol Hepatol, 2018, 16(3): 343 - 356.

［61］ Ng S C, Zeng Z, Niewiadomski O, et al. Early course of inflammatory bowel disease in a population-based inception cohort study from 8 countries in Asia and Australia ［J］. Gastroenterology, 2016, 150(1): 86 - 95.

［62］ Truelove S C, Witts L J. Cortisone in ulcerative colitis; final report on a therapeutic trial［J］. Br Med J, 1955, 2(4947): 1041 - 1048.

［63］ Schroeder K W, Tremaine W J, Ilstrup D M. Coated oral 5-aminosalicylic acid therapy for mildly to moderately active ulcerative colitis. A randomized study［J］. N Engl J Med, 1987, 317(26): 1625 - 1629.

［64］ Dias C C, Rodrigues P P, da Costa-Pereira A, et al. Clinical predictors of colectomy in patients with ulcerative colitis: systematic review and meta-analysis of cohort studies ［J］. J Crohns Colitis, 2015, 9(2): 156 - 163.

［65］ Bernstein C N, Ng S C, Lakatos P L, et al. A review of mortality and surgery in ulcerative colitis: milestones of the seriousness of the disease［J］. Inflamm Bowel Dis, 2013, 19(9): 2001 - 2010.

［66］ Khan K J, Dubinsky M C, Ford A C, et al. Efficacy of immunosuppressive therapy for inflammatory bowel disease: A systematic review and meta-analysis ［J］. Am J Gastroenterol, 2011, 106(4): 630 - 462.

［67］ Hindryckx P, Jairath V, D'Haens G. Acute severe ulcerative colitis: from pathophysiology to clinical management［J］. Nat Rev Gastroenterol Hepatol, 2016, 13 (11): 654 - 664.

［68］ Travis S P, Farrant J M, Ricketts C, et al. Predicting outcome in severe ulcerative colitis［J］. Gut, 1996, 38(6): 905 - 910.

［69］ Nelson R, Liao C, Fichera A, et al. Rescue therapy with cyclosporine or infliximab is not associated with an increased risk for postoperative complications in patients hospitalized for severe steroid-refractory ulcerative colitis ［J］. Inflamm Bowel Dis, 2014, 20(1): 14 - 20.

［70］ Ra G, Thanabalan R, Ratneswaran S, et al. Predictors and safety of venous thromboembolism prophylaxis among hospitalized inflammatory bowel disease patients ［J］. J Crohns Colitis. , 2013, 7(10): e479 - e485.

［71］ Surawicz C M, Brandt L J, Binion D G, et al. Guidelines for diagnosis, treatment, and prevention of *Clostridium difficile* infections［J］. Am J Gastroenterol, 2013, 108

(4): 478 - 498.

[72] McDonald L C, Gerding D N, Johnson S, et al. Clinical practice guidelines for *Clostridium difficile* infection in adults and children: 2017 update by the Infectious Diseases Society of America (IDSA) and Society for Healthcare Epidemiology of America (SHEA)[J]. Clin Infect Dis, 2018, 66(7): e1 - e48.

[73] van der Woude C J, Ardizzone S, Bengtson M B, et al. The second European evidenced-based consensus on reproduction and pregnancy in inflammatory bowel disease[J]. J Crohns Colitis, 2015, 9(2): 107 - 124.

[74] Magro F, Gionchetti P, Eliakim R, et al. Third European evidence-based consensus on diagnosis and management of ulcerative colitis. Part 1: Definitions, diagnosis, extra-intestinal manifestations, pregnancy, cancer surveillance, surgery, and ileo-anal pouch disorders[J]. J Crohns Colitis, 2017, 11(6): 649 - 670.

[75] Hudson M, Flett G, Sinclair T S, et al. Fertility and pregnancy in inflammatory bowel disease[J]. Int J Gynaecol Obstet, 1997, 58(2): 229 - 237.

[76] McConnell R A, Mahadevan U. Use of immunomodulators and biologics before, during, and after pregnancy[J]. Inflamm Bowel Dis, 2016, 22(1): 213 - 223.

[77] Sussman A, Leonard J M. Psoriasis, methotrexate, and oligospermia[J]. Arch Dermatol, 1980, 116(2): 215 - 217.

[78] Hernández-Díaz S, Su Y C, Mitchell A A, et al. Medications as a potential source of exposure to phthalates among women of childbearing age[J]. Reprod Toxicol, 2013, 37: 1 - 5.

[79] Jurewicz J, Hanke W. Exposure to phthalates: reproductive outcome and children health. A review of epidemiological studies[J]. Int J Occup Med Environ Health, 2011, 24(2): 115 - 141.

[80] Rahimi R, Nikfar S, Rezaie A, et al. Pregnancy outcome in women with inflammatory bowel disease following exposure to 5-aminosalicylic acid drugs: a meta-analysis [J]. Reprod Toxicol, 2008, 25(2): 271 - 275.

[81] Reddy D, Murphy S J, Kane S V, et al. Relapses of inflammatory bowel disease during pregnancy: in-hospital management and birth outcomes [J]. Am J Gastroenterol, 2008, 103(5): 1203 - 1209.

[82] Zelinkova Z, van der Ent C, Bruin K F, et al. Effects of discontinuing anti-tumor necrosis factor therapy during pregnancy on the course of inflammatory bowel disease and neonatal exposure[J]. Clin Gastroenterol Hepatol, 2013, 11(3): 318 - 321.

[83] de Lima A, Zelinkova Z, van der Ent C, et al. Tailored anti-TNF therapy during pregnancy in patients with IBD: maternal and fetal safety[J]. Gut, 2016, 65(8): 1261 - 1268.

[84] Doherty G, Katsanos K H, Burisch J, et al. European Crohn's and colitis organisation topical review on treatment withdrawal['exit strategies'] in inflammatory bowel disease [J]. J Crohns Colitis, 2018, 12(1): 17 - 31.

第六章 溃疡性结肠炎的粪便微生物移植治疗

粪便微生物群移植(fecal microbiota transplantation, FMT)的原理在公元 4 世纪就已经存在。古代中医描述了使用"金汁"成功地治疗严重腹泻患者。首例现代粪便移植是在 1958 年由 Eiseman 等进行的,用于治疗假膜性结肠炎[1]。Bennet 等曾在 1989 年提出移植正常人结肠菌群作为溃疡性结肠炎的治疗策略[2]。FMT 治疗复发性艰难梭状芽孢杆菌感染取得良好疗效[3],这重新引起了人们对使用 FMT 治疗其他结肠疾病的兴趣,包括炎症性肠病如溃疡性结肠炎。

目前溃疡性结肠炎的治疗手段主要是针对免疫系统炎症级联中起重要作用的一系列介质,但仍有相当一部分患者的疾病控制不佳。鉴于溃疡性结肠炎被认为是源于生态失调和对微生物群的异常免疫反应,人们很早就对使用益生菌和 FMT 治疗溃疡性结肠炎感兴趣。研究表明,在 FMT 之后,炎症性肠病患者表现出与供体相似的微生物群。然而,FMT 改善溃疡性结肠炎的机制尚不清楚,使用 FMT 作为辅助治疗仍存在争议。

第一节 粪便微生物群移植的方法

一、供体选择和筛查

在实施 FMT 计划时,粪便供体的选择是一个根本性的挑战。到目前为止,关于供体选择的偏好,如患者是否应该知道粪便供体,以及是否使用非亲属供体的粪便更好,存在广泛的争论。此外,在非亲属供体的情况下,粪便材料可以储存在专门的机构中,为将要进行 FMT 的医院提供支持。特别是,理想的粪便供体应该是健康志愿者,其没有感染或其他慢性疾病的危险因素,并且愿意在需要时经常"捐赠"。

选择理想的供体粪便是一个非常重要的研究领域[4]。供体粪便来源尚未标准化,因此供体微生物组成存在显著差异,可能影响 FMT 疗效。商业粪便储库提供了可以利用一个大型非亲缘供体数据库的好处。理论上,与健康亲缘供体相比,这可能提供了更大的集合 α 多样性,因为亲缘供体可能因为与 FMT 受体生活在相似的环境条件下而面临生物多样性下降的风险。此外,尚不清楚个体供体粪便方案与多供体混合粪便方案是否能更有效地重建微生物稳态。单靠微生物丰富度的提高可能不足以诱导缓解。可能是供体-受体菌门的相互补充程度影响了宿主的移植和预测 FMT 效益。因此,可能需要特定的供体微生物组成来促进黏膜免疫反应的改变。支持这一论断的是,一项针对多供体加强 FMT 的试验表明,供体粪便中特定种类拟杆菌属(脆弱拟杆菌和 *B. finegoldii*)丰度的增加与 FMT 患者的缓解有关,而链球菌对 FMT 无反应[5]。利用深层分子特征,加深对供体和受体微生物群的了解,有助于进一步阐明哪些供体特征与缓解有关,并提高匹配供体微生物群的能力。

同时,需要对微生物群供体进行筛查,以减少传染病或其他健康状况传播的风险[6]。确定供体粪便中是否存在感染因素,包括艰难梭状芽孢杆菌、肠道寄生虫和病毒(如诺沃克病毒)。在血液中,除了检测完整的血细胞计数、电解质、肝功能和肾功能外,必须检查炎症标志物和可传播的感染性病原体,如人类免疫缺陷病毒、肝炎病毒、人体T细胞白血病病毒等。此外,作为入选标准,供体必须没有胃肠道疾病史,没有其他主要活动性共患疾病,最好没有使用药物,特别是抗菌剂。为了确保只选择健康的供体,必须采用下列额外的排除标准:一级亲属有结直肠癌家族史;捐赠期前3个月使用益生菌;患有活动性胃肠道感染的家庭成员;任何恶性肿瘤、营养不良、肥胖、神经系统或发育障碍的个人或家族病史。

选择符合所有严格标准FMT供体相当困难,筛选过程中还涉及费用,这些给此种微生物治疗方法的广泛应用造成了障碍。更不幸的是,部分患者以"自制"的方式进行FMT、使用不适当方法筛选供体或没有医疗监督,这往往导致严重的并发症。

二、患者选择

目前还没有足够的数据来确定哪些炎症性肠病患者将从FMT中获益最多。亚组分析表明,如果在疾病早期或病情较轻的结肠炎中进行FMT,可能对溃疡性结肠炎更有效[7]。也有许多报道称FMT在重度和激素依赖性溃疡性结肠炎中获得成功[8,9]。有限的数据表明,溃疡性结肠炎的疾病程度不能预测进行FMT后是否能达到缓解[7]。

三、递送途径和递送频率

FMT递送方法和方案有很大差异,包括肠道灌洗、递送粪便(新鲜或冷冻)的制备、递送途径、每次递送粪便的剂量、递送数量及频率和抗生素预处理等[10]。

在炎症性肠病研究中,FMT输注方案仍未标准化,最佳递送途径也不确定[4]。FMT递送途径是一个重要的考虑因素,因为它可能影响结果。经结肠镜的FMT直接将供者粪便接种到病变区域,但它有内镜检查固有的风险。上消化道递送(利用鼻胃管、鼻十二指肠管或鼻空肠管)在炎症性肠病中可能不理想,因为它提供的供体粪便远离炎症肠道,可能会受到近端肠道分泌物的影响,但对虚弱的不适合内镜操作的患者可能更安全。建议患者在上消化道递送后保持直立状态4 h,以减少误吸的风险。

研究表明,FMT递送经结肠镜途径可能优于上消化道[10-12]。这些建议应该谨慎解释,因为不同的研究中递送的数量差异很大,这可能会混淆结果。另外,冷冻或明胶制作的粪便胶囊为FMT递送提供了一个有吸引力的选择,目前正在进行临床试验以确定其对炎症性肠病的疗效。如果证实有效,胶囊的安全性及其改善患者FMT可及性的潜力,可能使它最终成为FMT递送的首选途径[4]。

至于FMT递送的频率,目前认为溃疡性结肠炎需要多次递送才能达到持久的治疗效果。这反映了本病是慢性肠道生态失调,与艰难梭状芽孢杆菌感染相关的生态失调不同,后者通常通过单次FMT递送即可取效。

第二节 粪便微生物群移植的临床应用

一、FMT 治疗炎症性肠病合并艰难梭状芽孢杆菌感染

艰难梭状芽孢杆菌感染已成为炎症性肠病中一个迅速增长的问题[4]。克罗恩病的艰难梭状芽孢杆菌感染发生率增加了 1 倍,溃疡性结肠炎的艰难梭状芽孢杆菌感染发生率增加了 3 倍[13,14]。与非炎症性肠病患者相比,炎症性肠病患者抗生素治疗后艰难梭状芽孢杆菌感染复发的风险高 4.5 倍,携带难辨梭菌毒素的风险高 8 倍,这可能是疾病严重程度的一个指标[15]。标准的艰难梭状芽孢杆菌感染抗菌药物如万古霉素通常对炎症性肠病患者有效,特别是在病程早期使用。尽管 FMT 用在炎症性肠病合并复发性艰难梭状芽孢杆菌感染的证据不太充分,但 FMT 最近的研究进展正在改变这一高危人群的治疗模式[3]。在一项多中心回顾性队列研究中[15],观察到首次进行 FMT 后艰难梭状芽孢杆菌感染的治愈率为 79%,第二次进行 FMT 后累积治愈率为 90%。所有 67 例炎症性肠病患者(35 例克罗恩病,31 例溃疡性结肠炎,1 例不确定结肠炎)接受了经乙状结肠镜或结肠镜 FMT 治疗复发或难治性艰难梭状芽孢杆菌感染。经 FMT 治疗后,13% 的患者出现炎症性肠病活动加重,并未发现由 FMT 直接引起的严重不良反应,说明 FMT 可用于治疗炎症性肠病患者。

系统综述和 Meta 分析评价接受 FMT 治疗的炎症性肠病患者艰难梭状芽孢杆菌感染结局[16]。9 个队列研究包括了 346 例炎症性肠病合并艰难梭状芽孢杆菌感染患者。首次治愈率为 81%($95\% \ CI$: 76%~85%),总体治愈率高达 89%($95\% \ CI$: 83%~93%),均无显著异质性。复发率为 19%($95\% \ CI$: 13%~27%),异质性中等(Cochran's Q, $P = 0.19; I^2 = 33\%$)。炎症性肠病患者与非炎症性肠病患者进行 FMT 后艰难梭状芽孢杆菌感染治愈率无显著差异(RR: 0.92;$95\% \ CI$: 0.81~1.05; Cochran's Q, $P = 0.06; I^2 = 53\%$)。亚组分析显示,在通过 FMT 对克罗恩病和溃疡性结肠炎进行治疗后,艰难梭状芽孢杆菌感染的治疗效果类似($P = 0.180 4$)。

新的研究进展证实了 FMT 对炎症性肠病患者合并艰难梭状芽孢杆菌感染的治疗效果;然而,患者的选择对于改善治疗结局仍然至关重要。选择 FMT 候选人是确诊存在真正的艰难梭状芽孢杆菌感染。由于症状重叠和艰难梭状芽孢杆菌定殖率的上升,在临床上区分患者病情加重是因活动性炎症性肠病所致,还是由于合并艰难梭状芽孢杆菌感染引起的,需要检测相关的实验室指标。

二、FMT 治疗溃疡性结肠炎

大量证据表明,FMT 可以诱导缓解轻度至中度活动性溃疡性结肠炎[17]。有 4 个已发表的随机双盲安慰剂对照试验评估了 FMT 的效果[7,18-20],其中 3 个证明了 FMT 比安慰剂疗效显著。1 个研究采用灌肠治疗 75 例患者,2 个研究分别采用结肠镜递送治疗 81 例和 73 例患者。主要终点是综合临床和内镜缓解。这些研究的 Meta 分析表明,供者 FMT 组患者 140 例中有 39 例(28%)达到此终点,相比安慰剂组 137 例中有 13 例(9%)达到此终点(OR: 3.67; $95\% \ CI$: 1.82 vs. 7.39; $P < 0.01$)。同样,内镜缓解(内

镜 Mayo 评分 = 0 分）在供体 FMT 组比安慰剂组更常见（OR：2. 69；95% *CI*：1. 07 vs. 6. 74；*P* = 0. 04），需治疗人数是 5[21]。上述每项研究在粪便处理和递送方面都有方法论上的差异，但在 Meta 分析中，FMT 已被证明是有效的，在综合临床和内镜缓解终点无异质性[10,21]。到目前为止，FMT 还没有出现过重大的短期安全情况。

Paramsothy 等[5]研究显示，FMT 在治疗活动期溃疡性结肠炎中取得了显著的临床和内镜改善，并且确认了溃疡性结肠炎中 FMT 细菌的分类和功能改变与治疗的成功或失败有关。根据对 FMT 治疗前后收集的结肠黏膜和粪便样本分析，结果发现缓解患者的微生物多样性大于未达到缓解的患者，前者微生物群在分类学和功能输出方面更加均匀（分散程度降低），而且富集了霍氏真杆菌，短链脂肪酸生物合成和次级胆汁酸水平也有所提高，说明 FMT 能够增加微生物多样性，改变微生物组成。与此相反，未达到缓解患者的结肠黏膜和粪便样本中发现有丰富的微生子梭杆菌、萨特氏菌属和埃希氏杆菌属种，血红蛋白和 LPS 生物合成水平有所提高。这项研究可以为溃疡性结肠炎的 FMT 治疗精细选择合适的供体和为患者提供依据，提示如何改进 FMT 治疗方案或选择更加明确的具有治疗功能的微生物操作，可以增强其治疗效果。

FMT 疗法对溃疡性结肠炎患者微生物群产生了深远而广泛的影响，增加了细菌 α 和 β 多样性，使溃疡性结肠炎中的微生物群在分类学和功能输出方面更加均匀（分散程度降低）。

FMT 已经成功地治疗了一些溃疡性结肠炎患儿。然而，其在这一患者群体中的治疗作用机制尚不清楚。Nusbaum 等[22]使用多组学方法研究微生物谱和代谢组学谱，发现 FMT 治疗成功的患儿肠道微生物群的 α 多样性增加，物种丰富度从 251±125 增加到 358±27。在应答者中，艰难梭状芽孢杆菌平均相对丰度向供者水平转移，从 33%±11% 增加到 54%±16%。患儿在 FMT 治疗后的代谢组学谱和病毒组学谱表现出类似但不显著地向供者转移。在 FMT 治疗后数种代谢物在粪便中的浓度出现了变化，可能与临床改善相关。应答者在基线粪便样本中的黄嘌呤和油酸水平较低，而在 FMT 治疗后升高；基线时的腐胺和 5 - 氨基戊酸水平较高，FMT 治疗 4 周后出现降低。短链脂肪酸的测量显示，应答者在 FMT 治疗后乙酸水平下降，丁酸水平上升。

第三节　粪便微生物群移植的副作用和局限性

一、FMT 的副作用

一般而言，多达 10% 的 FMT 受体存在副作用。此类副作用很轻微且有自限性，其中大多数与胃肠道功能紊乱有关，如腹泻和腹部不适/疼痛。严重的副作用非常少见，包括炎症性肠病复燃、艰难梭状芽孢杆菌感染和其他感染、小肠梗阻、胰腺炎、结肠切除术，甚至死亡。有证据显示，FMT 和对照组在不良影响的发生方面没有差异。因此，FMT 用于治疗炎症性肠病是安全的。通过对供体的深入筛查和对炎症性肠病生理病理的更广泛理解，可能有助于制订策略，以避免发生副作用[23]。

二、FMT 的局限性

研究显示，使用 FMT 诱导溃疡性结肠炎缓解取得了良好结果。研究结果的差异可能与 FMT 的组成和细菌载量及实施途径与实施间隔的差异有关。目前缺乏一个在全球范围内用于筛选和标准化假定微生物群供体(年龄、性别和健康状况),以及生产、剂量方案和评估移植成活率的综合指南。此外,由于经济原因,许多临床试验并没有使用 16S rRNA 测序对粪便供体的微生物组成及其与受体微生物群的相似性进行深入调查。因为观察供体和受体肠道微生物群组成的相似性可能决定 FMT 的成功。如果没有正确识别从健康供体移植到患者身上的微生物群落和总细菌负荷,就很难预测 FMT 对炎症性肠病或其他疾病的最终影响。此外,现有的大多数临床试验是在使用免疫调节药物的同时进行 FMT,由此推论 FMT 作为一种辅助治疗的效果好于单独使用。要明确 FMT 在炎症性肠病中的作用,必须进行更多的对照临床试验和获取更标准化的粪便样本。此外,旨在利用明确定义的微生物种类来实现肠道微生物群平衡的策略,可能是一种改进的 FMT 替代方案[6]。

Kellermayer 提出了今后进行 FMT 治疗溃疡性结肠炎随机对照试验值得重视的事项[24]:

(1) 病程较短的患者,以及内镜缓解患者可能是 FMT 的最佳候选者。

(2) 同时使用激素治疗可能会降低疗效。

(3) 谨慎地基于微生物组的受者选择(考虑细菌、噬菌体、真菌和代谢组学)可能是有用的,但目前对这种选择的具体认识有限。

(4) 受者预处理(针对特定微生物如梭菌、萨特氏菌、大肠埃希菌、链球菌等的靶向消除)可提高 FMT 效率。

(5) 对于每一例特定患者来说,单一的、精心挑选的供者("超级供者":丰富的拟杆菌、玫瑰球菌、真细菌、瘤胃球菌,但缺乏链球菌)可能是最安全、最有效的 FMT 实践。

(6) FMT 经下消化道递送可能优于上消化道。

(7) 厌氧处理粪便可能会带来益处。

(8) 每 2 个月一次或几次 FMT 足以维持效果。

(9) 粪便量和 FMT 容积可能很重要(越多越好?)。

(10) 自体粪便可能是最好的/生理上最相关的安慰剂(但处理方法应与供者 FMT 相同)。

综上所述,FMT 是在医学领域,尤其是炎症性肠病领域具有良好前景的治疗方法。然而,就像其他新开发的疗法一样,FMT 在提高可靠性、安全性和标准化方面面临着相当大的挑战。因此,必须开展更多的多中心研究,增加样本数量和变量(炎症性肠病特征、患者表型和基因型特征、治疗方案规范等),从而得出更有意义的结论。

参 考 文 献

[1] Eiseman B, Silen W, Bascom G S, et al. Fecal enema as an adjunct in the treatment of pseudomembranous enterocolitis[J]. Surgery, 1958, 44(5): 854 - 859.

[2] Bennet J D, Brinkman M. Treatment of ulcerative colitis by implantation of normal colonic flora[J]. Lancet, 1989, 1(8630): 164.

[3] Khan M Y, Dirweesh A, Khurshid T, et al. Comparing fecal microbiota transplantation to standard-of-care treatment for recurrent *Clostridium difficile* infection: a systematic

review and meta-analysis[J]. Eur J Gastroenterol Hepatol, 2018, 30(11): 1309 − 1317.

[4] Levy A N, Allegretti J R. Insights into the role of fecal microbiota transplantation for the treatment of inflammatory bowel disease [J]. Ther Adv Gastroenterol, 2019, 12: 1756284819836893.

[5] Paramsothy S, Nielsen S, Kamm M A, et al. Specific bacteria and metabolites associated with response to fecal microbiota transplantation in patients with ulcerative colitis[J]. Gastroenterology, 2019, 156(5): 1440 − 1454.

[6] Basso P J, Câmara N O S, Sales-Campos H. Microbial-based therapies in the treatment of inflammatory bowel disease — an overview of human studies[J]. Front Pharmacol, 2019, 9: 1571.

[7] Moayyedi P, Surette M G, Kim P T, et al. Fecal microbiota transplantation induces remission in patients with active ulcerative colitis in a randomized controlled trial [J]. Gastroenterology, 2015, 149(1): 102 − 109.

[8] Fang H M, Fu L, Wang J J. Protocol for fecal microbiota transplantation in inflammatory bowel disease: a systematic review and meta-analysis[J]. Biomed Res Int, 2018, 2018: 8941340.

[9] Sood A, Mahajan R, Juyal G, et al. Efficacy of fecal microbiota therapy in steroid dependent ulcerative colitis: a real world intention-to-treat analysis[J]. Intest Res, 2019, 17(1): 78 − 86.

[10] Paramsothy S, Paramsothy R, Rubin D T, et al. Faecal microbiota transplantation for inflammatory bowel disease: a systematic review and meta-analysis [J]. J Crohns Colitis, 2017, 11(10): 1180 − 1199.

[11] Allegretti J, Eysenbach L M, El-Nachef N, et al. The current landscape and lessons from fecal microbiota transplantation for inflammatory bowel disease: past, present, and future[J]. Inflamm Bowel Dis, 2017, 23(10): 1710 − 1717.

[12] Kelly C R, Ananthakrishnan A N. Manipulating the microbiome with fecal transplantation to treat ulcerative colitis[J]. JAMA, 2019, 321(2): 151, 152.

[13] Rodemann J F, Dubberke E R, Reske K A, et al. Incidence of *Clostridium difficile* infection in inflammatory bowel disease[J]. Clin Gastroenterol Hepatol, 2007, 5(3): 339 − 344.

[14] Issa M, Vijayapal A, Graham M B, et al. Impact of *Clostridium difficile* on inflammatory bowel disease [J]. Clin Gastroenterol Hepatol, 2007, 5(3): 345 − 351.

[15] Fischer M, Kao D, Kelly C, et al. Fecal microbiota transplantation is safe and efficacious for recurrent or refractory *Clostridium difficile* infection in patients with inflammatory bowel disease[J]. Inflamm Bowel Dis, 2016, 22(10): 2402 − 2409.

[16] Chen T, Zhou Q, Zhang D, et al. Effect of faecal microbiota transplantation for treatment of *Clostridium difficile* infection in patients with inflammatory bowel disease: a

systematic review and meta-analysis of cohort studies[J]. J Crohns Colitis, 2018, 12 (6): 710 - 717.

[17] Haifer C, Kelly C R, Paramsothy S, et al. Australian consensus statements for the regulation, production and use of faecal microbiota transplantation in clinical practice [J]. Gut, 2020, 69(5): 801 - 810.

[18] Paramsothy S, Kamm M A, Kaakoush N O, et al. Multidonor intensive faecal microbiota transplantation for active ulcerative colitis: a randomised placebo-controlled trial[J]. Lancet, 2017, 389(10075): 1218 - 1228.

[19] Rossen N G, Fuentes S, van der Spek M J, et al. Findings from a randomized controlled trial of fecal transplantation for patients with ulcerative colitis [J]. Gastroenterology, 2015, 149(1): 110 - 118.

[20] Costello S P, Hughes P A, Waters O, et al. Effect of fecal microbiota transplantation on 8-week remission in patients with ulcerative colitis: a randomized clinical trial [J]. JAMA, 2019, 321(2): 156 - 164.

[21] Costello S P, Soo W, Bryant R V, et al. Systematic review with meta-analysis: faecal microbiota transplantation for the induction of remission for active ulcerative colitis [J]. Aliment Pharmacol Ther, 2017, 46(3): 213 - 224.

[22] Nusbaum D J, Sun F Z, Ren J, et al. Gut microbial and metabolomic proiles after fecal microbiota transplantation in pediatric ulcerative colitis patients [J]. FEMS Microbiology Ecology, 2018, 94(9): fiy133.

[23] Qazi T, Amaratunga T, Barnes E L, et al. The risk of inflammatory bowel disease flares after fecal microbiota transplantation: systematic review and meta-analysis [J]. Gut Microbes, 2017, 8(6): 574 - 588.

[24] Kellermayer R. Fecal microbiota transplantation: great potential with many challenges [J]. Transl Gastroenterol Hepatol, 2019, 4: 40.

第七章 溃疡性结肠炎的外科手术治疗

由于溃疡性结肠炎巨大的疾病负担,改进药物治疗得到了很大的关注。尽管如此,手术干预的比率仍然较高。5 年和 10 年结肠切除术率的累积风险分别为 10%~15%。虽然早期结肠切除术的比例有所下降,但长期结肠切除术的比例一直保持稳定[1,2]。一部分急性重度溃疡性结肠炎住院患者的短期结肠切除术率为 25%~30%[3]。急诊手术率保持不变或有所下降。广泛结肠炎、需要全身激素治疗、诊断时年龄偏小、CRP 或 ESR 升高与结肠切除术率较高相关[4,5]。既往因溃疡性结肠炎住院的患者也有较高的结肠切除术风险[6]。

溃疡性结肠炎是可以通过手术治愈的,适应证包括患者偏好、药物难治性疾病、异型增生或癌变。溃疡性结肠炎的择期手术通常是全直肠结肠切除术(total rectal colectomy),包括永久回肠造口术(permanent end ileostomy)或恢复性直肠结肠切除术和回肠袋-肛门吻合术(restorative proctocolectomy with ileal pouch-anal anastomosis, IPAA)。

鉴于炎症性肠病包括溃疡性结肠炎中出现的各种紧急情况,需要组建一个多学科团队,包括外科医生、消化科医生、放射科医生、营养科医生和肠造口治疗师,以实现最佳的患者护理和决策。应根据患者的年龄、疾病类型和病程及患者的护理目标进行个体化的急诊管理。

第一节　手术适应证

溃疡性结肠炎外科手术的绝对适应证包括大出血、肠穿孔、难治性中毒性巨结肠、结直肠癌或不适于内镜切除的异型增生病变。对于药物治疗无效的急性重度溃疡性结肠炎或药物难治性疾病,也需要手术治疗[7]。

中毒性结肠炎(toxic colitis),即暴发性结肠炎,是一种潜在威胁生命的状况,可能发生在溃疡性结肠炎或克罗恩病。溃疡性结肠炎患者中毒性结肠炎的发生率约为 10%。中毒性结肠炎患者到医院就诊时症状类似于疾病复燃,包括频繁血性腹泻、发热和心动过速。根据 Truelove 和 Witts 的定义,最常用的诊断标准包括严重腹泻(每日 6 次或更多的血便)、体温>37.8℃、心率>90 次/分、贫血(血红蛋白<105 g/L)和 ESR 升高(<30 mm/h)。中毒性巨结肠是一种罕见的、病态的中毒性结肠炎,包括以上标准和腹部 X 线片显示结肠扩张至少 5.5 cm。建议通过腹部 X 线片来评估小肠或大肠扩张程度及有无游离气体[8]。

在诊断中毒性结肠炎时,应启动强化药物治疗,还包括腹部体格检查、实验室检查和腹部 X 线片检查。如果患者在检查中出现腹膜炎或影像学上有游离穿孔的迹象,紧急探查是必要的。如果患者在静脉激素治疗后没有好转,那么必须转变为拯救治疗或紧急结肠切除术[8]。虽然药物治疗在许多情况下是有效的,但有明确的证据表明,过度排斥和延误手术对患者的结局是有害的[9]。

第二节 术前优化管理

一、术前营养状况

营养不良和营养不足在炎症性肠病中很常见。重度营养不良(BMI<18.5 kg/m² 和近期体重减轻>10%体重)与术后并发症的高风险相关,特别是腹腔脓毒症和死亡率增加。不良的术前营养状况已被确定为术后腹腔脓毒症并发症的独立危险因素。因此,所有接受手术的炎症性肠病患者都应该评估营养状况。择期手术最好推迟到营养不良得到纠正之后。然而,在紧急情况下,这可能是不可行的,此时应考虑手术的性质,以尽量减少并发症的发生[10]。

一项胃肠手术患者术前营养支持的 Meta 分析发现,提供 500~1 000 kcal 增强免疫的口服营养补充品和常规食物可显著减少术后并发症[11]。对正在接受胃肠手术的轻度营养不良患者进行 7~10 日的术前营养支持。如果不能耐受口服营养补充剂,则应考虑肠内营养,只有当营养目标不能通过肠内途径提供时,才应使用肠外营养[12,13]。

二、术前低白蛋白血症

低白蛋白血症(白蛋白<30 g/L)是严重炎症或继发于吸收不良的一种反映,常与严重营养不良相关,但其本身并不是营养状况的标志。这种低蛋白血症水平与术后腹腔脓毒症的高风险相关。纠正低白蛋白血症,取决于治疗基础败血症和控制炎症,支持静脉使用白蛋白的证据不足。当败血症和未受控制的炎症持续存在时,仅靠营养支持是不可能使低白蛋白水平恢复正常的,但进食是一个重要的支持措施[10]。

三、术前贫血

术前贫血[血红蛋白(男性)<130 g/L 和(女性)<120 g/L]会增加术后腹腔脓毒症的风险,术前纠正贫血可以降低相关并发症的风险,包括肠梗阻和出血、吻合口漏、术后穿孔、肺部水肿、感染性肺炎及伤口感染等。应及早发现和治疗贫血,最好根据需要口服或静脉注射铁剂,并尽可能避免输血。

四、术前使用激素

使用激素的患者接受炎症性肠病手术后发生感染并发症和吻合口漏的风险明显增加。可以择期手术的炎症性肠病患者应尽可能停用激素,或尽可能减少剂量,以避免病情恶化。

炎症性肠病患者手术时使用激素,应静脉注射等量的氢化可的松,直到恢复口服泼尼松龙。应避免急性激素停用。术后激素撤减的速度取决于术前激素的剂量和持续时间[10]。

五、术前使用硫嘌呤类药物

免疫抑制治疗(硫嘌呤类药物和甲氨蝶呤)的应用,不会增加术后并发症的风险。

六、术前使用钙调神经磷酸酶抑制剂

环孢素、他克莫司不影响术后并发症,术前不需要停用。

七、术前使用英夫利西单抗

许多研究对英夫利西单抗相关的术后并发症的风险进行了调查,但结果并不一致。一项研究表明,接受英夫利西单抗治疗的患者术后发生吻合口漏、储袋特殊性并发症和感染性并发症的情况比未接受英夫利西单抗治疗的患者更为常见[14]。

第三节　手　术　方　法

外科处理急性重度溃疡性结肠炎或接受长期激素治疗患者,分阶段的直肠结肠切除术(首先进行次全结肠切除术)是明智的第一步。次全结肠切除加回肠造口术(subtotal colectomy with ileostomy)将使患者免除结肠炎的负担。这种手术方式有助于患者术后康复,使营养正常化,并有时间仔细考虑选择 IPAA 或永久性回肠造口术。初步的次全结肠切除术也可以明确病理,排除克罗恩病。即使是对危重患者而言,次全结肠切除术也是一种相对安全的手术[15,16]。

溃疡性结肠炎的择期手术通常是全直肠结肠切除术,包括永久性回肠造口术或 IPAA。一般来说,IPAA 患者与永久性回肠造口术患者在整体生活质量上没有差异,因为两组患者都报告有显著改善生活质量。IPAA 给患者提供无吻合口的身体形象和保留肛门去粪路线[17]。IPAA 不但可切除溃疡性结肠炎靶器官,而且在末端回肠构建储袋并与肛管进行吻合,使患者术后的生活习惯和生活质量接近正常,是目前推荐的溃疡性结肠炎根治性手术方式[18]。IPAA 也有一些短期和长期的并发症。患者的选择和知情的决策对优化 IPAA 的结局至关重要。

采用开腹、腹腔镜、混合、机器人,甚至经肛门(经肛门全直肠系膜切除)的 IPAA 方法被证明是安全的。IPAA 通常分阶段进行:

(1)三期手术:第一次手术行结肠次全切除+回肠造口;第二次手术切除残余结直肠并构建储袋+转流性回肠造口;第三次手术行回肠造口还纳。适用于急性重度溃疡性结肠炎、术后并发症风险高或急性重度溃疡性结肠炎诊断不明确(炎症性肠病未定型或缺血性结肠炎时先行结肠次全切除术,待术后病理诊断明确并与患者充分沟通后再决定是否实施 IPAA)者。

(2)二期手术:是推荐的择期手术方式,第一次手术完成全结直肠切除+IPAA,并在储袋近端行转流性回肠造口,术后 8 周左右进行第二次手术,将造口还纳。

(3)一期手术:一次手术完成全结直肠切除+IPAA,无保护性造口,适用于经过严格筛选的一般状况良好、直肠炎症较轻、无手术并发症风险的患者。

Feinberg 等[19]倾向对所有因药物难治性疾病住院的患者及可能使用生物制剂或激素的门诊患者实施三期手术。当诊断不确定时,这种方法也可以提供额外的病理信息,然后再构建储袋,以优化患者的最终 IPAA。希望保持生育能力的年轻女性也可以采用三期手术。对于异型增生或恶性肿瘤的患者,通常采用二期手术。考虑到盆腔脓毒症对储袋功能的长期影响,不赞成在没有粪便分流的情况下建立 IPAA。如果在 IPAA 上没有不适当张力的情况下不能进行回肠分流环造口,在所有条件都有利的情况下,可以省略分流。

第四节 术后并发症和长期管理

一、术后并发症

溃疡性结肠炎是可通过手术治愈的,但可能存在短期(≤30 日)和长期(>30 日)并发症,需要监测和管理。

急性重度溃疡性结肠炎的急诊手术病死率为 5.3%～12.9%,并发症发生率为15%～65%。IPAA 术后短期并发症发生率高达 33%[20],短期并发症包括直肠残端开裂、出血、储袋漏、盆腔脓肿、吻合口狭窄和小肠梗阻等。高龄(>50 岁)、急诊手术及医生缺乏急诊手术经验是急性重度溃疡性结肠炎术后高病死率的独立风险因素。避免因无效的药物治疗延误手术时机是减少术后并发症和降低病死率的关键[18]。常见的长期并发症包括储袋炎、封套炎、吻合口溃疡、储袋漏、大便失禁、储袋易激综合征、性功能障碍和储袋克罗恩病、肠梗阻与狭窄等。术后肠梗阻和狭窄,可发生在多达 30%的患者中,储袋失败率高达 5%[21,22]。

储袋炎是回肠储袋的一种非特异性炎症,是 IPAA 术后最常遇到的问题[23,24]。高达 46% IPAA 患者将会有至少一次的储袋炎发作。储袋炎通常表现为发热、排便次数增加、解黏液或血便、排便急迫、大便失禁、下腹绞痛或不适。根据患者对抗生素的应答情况,可分为抗生素应答性储袋炎和抗生素难治性储袋炎(单一抗生素治疗 2～4 周失败)。储袋炎的一线治疗方案为甲硝唑、环丙沙星或利福昔明。2～4 周的环丙沙星(每日 1 000 mg)或甲硝唑(每日 20 mg/kg)可成功治疗大多数发作;一项小型试验表明环丙沙星可能比甲硝唑更有效。

10%～15%的患者可发展为慢性储袋炎(症状持续 4 周以上),并经常复发。慢性储袋炎患者最初接受 2～4 周疗程的环丙沙星和甲硝唑治疗。复发性储袋炎是指患者每年发作 2 次以上储袋炎。这些患者通常对抗生素治疗有应答,但停用抗生素后出现复发症状。这是抗生素依赖性储袋炎,需要长期的抗生素治疗来维持缓解[25]。重度或慢性难治性储袋炎需要使用 5-ASA 药物、局部激素、免疫调节剂或抗 TNF 制剂与其他生物制剂。

重度的抗生素难治性储袋炎是难以治疗的,可导致储袋丧失、储袋失败或储袋切除。对于难治性储袋炎患者,必须排除使用非甾体抗炎药、同时感染艰难梭状芽孢杆菌或巨细胞病毒和患克罗恩病[25]。已经证明益生菌可以预防储袋炎发作并维持缓解,特别是对储袋炎复发和抗生素依赖性储袋炎有效[26,27]。益生菌预防储袋炎复发并维持缓解的治疗机制尚不清楚,有待进一步研究。

在回肠和肛管之间的吻合处,患者可能有直肠残余组织,称为直肠袖封套。这个区域可能会发生炎症,称为封套炎。封套炎通常会出血,可以用 5－ASA 栓剂治疗。

与 IPAA 相关的一个共同担忧是生育率下降和性功能障碍增加。与开放手术相比,腹腔镜下 IPAA 恢复性直肠结肠切除术(laparoscopic restorative proctocolectomy with IPAA)的妊娠率明显更高,与阑尾切除术的对照组相比,不孕率也相似。IPAA 术后,多达 25%的男性可能会经历勃起功能障碍或逆行射精,但由于活动期溃疡性结肠炎对性行为的负面影响,术后对性生活的满意度可能影响较小,甚至可能有所改善[28]。

二、术后长期管理

溃疡性结肠炎患者术后残留的直肠炎和封套炎需要药物治疗维持缓解。由于残留直肠黏膜有癌变的风险,需要定期行内镜监测[18]。

IPAA 术后 1 年内出现的储袋炎需要与储袋相关外科并发症(如慢性窦道、盆腔脓肿、储袋机械并发症)相鉴别,还要与储袋克罗恩病、封套炎、储袋易激综合征、储袋前末端回肠炎等相鉴别[18]。

储袋炎患者艰难梭状芽孢杆菌感染发生率高,推荐常规进行检测。储袋术后癌变率为 1.2%～1.8%,风险因素包括慢性储袋炎或封套炎、储袋活检提示黏膜萎缩和固有层明显炎症、一级亲属患结直肠癌或原发性硬化性胆管炎等[18]。

储袋镜检查可以每年行 1 次,根据检查结果再决定储袋镜检查频次;也可以根据癌变风险因素进行风险分层,安排储袋镜检查及活检方案:① 无风险因素,溃疡性结肠炎病程 10 年以上,每 1～3 年 1 次;② 有风险因素者,每 1～2 年 1 次;③ 术前有结直肠癌病史,每年 1 次[18]。

参 考 文 献

[1] Frolkis A D, Dykeman J, Negron M E, et al. Risk of surgery for inflammatory bowel diseases has decreased over time: a systematic review and Meta-analysis of population-based studies[J]. Gastroenterology, 2013, 145(5): 996－1006.

[2] Kaplan G G, Seow C H, Ghosh S, et al. Decreasing colectomy rates for ulcerative colitis: apopulation-based time trend study[J]. Am J Gastroenterol, 2012, 107(12): 1879－1887.

[3] Narula N, Marshall J K, Colombel J F, et al. Systematic review and meta-analysis: infliximab or cyclosporine as rescue therapy in patients with severe ulcerative colitis refractory to steroids[J]. Am J Gastroenterol, 2016, 111(4): 477－491.

[4] Monstad I, Hovde O, Solberg I C, et al. Clinical course and prognosis in ulcerative colitis: results from population-based and observational studies[J]. Ann Gastroenterol, 2014, 27(2): 95－104.

[5] Solberg I C, Lygren I, Jahnsen J, et al. Clinical course during the first 10 years of ulcerative colitis: results from a population-based inception cohort (IBSEN study)[J]. Scand J Gastroenterol, 2009, 44(4): 431－440.

［6］Ananthakrishnan A N, Issa M, Beaulieu D B, et al. History of medical hospitalization predicts future need for colectomy in patients with ulcerative colitis［J］. Inflamm Bowel Dis, 2009, 15(2): 176 - 181.

［7］Kornbluth A, Sachar D B, Practice Parameters Committee of the American College of Gastroenterology. Ulcerative colitis practice guidelines in adults: American College of Gastroenterology, Practice Parameters Committee［J］. Am J Gastroenterol, 2010, 105 (3): 501 - 523.

［8］Goldstone R N, Steinhagen R M. Abdominal emergencies in inflammatory bowel disease［J］. Surg Clin North Am, 2019, 99(6): 1141 - 1150.

［9］Randall J, Singh B, Warren B F, et al. Delayed surgery for acute severe colitis is associated with increased risk of postoperative complications［J］. Br J Surg, 2010, 97 (3): 404 - 409.

［10］Lamb C A, Kennedy N A, Raine T, et al. British Society of Gastroenterology consensus guidelines on the management of inflammatory bowel disease in adults ［J］. Gut, 2019, 68(Suppl 3): s1 - s106.

［11］Burden S, Todd C, Hill J, et al. Pre-operative nutrition support in patients undergoing gastrointestinal surgery［J］. Cochrane Database Syst Rev, 2012, 11: CD008879.

［12］Forbes A, Escher J, Hébuterne X, et al. ESPEN guideline: clinical nutrition in inflammatory bowel disease［J］. Clin Nutr, 2017, 36(2): 321 - 347.

［13］Weimann A, Braga M, Carli F, et al. ESPEN guideline: clinical nutrition in surgery ［J］. Clin Nutr, 2017, 36(3): 623 - 650.

［14］Selvasekar C R, Cima R R, Larson D W, et al. Effect of infliximab on short-term complications in patients undergoing operation for chronic ulcerative colitis［J］. J Am Coll Surg, 2007, 204(5): 956 - 962.

［15］Hyman N H, Cataldo P, Osler T. Urgent subtotal colectomy for severe inflammatory bowel disease［J］. Dis Colon Rectum, 2005, 48(1): 70 - 73.

［16］Magro F, Gionchetti P, Eliakim R, et al. Third European evidence-based consensus on diagnosis and management of ulcerative colitis. Part 1: Definitions, diagnosis, extra-intestinal manifestations, pregnancy, cancer surveillance, surgery, and ileo-anal pouch disorders［J］. J Crohns Colitis, 2017, 11(6): 649 - 670.

［17］Richards D M, Hughes S A, Irving M H, et al. Patient quality of life after successful restorative proctocolectomy is normal［J］. Colorectal Dis, 2001, 3(4): 223 - 226.

［18］中华医学会消化病学分会炎症性肠病学组. 炎症性肠病外科治疗专家共识［J］. 中华炎性肠病杂志(中英文),2020,4(3): 180 - 199.

［19］Feinberg A E, Valente M A. Elective Abdominal surgery for inflammatory bowel disease［J］. Surg Clin North Am, 2019, 99(6): 1123 - 1140.

［20］Fazio V W, Kiran R P, Remzi F H, et al. Ileal pouch anal anastomosis: analysis of outcome and quality of life in 3707 patients［J］. Ann Surg, 2013, 257(4): 679 - 685.

［21］ Øresland T, Bemelman W A, Sampietro G M, et al. European evidence based consensus on surgery for ulcerative colitis［J］. J Crohns Colitis, 2015, 9（1）: 4－25.

［22］ Burns E M, Bottle A, Aylin P, et al. Volume analysis of outcome following restorative proctocolectomy［J］. Br J Surg, 2011, 98（3）: 408－417.

［23］ Biancone L, Michetti P, Travis S, et al. European evidence-based consensus on the management of ulcerative colitis: special situations［J］. J Crohns Colitis, 2008, 2（1）: 63－92.

［24］ Ungaro R, Mehandru S, Allen P B, et al. Ulcerative colitis［J］. Lancet, 2017, 389（10080）: 1756－1770.

［25］ Shen B, Lashner B A. Pouchitis: a spectrum of diseases［J］. Curr Gastroenterol Rep, 2005, 7（5）: 404－411.

［26］ Gionchetti P, Rizzello F, Venturi A, et al. Oral bacteriotherapy as maintenance treatment in patients with chronic pouchitis: a double-blind, placebo-controlled trial［J］. Gastroenterology, 2000, 119（2）: 305－309.

［27］ Mimura T, Rizzello F, Helwig U, et al. Once daily high dose probiotic therapy（VSL #3）for maintaining remission in recurrent or refractory pouchitis［J］. Gut, 2004, 53（1）: 108－114.

［28］ Kani H T, Shen B. Male issues of the ileal pouch［J］. Inflamm Bowel Dis, 2015, 21（3）: 716－722.

第八章 溃疡性结肠炎并发症和肠外表现的治疗

溃疡性结肠炎常出现并发症如机会性感染、贫血、疲劳、焦虑和抑郁、疼痛、功能性肠道症状与睡眠问题等，以及肠外表现（包括皮肤表现、骨关节表现、眼部表现和肝胆管疾病等）。肠外表现加重患者的病情，影响生活质量，需要及时诊断和治疗。

第一节 溃疡性结肠炎并发症的治疗

一、机会性感染

机会性感染（opportunistic infection，OI）是指在正常情况下由致病性有限的微生物引起的加重感染。机会性感染的发病诱因可以是外在的（药物治疗、暴露），也可以是内在的（年龄、共病、营养不良）[1]。溃疡性结肠炎患者本身并没有免疫缺陷，但可能由于药物治疗改变了免疫应答。年龄大是溃疡性结肠炎并发机会性感染的独立危险因素。激素、免疫调节剂和抗 TNF 制剂都会增加机会性感染的风险[2-4]。

（一）乙型肝炎病毒感染

所有炎症性肠病患者都必须进行乙型肝炎病毒（hepatits B virus，HBV）感染（HBsAg、HBsAb、HBcAb）检测，以评估感染或疫苗接种状况。对于有 HBV 感染证据的患者，也应评估 HBeAg、HBeAb 和 HBV DNA。

对于大多数未接种过疫苗的炎症性肠病患者，特别是使用免疫抑制剂治疗的患者，标准的疫苗接种（0、1、6 个月单次注射 rHBAg 20 μg）无法获得血清保护。在 0、1、2 个月加速注射双倍剂量疫苗，在没有达到充分反应的情况下，再次接种（0、1、2 个月）双倍剂量疫苗，已证明比标准疗程更好（60%~70%疗效）。应在最后一次接种疫苗后 1~2 个月评估血清学反应。由于许多患者在成功接种疫苗后仍可能失去血清保护（18%/患者年），如果计划抗 TNF 治疗，建议达到 HBsAb>100 IU/L 水平，才有充分的血清保护作用。在乙型肝炎中度和高度流行的地区，建议每年或每 2 年检查 HBsAb[1]。

慢性 HBV 感染（HBsAg⁺）的炎症性肠病患者需要治疗用药以预防血清阳性的再激活。对于 HBsAg⁺患者，建议使用核苷酸/核苷类似物进行预防性抗病毒治疗。最好在使用免疫抑制药物（激素、免疫调节剂和生物制剂等）前 2 周开始进行抗病毒治疗。停用免疫抑制剂后，建议持续抗病毒治疗 12 个月。根据 HBV 治疗的具体指南，HBV DNA 基线水平（>2 000 IU/mL）较高的患者应继续抗病毒治疗，直到患者结束免疫抑制剂治疗。一系列病例和研究队列表明，核苷酸/核苷类似物在免疫抑制剂治疗炎症性肠病患者中是安全有效的。恩替卡韦和替诺福韦起效快，抗病毒效力高，耐药率低，是炎症性肠病患者的首选抗病毒药物。对炎症性肠病患者，快速控制 HBV 感染是必要的，否则可能延迟免疫抑制剂的使用。此外，若需要长期免疫抑制，就需要具有高遗传屏障和极低耐药性发生率的抗病毒治疗。最好避免使用聚乙二醇干扰素,原因有二:第一,聚乙二醇干扰素可能会加重克罗恩病,但不会加重溃疡性结肠炎;第二,聚乙二醇干扰素可能会引起额外的骨髓抑制[1]。

(二)艰难梭状芽孢杆菌感染

艰难梭状芽孢杆菌感染使相当比例的溃疡性结肠炎患者病情复杂化,并与需要住院、手术甚至死亡的风险增加相关[5,6]。在新诊断或复发的炎症性肠病患者中,艰难梭状芽孢杆菌感染的患病率为5%~47%。溃疡性结肠炎合并艰难梭状芽孢杆菌感染有更坏的结局,包括死亡率更高[7,8]。在非炎症性肠病患者群中,万古霉素对轻度艰难梭状芽孢杆菌感染的疗效与甲硝唑相当,但对严重疾病有较好的疗效。在合并艰难梭状芽孢杆菌感染的情况下,对于急性重度溃疡性结肠炎,没有必要停用激素;是否继续使用免疫调节剂治疗,取决于患者个人情况;必须慎重选择使用英夫利西单抗或钙调神经磷酸酶抑制剂进行拯救治疗。

(三)巨细胞病毒感染

巨细胞病毒可通过HE染色、免疫组化和(或)组织PCR诊断[9]。在Mayo诊所的一项回顾性病例对照研究中,巨细胞病毒感染的风险与顽固性疾病、使用免疫调节剂治疗及年龄在30岁以上是独立相关的[10]。其他研究表明巨细胞病毒与使用激素、激素难治性溃疡性结肠炎相关。治疗巨细胞病毒感染的药物有更昔洛韦和膦甲酸钠等。

(四)结核病

在开始抗TNF或其他生物疗法之前,筛查活动性或潜伏性结核病是必要的。由于免疫抑制治疗,结核菌素皮肤试验可能出现假阴性结果,因此应使用干扰素释放试验。确诊结核病,应给予规范抗结核治疗。

二、贫血

贫血[血红蛋白(男性)<130 g/L,(女性)<120 g/L]在溃疡性结肠炎患者中很常见,在所有患者中占21%,这可能会影响患者的生活质量。溃疡性结肠炎患者贫血的发病机制尚不明确,目前认为以下因素可能参与贫血的发生[11]:胃肠道失血、血清铁平衡失调、维生素B_{12}和叶酸缺乏、慢性病、药物影响、溶血等。其中缺铁性贫血(iron deficiency anemia, IDA)和慢性病贫血(anemia of chronic disease, ACD)最为常见[12]。研究表明,慢性失血、慢性炎症、营养不良、溶血和骨髓抑制药物都可造成缺铁性贫血[13]。几乎所有溃疡性结肠炎贫血患者均有不同程度的铁缺乏。慢性病贫血特点为血清铁、总铁结合力降低,储存铁指标如血清铁蛋白、单核巨噬细胞系统等增高。其主要发病机制为铁代谢紊乱导致血清铁水平降低、骨髓红系应答减少及红细胞寿命缩短。有研究认为炎症性肠病患者肠道内产生的炎性递质不仅能加重肠道炎症,也可通过抑制红系造血祖细胞集落生成、减少细胞内铁蛋白浓度、抑制促红细胞生成素的产生等机制来影响骨髓造血干细胞的功能[14]。

应该在最初诊断时进行贫血评估。对于有明确的贫血病例,应从评估平均红细胞体积开始进一步检查。小细胞贫血通常是炎症性肠病中最常见的贫血类型,通常提示缺铁性贫血。大细胞贫血可能提示维生素B_{12}或叶酸缺乏,在硫嘌呤类药物治疗中也很常见,而正常细胞贫血可能提示慢性疾病贫血。缺铁性贫血和慢性疾病贫血或小细胞与大细胞贫血的混合图像之间的区别是重要的,因为治疗方法是不同的。

缺铁的诊断标准取决于炎症的程度。患者没有临床、内镜或生物化学活动性疾病的证据,当血清铁蛋白<30 μg/L 时可以确诊。存在炎症时,血清铁蛋白 100 μg/L 与缺铁可能仍然是兼容的。这提示缺铁性贫血的其他标志物:红细胞平均体积较小、红细胞分布宽度增大、血片上的小细胞低色素性铅笔状红细胞、血清铁含量低、总铁结合能力增高、转铁蛋白饱和度<16%。当缺铁性贫血存在时,建议所有溃疡性结肠炎患者都补充铁剂。口服铁剂常发生胃肠道不良反应,包括恶心、呕吐、腹胀、腹泻、胃脘疼痛和肠道铁质沉着症等,而且口服铁剂也可能加重肠道炎症。若患者无法耐受口服铁剂,或严重贫血,且溃疡性结肠炎处于活动期,可选择静脉补铁[15,16]。

三、疲劳

疲劳是炎症性肠病患者常见和持续性的症状[17]。疲劳被描述为一种在身体上和精神上不愉快的、痛苦的和持续的疲倦、软弱无力或衰竭。疲劳是主观的、可变的和多因素的个人体验。炎症性肠病患者描述一系列的症状,包括疲倦、嗜睡和精力缺乏,且这些症状并不随着休息而减轻。疲劳影响健康相关生活质量。据报道,疲劳分别出现在 44%~86%、22%~48% 的活动期和缓解期炎症性肠病患者[18,19],均显著高于健康人群。发生疲劳的因素包括疾病活动度、症状的严重程度、病程、性别、心理和生活方式,还包括缺铁性贫血、疼痛、睡眠障碍、乙醇滥用和药物(如激素、免疫抑制剂等)。肌肉疲劳与维生素 D 和镁缺乏有关。

评估疲劳最常用的有简明疲劳量表(brief fatigue inventory, BFI)[20]、多因素疲劳量表(multifactorial fatigue inventory, MFI)[21]、慢性疾病治疗疲劳功能评估(functional assessment of chronic illness therapy-fatigue, FACIT – F)[22]、疲劳问卷(fatigue questionnaire, FQ)[23]等。但这些问卷都不是专为炎症性肠病患者编制的。

Aluzaite 等[24]研究发现,根据所使用的简明疲劳量表和多因素疲劳量表,113 例炎症性肠病的中度至重度疲劳发生率在缓解期较高(39.5%~44.2%),但活动性疾病中明显更高(80.0%~82.9%)(P<0.001)。值得注意的是,虽然在缓解期疾病中重度疲劳的发生率低于活动期疾病,但仍然存在中度疲劳得分。在大多数疲劳维度上,疾病活动状态与较高的疲劳水平密切相关。多因素疲劳量表显示出活动期和缓解期患者不同类型的疲劳,并揭示精神疲劳是重要的组成部分。体力活动水平和坐着的时间对疲劳的心理方面有显著影响,这表明锻炼可能是缓解疲劳的有效方法。还发现疲劳和疾病持续时间之间存在很强的负相关,患病时间较长的患者的全身疲劳程度较低。年长者的精神疲劳程度明显降低。在疲劳维度上,女性的疲劳程度更高。缺铁与疲劳程度无关。

治疗疲劳需要纠正贫血,改善营养状态和定期锻炼。抗 TNF 制剂治疗(如英夫利西单抗或阿达木单抗治疗)已被证明可减轻炎症性肠病疲劳症状。

四、焦虑和抑郁

炎症性肠病越来越被认为是一种脑-肠轴的疾病[25]。焦虑和抑郁在炎症性肠病中很常见,并且与较差的结局相关,包括需要住院治疗[17,26]。因此,需要对炎症性肠病患者进行抑郁和焦虑筛查[27]。大约28%缓解期和66%发作期炎症性肠病患者报告有焦虑症状。20%缓解期和35%发作期患者报告有抑郁症状[28]。2018年的一项前瞻性研究[29]证明了炎症性肠病中的双向通信。在这项观察性研究中,在基线时没有焦虑的炎症性肠病患者,复燃后焦虑风险增加了近6倍。另外,在基线时缓解期炎症性肠病伴焦虑患者未来复燃的风险增加了2倍,需要激素或治疗升级。

抗炎药物可能具有抗抑郁和抗焦虑的特性。接受免疫抑制治疗(特别是英夫利西单抗和维得利珠单抗)的炎症性肠病患者焦虑和抑郁症状有所改善[30-32],但抑郁也与英夫利西单抗未能取得缓解效果有关[33]。因此,抗抑郁和抗焦虑治疗可能在消除炎症中占有一席之地,抗抑郁药具有辅助治疗炎症性肠病作用。

抗抑郁药,现在称为中枢神经调节剂,因为这些药物在治疗胃肠疾病方面的作用超过了对精神疾病的影响。所谓的单胺假说(monoamine hypothesis)将抑郁和焦虑定义为大脑回路中缺乏神经元释放的单胺类神经递质如5-羟色胺、去甲肾上腺素和多巴胺[34,35]。在神经传递之后,突触前转运体促进5-羟色胺、去甲肾上腺素和多巴胺的再摄取,使它们重新被利用。如果转运蛋白被抑制,神经元外的单胺神经递质水平就会增加。抗抑郁药通过阻断这些单胺类物质的转运体,将神经递质保留在突触间隙,并下调其突触后受体使其脱敏,从而促进这些单胺类物质的突触活动[36,37]。5-羟色胺、去甲肾上腺素和多巴胺的增加,可以改善焦虑和抑郁的症状,但也会导致一些副作用,如躁动、焦虑、失眠、性功能减退、恶心和呕吐。

另一种理论认为,炎症机制可能在抑郁症的病因学中发挥作用,血浆中TNF、IL-1和IL-6等促炎细胞因子的水平可以预测抑郁症的发病[38]。同样,据报道,广泛性焦虑障碍患者的血清CRP、γ干扰素和TNF水平升高[39]。进一步假设抗抑郁药可能通过免疫调节途径,即降低促炎细胞因子如TNF、IL-6、IL-1β和IL-10的水平来治疗精神疾病[40-44]。

在西方国家,10%~30%的炎症性肠病患者服用抗抑郁药[45,46]。据报道有3个炎症性肠病抗抑郁药的安慰剂对照试验[47-49]。与安慰剂相比,用药12个月后,非经典抗抑郁药噻奈普汀(tianeptine)减轻了60例炎症性肠病患者的焦虑和抑郁症状,并降低了疾病活动指数[47]。与安慰剂相比,度洛西汀(duloxetine)降低了44例患者的焦虑和抑郁评分,改善了生活质量,降低了临床疾病活动指数[48]。与安慰剂相比,氟西汀(fluoxetine)治疗26例患者6个月时对焦虑、抑郁、生活质量或临床疾病活动指数没有影响,但对免疫功能有一些影响,表现为在6个月时效应记忆T辅助细胞比例增加,以及效应记忆T细胞毒性细胞比例减少[49]。系统综述[50-53]和叙事综述[54]都指出抗抑郁药对炎症性肠病患者幸福感的有益影响,但也强调这是有限的、低质量的证据,并认为抗抑郁药影响炎症性肠病活动的疗效尚不能确定。抗抑郁药在功能性胃肠病中的作用机制、风险和益处见表8-1。

表 8-1 抗抑郁药在功能性胃肠病中的作用机制、风险和益处[26]

药物类型	作用机制	一般风险	对胃肠患者群的风险	对胃肠患者群的益处
三环类抗抑郁药	抑制 5-羟色胺和去甲肾上腺素的摄取	服用过量出现口干、嗜睡、失眠、噩梦、烦躁、视物模糊、头晕、直立性低血压、心律不齐、昏迷和癫痫	便秘,体重增加	减缓胃肠道传输(由于抗胆碱能作用对腹泻患者有用);增加食欲和体重(对早饱和体重减轻的人有用);减少直肠高敏感;减轻疼痛
选择性 5-羟色胺再吸收抑制剂	抑制 5-羟色胺摄取;抑制多巴胺再摄取(舍曲林)	躁动、失眠、盗汗、头痛、性功能障碍和可能的心脏毒性	腹泻,恶心,体重减轻	改善焦虑和抑郁症状;增强胃肠动力(对便秘者有益);增加其他药物(如三环类抗抑郁药)的止痛效果
5-羟色胺和去甲肾上腺素再摄取抑制剂	抑制 5-羟色胺和去甲肾上腺素的摄取	口干、心悸、出汗、睡眠障碍、头晕、视物模糊、舒张压升高及可能的心脏毒性	恶心,便秘	减轻疼痛;减缓胃肠道传输(由于抗胆碱能作用对腹泻患者有用)
其他药物(米氮平)	5-羟色胺 3 受体拮抗剂	镇静、头痛、口干	便秘,食欲增加和体重增加	抗恶心特性;促进体重增加;改善睡眠;改善焦虑症状;减少腹泻;减轻疼痛

五、疼痛

疼痛是炎症性肠病的常见症状,可能存在于有或无临床疾病活动证据的患者中。近 40% 的炎症性肠病患者持续疼痛[55],15% 服用阿片类药物[46],70% 的住院患者接受麻醉药[56]。70% 的炎症性肠病患者报告疼痛,其原因是疾病深入神经层、梗阻、造瘘或感染[57]。在剧烈疼痛时,肠壁的感觉传入神经通过脊髓后角向中枢神经系统发送信号[58]。考虑到炎症性肠病炎症的反复发作,部分患者形成内脏高敏感[59],在缓解期也经历慢性疼痛。这种情况在炎症性肠病中的肠易激综合征特别明显,疼痛与炎症引起的外周敏化有关[60]。重要的是,胃肠道疾病活动并不是炎症性肠病疼痛的准确预测指标。一些重度炎症性肠病活动患者报告疼痛很少,而另一些在使用生物制剂的患者,很少或几乎没有活动性疾病,仍报告有实质性疼痛[61]。因此,疼痛可能是生物心理社会因素造成的,而不只是炎症的严重程度所致[62]。如前所述,在这种情况下的核心问题是内脏和中枢敏化[63],即使患者处于缓解期,仍可能因为炎症性肠病炎症的变化导致敏化[61]。

放松训练可以改善溃疡性结肠炎患者的慢性疼痛。阿片类药物具有镇痛和抗运动作用,在炎症性肠病患者中使用较多。研究表明,阿片类药物与中毒性巨结肠的形成有关。抗抑郁药可能减少与炎症性肠病相关的慢性疼痛,从而减少阿片类药物依赖。

六、功能性肠道症状

高达 40% 的炎症性肠病患者同时存在肠易激综合征症状,称为炎症性肠病中的肠易激综合征[64-66]。即使在组织学缓解的患者中,也有多达 25% 的患者符合肠易激综合征的诊断标准[67]。

抗抑郁药可以治疗炎症性肠病患者的功能性肠道症状[26]。一项对 158 例肠道炎症得到控制的炎症性肠病患者的观察性研究显示,经三环类抗抑郁药治疗后,炎症性肠病患者残留的胃肠道症状有所改善[68]。此外,慢性腹泻在缓解期的炎症性肠病中很常见,使用三环类抗抑郁药有减缓结肠运输的作用。因此,抗抑郁药可以解决这些并存的胃肠症状。

肠内气体可以溶解在肠内的液体中,也可以以气体的形式保留在顶空气体层中。气体可能通过吞咽进入肠道,氧气(O_2)(唯一的)和氮气(N_2)(大部分)来自吞下的空气(少量 N_2 是通过结肠中蛋白质的微生物反硝化作用产生的)。由于 N_2 在通过肠道的过程中没有被吸收或代谢,它的水平在整个胃肠道中保持相对稳定。相反,随着肠腔内微生物数量的增加,O_2 浓度逐步降低,肠道在其整个长度内变得越来越缺氧。因此,结肠中的 O_2 浓度非常低。胃和小肠中的二氧化碳(CO_2)部分是通过化学反应产生的,部分是吞食的呼吸道的 CO_2。在小肠近端,由胰腺分泌的碳酸氢盐与十二指肠食糜中的盐酸(HCl)发生化学反应,使肠腔内的 pH 从酸性(大约 3)提高到接近中性(大约 7.4),并产生 CO_2。另外,肠内气体也可能通过内部化学反应或细菌发酵产生,包括氢气(H_2)、甲烷(CH_4)和 CO_2,以及多种微量气体如硫化氢(H_2S)、一氧化氮(NO)和含硫化合物等[69]。

胃肠道气体通常被认为是引起多种胃肠道症状的原因[69]。过度的嗳气可能是由于空气被不自主地吸进食管或由于吞咽的空气与进食气体饮料而引起。肛门排气过度是饮食中含有大量难以消化、高度可发酵的碳水化合物引起的症状之一。健康人和肠易激综合征患者服用乳果糖(一种难以消化的双糖)后结肠产生大量气体(在呼吸中的 H_2 水平显著增加),并表现为腹部膨胀。腹胀是一种自我感觉,是内脏敏感性改变的表现,无论是否伴有腹痛,通常与过多的气体产生无关,部分患者可能与通过肠蠕动推进将气体从管腔清除的能力下降有关。这些功能性胃肠道症状,可以通过调整饮食、使用促胃肠动力剂和益生菌等治疗。

七、睡眠问题

炎症性肠病患者睡眠问题日益严重,主要表现在睡眠时间缩短和睡眠质量下降[70]。研究表明,昼夜节律紊乱与炎症性肠病复燃风险增加有关[71],可能作为疾病活动的一个标志。大量研究表明,睡眠障碍刺激免疫细胞附集于血管壁,诱导炎症介质的产生,进一步会引发炎症反应,从而抑制快速眼动睡眠。此外,在睡眠剥夺的情况下,促炎细胞因子 IL-1、TNF-α 和干扰素水平都升高。炎症性肠病及其复燃的一个重要的病理生理危险因素与生物钟基因对上皮完整性的影响有关。已经证明,昼夜节律紊乱会下调紧密连接,从而改变肠道通透性,加剧免疫反应。

抗抑郁药可能通过改善睡眠质量而对炎症性肠病有益[26]。虽然没有证据表明抗抑郁药可以改善炎症性肠病中患者的睡眠,但在治疗普通人群的失眠时,抗抑郁药在治疗睡眠困难方面的作用已经得到了很好的证实[72]。但迄今关于各种药物治疗失眠症的疗效的证据并不充分。一项 Cochrane 的综述[73]显示,抗抑郁药、针灸、音乐和体育锻炼都对失眠患者有一定的益处。认知和行为疗法对睡眠问题也有效[74,75]。然而,所有这些治疗的证据质量都比较低(从非常低到中等),还需要进一步的研究。

第二节　溃疡性结肠炎肠外表现的治疗

国内多中心研究显示,溃疡性结肠炎有肠外表现的患者占 7.1%~20.9%。肠外表现的发病机制尚不清楚。ECCO 举办的第六届关于炎症性肠病的肠外表现发病机制的科学研讨会,有来自 10 个欧洲国家和美国的 15 名 ECCO 成员和 6 名其他学科专家(风湿病、皮肤病、眼科学、免疫学)参加,为了给科学论述提供一个参考框架,专家小组建议对肠外表现的构成进行以下机械定义(mechanistic definition):炎症性肠病患者肠外炎症病理,其发病机制既是依赖于源自肠道免疫反应的扩展/易位,也是延续炎症性肠病的独立炎症事件,或与炎症性肠病分享共同的环境及遗传易感性[76]。

肠外表现潜在的多种免疫机制尚不清楚。目前存在两种截然不同的理论,它们机械地联系肠道炎症和其他部位炎症。其一,肠外表现起源于从肠道向非肠道部位扩展的抗原特异性免疫反应。其二,肠外表现是独立的炎症事件,由炎症性肠病的存在和宿主共享的遗传或环境危险因素引发并延续。这些机制并不互斥,可能在不同的肠外表现中起作用[76]。

就临床过程而言,肠外表现如周围性关节炎、口腔溃疡、结节性红斑和巩膜外层炎,与炎症性肠病病情活动短暂相关;而其他如中轴性关节病、坏疽性脓皮病、原发性硬化性胆管炎和葡萄膜炎,有自己独立的疾病过程。

在炎症性肠病患者中,肠外表现病变治疗的负担很高,其中部分患者的肠外表现在治疗肠道炎症时出现应答;而另一些患者则需要针对肠外表现进行特殊治疗,可能是因为这些肠外表现是不依赖于潜在的肠道炎症而独立存在的疾病过程。

一、皮肤表现

(一)结节性红斑

结节性红斑是一种脂膜炎,出现在四肢伸肌面,胫前区是最常见的受累区域,有时也可累及躯干或上肢。其典型表现为隆起、变软、红色或紫色皮下结节(直径 1~5 cm),呈对称分布[77]。结节性红斑在肠道疾病活动复燃时常见,多见于女性,常伴有其他全身症状,包括关节痛和疲劳。在非典型病例中,皮肤活检有助于诊断。结节性红斑与疾病活动密切相关,治疗基于溃疡性结肠炎,通常需要系统使用激素。在耐药或复发病例中,可使用免疫调节剂或抗 TNF 制剂[78-80]。

(二)坏疽性脓皮病

坏疽性脓皮病的特征是外观呈皮肤脓包,迅速变成深孔溃疡,边缘呈紫色,直径 2~20 cm。本病可以发生在身体的任何地方,好发于胫骨和术后造口附近。最初表现为单个或多个红斑丘疹与脓包,但后续真皮坏死可发展为深凿的慢性溃疡。坏疽性脓皮病的组织病理学表现为非特异性,是根据病灶的特征性表现,排除其他可能的皮肤病后做出诊断的。

坏疽性脓皮病与疾病活动的相关性存在争议,可以与疾病活动相关,也可以是独立的。经过治疗后,大约 1/4 的病例会再发,通常发生在与初始病灶相同的部位。

激素[局部和(或)全身]是一线治疗药物,英夫利西单抗治疗有效[81,82],阿达木单抗也有成功的病例报道。如果不能对激素产生快速应答,应该考虑使用抗 TNF 制剂治疗。另一种选择是口服或局部使用钙调神经磷酸酶抑制剂,但在处方之前需要参考皮肤科医生的建议[80,83]。

二、骨关节表现

(一) 关节炎

关节受累是溃疡性结肠炎中第二常见的肠外表现,约占所有患者的 20%[84]。根据主要症状,关节炎可分为中轴性关节炎和周围性关节炎。根据累及关节的分布和自然史,周围性关节炎又分为Ⅰ型周围性关节炎和Ⅱ型周围性关节炎。Ⅰ型周围性关节炎为少关节型,关节疼痛伴肿胀或积液,常不对称,影响小于 5 个大关节,主要为下肢的主要负重关节部位。这种关节炎是急性的,具有自限性,且与肠道疾病活动有关,不会造成永久性关节损伤。Ⅱ型周围性关节炎是一种对称性多关节关节炎,通常影响 5 个以上的小关节,主要影响上肢关节。这种关节炎与溃疡性结肠炎活动无关,症状可持续数月至数年,不会造成骨侵蚀或畸形。

关节病变的鉴别诊断是关节痛、激素诱导的骨坏死和英夫利西单抗诱导的狼疮样综合征。关节痛是一种无炎症的关节疼痛,在炎症性肠病中很常见,可能是属于嘌呤类药物治疗的初始不良反应,也可能是因激素停用所致。

中轴性关节炎包括骶髂关节炎和强直性脊柱炎。中轴性关节炎的诊断是基于骶髂关节炎的影像学表现的,并伴有炎症性腰痛症状。值得注意的是,在 15%~27% 的炎症性肠病患者中可以观察到骶髂关节炎的放射学表现,而进行性强直性脊柱炎合并韧带骨赘只发生在 3%~10% 的患者中。强直性脊柱炎的诊断是根据修改后的 Rome 标准做出来的。MRI 检查是当前的黄金标准,因为它可以在骨病损发生前显示炎症,并在普通放射学检查中显示出来[80,85,86]。炎症性肠病患者 HLA - B27 阳性提示发生强直性脊柱炎的风险更高。然而,由于在特发性强直性脊柱炎患者中 HLA - B27 阳性率相当低,所以不能作为诊断标志物。强直性脊柱炎通常是一种进展性疾病,直接影响患者的生活质量。

溃疡性结肠炎相关关节炎的治疗目标是减少炎症、减轻疼痛和预防残疾。对于Ⅰ型周围性关节炎,患者可受益于柳氮磺吡啶、休息和物理治疗。Ⅱ型周围性关节炎患者通常需要使用非甾体抗炎药或系统激素来控制症状。虽然炎症性肠病患者应避免长期使用非甾体抗炎药,但短期使用有良好的耐受性。中轴性关节炎的治疗,应与风湿病专家共同商讨决定,柳氮磺吡啶、甲氨蝶呤和硫唑嘌呤对中轴性关节炎的治疗效果有限[80,87]。

对非甾体抗炎药不耐受、无应答或应答不良的患者,推荐使用抗 TNF 制剂。现在已经明确英夫利西单抗、阿达木单抗和格利单抗在关节病中的有效性和安全性[80,88,89]。

(二) 骨代谢疾病

骨质疏松症会增加骨折的风险,并导致严重的并发症,尤其是股骨(髋)、脊椎和腕部的骨折,甚至会导致死亡(与髋骨折有关)。年轻时未能达到骨量峰值,成年时骨质流失加速,都与晚年骨折风险增加有关。炎症性肠病相关骨质疏松症的病理生理学是多因素的,已知的危险因素包括激素治疗、慢性炎症的全身效应、钙和维生素 D 缺乏及营养不良[90-92]。骨质疏松症的诊断是基于骨密度测量(双能 X 线吸收测定法,T 评分<-2.5),所有持续活动期溃疡性结肠炎患者,尤其是反复暴露于激素或病程较长的患者,均应进行骨密度检测。如果 T 评分<-1,推荐补充钙[500～1 000 mg/d]和维生素 D[800～1 000 IU/d][93]。接受系统的激素治疗的患者应接受预防性的钙和维生素 D 治疗。绝经后的妇女或有自发性骨折病史的妇女,应定期服用双膦酸盐或其他药物以防止进一步的骨质流失[93]。

三、眼部表现

溃疡性结肠炎最常见的眼部表现是巩膜外层炎和前葡萄膜炎。巩膜炎和中/后葡萄膜炎虽极为罕见(≤1%),但如果诊断和治疗不及时,其进展可能导致永久性视力损害。巩膜外层炎一般与肠道炎症活动平行,通常无痛,以巩膜和结膜充血为特征,偶有瘙痒和烧灼感。与巩膜炎的鉴别点在于轻微的疼痛(由结膜和巩膜充血引起)和无视觉变化。但若出现畏光、视力障碍和中度至重度疼痛,应立即转入眼科。巩膜外层炎可以是自限性的,通常对局部激素和非甾体抗炎药有应答,可与溃疡性结肠炎基础治疗同时使用[94]。

葡萄膜炎的进展与溃疡性结肠炎活动无关,有时也先于其发病。溃疡性结肠炎相关葡萄膜炎常为双侧,起病隐匿,持续时间长。葡萄膜炎比较少见,但有更严重的症状,如视物模糊、眼痛、畏光和头痛。如果不加以处理,可能会导致永久性失明,因此应立即将这些患者转诊于有经验的眼科医生。治疗通常包括局部或系统激素与非甾体抗炎药[94],已有报道显示免疫调节剂和抗 TNF 制剂治疗在耐药病例中有效[93]。

四、肝胆管疾病

在溃疡性结肠炎中,原发性硬化性胆管炎是最重要的肝胆管疾病,其他胆管周围炎、脂肪变性、慢性肝炎、肝硬化和胆囊结石形成也较常见[95]。

原发性硬化性胆管炎的主要症状是瘙痒、乏力、发热、发冷、盗汗和右上腹疼痛。但这些症状大多是间歇出现的,本病通常无症状表现,因此需要高度警惕。对于胆汁淤积症患者,在排除了硬化性胆管炎的其他继发原因后,推荐行磁共振胆管造影(MR cholangiography,MRC)检查,以明确是否为原发性硬化性胆管炎。如果 MRC 正常,但怀疑有小导管原发性硬化性胆管炎者,则应考虑行肝活检[93]。

目前,没有任何治疗方案显示出改变疾病过程的强有力和一致的证据。熊去氧胆酸可以改善肝酶水平,但是没有证据表明其可以减少肝移植、胆管癌或死亡的发生[96]。内镜逆行胰胆管造影仍然是处理明显胆管狭窄的首选方法。肝移植是可行的治疗方法,其 5 年生存率约为 85%[97,98]。原发性硬化性胆管炎是胆管癌和结肠癌的主要危险因素,因此建议进行频繁的结肠镜监测。

参 考 文 献

[1] Rahier J F, Magro F, Abreu C, et al. Second European evidence-based consensus on the prevention, diagnosis and management of opportunistic infections in inflammatory

bowel disease[J]. J Crohns Colitis, 2014, 8(6): 443 - 468.

[2] Brassard P, Bitton A, Suissa A, et al. Oral corticosteroids and the risk of serious infections in patients with elderly-onset inflammatory bowel diseases [J]. Am J Gastroenterol, 2014, 109(11): 1795 - 1802.

[3] Lichtenstein G R, Rutgeerts P, Sandborn W J, et al. A pooled analysis of infections, malignancy, and mortality in infliximab-and immunomodulator-treated adult patients with inflammatory bowel disease[J]. Am J Gastroenterol, 2012, 107(7): 1051 - 1063.

[4] Ford A C, Peyrin-Biroulet L. Opportunistic infections with anti-tumor necrosis factor-α therapy in inflammatory bowel disease: meta-analysis of randomized controlled trials [J]. Am J Gastroenterol, 2013, 108(8): 1268 - 1276.

[5] Ananthakrishnan A N, McGinley E L, Binion D G. Excess hospitalisation burden associated with *Clostridium difficile* in patients with inflammatory bowel disease [J]. Gut, 2008, 57(2): 205 - 210.

[6] Jen M H, Saxena S, Bottle A, et al. Increased health burden associated with *Clostridium difficile* diarrhoea in patients with inflammatory bowel disease[J]. Aliment Pharmacol Ther, 2011, 33(12): 1322 - 1331.

[7] Krishnarao A, de Leon L, Bright R, et al. Testing for *Clostridium difficile* in patients newly diagnosed with inflammatory bowel disease in a community setting[J]. Inflamm Bowel Dis, 2015, 21(3): 564 - 569.

[8] Banaszkiewicz A, Kowalska-Duplaga K, Pytrus T, et al. *Clostridium difficile* infection in newly diagnosed pediatric patients with inflammatory bowel disease: prevalence and risk factors[J]. Inflamm Bowel Dis, 2012, 18(5): 844 - 848.

[9] Lamb C A, Kennedy N A, Raine T, et al. British Society of Gastroenterology consensus guidelines on the management of inflammatory bowel disease in adults[J]. Gut, 2019, 68(Suppl 3): s1 - s106.

[10] McCurdy J D, Jones A, Enders F T, et al. A model for identifying cytomegalovirus in patients with inflammatory bowel disease[J]. Clin Gastroenterol Hepatol, 2015, 13 (1): 131 - 137.

[11] Guagnozzi D, Lucendo A J. Anemia in inflammatory bowel disease: a neglected issue with relevant effects[J]. World J Gastroenterol, 2014, 20(13): 3542 - 3551.

[12] Bager P, Befrits R, Wikman O, et al. High burden of iron deficiency and different types of anemia in inflammatory bowel disease outpatients in Scandinavia: a longitudinal 2-year follow-up study[J]. Scand J Gastroenterol, 2013, 48(11): 1286 - 1293.

[13] Portela F, Lago P, Cotter J, et al. Anaemia in patients with inflammatory bowel disease — a nationwide cross-sectional study[J]. Digestion, 2016, 93(3): 214 - 220.

[14] Gasche C, Lomer M C, Cavill I, et al. Iron, anaemia, and inflammatory bowel

diseases[J]. Cut, 2004, 53(8): 1190-1197.

[15] Wilson A, Reyes E, Ofman J. Prevalence and outcomes of anemia in inflammatory bowel disease: a systematic review of the literature[J]. Am J Med, 2004, 116 (Suppl 7A): 44-49.

[16] Gasche C, Evstatiev R, Haas T, et al. Diagnosis and treatment of iron deficiency and anaemia in inflammatory bowel diseases. Consensus of the Austrian IBD Working Party [J]. Z Gastroenterol, 2011, 49(5): 627-632.

[17] Borren N Z, van der Woude C J, Ananthakrishnan A N. Fatigue in IBD: epidemiology, pathophysiology and management[J]. Nat Rev Gastroenterol Hepatol, 2019, 16(4): 247-259.

[18] Czuber-Dochan W, Ream E, Norton C. Review article: description and management of fatigue in inflammatory bowel disease[J]. Aliment Pharmacol Ther, 2013, 37(5): 505-516.

[19] van Langenberg D R, Gibson P R. Systematic review: fatigue in inflammatory bowel disease[J]. Aliment Pharmacol Ther, 2010, 32(2): 131-143.

[20] Mendoza T R, Wang X S, Cleeland C S, et al. The rapid assessment of fatigue severity in cancer patients: use of the brief fatigue inventory[J]. Cancer, 1999, 85(5): 1186-1196.

[21] Whitehead L. The measurement of fatigue in chronic illness: a systematic review of unidimensional and multidimensional fatigue measures[J]. J Pain Symptom Manage, 2009, 37(1): 107-128.

[22] Webster K, Cella D, Yost K. The functional assessment of chronic illness therapy (FACIT) measurement system: properties, applications, and interpretation [J]. Health Qual Life Outcomes, 2003, 1: 79.

[23] Chalder T, Berelowitz G, Pawlikowska T, et al. Development of a fatigue scale[J]. J Psychosom Res, 1993, 37(2): 147-153.

[24] Aluzaite K, Al-Mandhari R, Osborne H, et al. Detailed multi-dimensional assessment of fatigue in inflammatory bowel disease [J]. Inflamm Intest Dis, 2019, 3(4): 192-201.

[25] Mikocka-Walus A, Ford A C, Drossman D A. Antidepressants in inflammatory bowel disease[J]. Nat Rev Gastroenterol Hepatol, 2020, 17(3): 184-192.

[26] Goodhand J R, Wahed M, Mawdsley J E, et al. Mood disorders in inflammatory bowel disease: relation to diagnosis, disease activity, perceived stress, and other factors [J]. Inflamm Bowel Dis, 2012, 18(12): 2301-2309.

[27] Farraye F A, Melmed G Y, Lichtenstein G R, et al. ACG Clinical Guideline: preventive care in inflammatory bowel disease[J]. Am J Gastroenterol, 2017, 112 (2): 241-258.

[28] Mikocka-Walus A, Knowles S R, Keefer L, et al. Controversies revisited: a systematic review of the comorbidity of depression and anxiety with inflammatory bowel diseases

［J］．Inflamm Bowel Dis，2016，22(3)：752－762.

［29］Gracie D J, Guthrie E A, Hamlin P J, et al. Bi-directionality of brain-gut interactions in patients with inflammatory bowel disease［J］. Gastroenterology, 2018, 154(6)：1635－1646.

［30］Horst S, Chao A, Rosen M, et al. Treatment with immunosuppressive therapy may improve depressive symptoms in patients with inflammatory bowel disease［J］. Dig Dis Sci, 2015, 60(2)：465－470.

［31］Zhang M C, Zhang T Y, Hong L W, et al. Improvement of psychological status after infliximab treatment in patients with newly diagnosed Crohn's disease［J］. Patient Prefer Adherence, 2018, 12：879－885.

［32］Stevens B W, Borren N Z, Velonias G, et al. Vedolizumab therapy is associated with an improvement in sleep quality and mood in inflammatory bowel diseases［J］. Dig Dis Sci, 2017, 62(1)：197－206.

［33］Persoons P, Vermeire S, Demyttenaere K, et al. The impact of major depressive disorder on the short-and long-term outcome of Crohn's disease treatment with infliximab［J］. Aliment Pharmacol Ther, 2005, 22(2)：101－110.

［34］Schildkraut J J. The catecholamine hypothesis of affective disorders：a review of supporting evidence［J］. Am J Psychiatry, 1965, 122(5)：509－522.

［35］Hirschfeld R M. History and evolution of the monoamine hypothesis of depression［J］. J Clin Psychiatry, 2000, 61(Suppl 6)：4－6.

［36］Drossman D A, Tack J, Ford A C, et al. Neuromodulators for functional gastrointestinal disorders (disorders of gut-brain interaction)：a Rome foundation working team report［J］. Gastroenterology, 2018, 154(4)：1140－1171.

［37］Sobin W H, Heinrich T W, Drossman D A. Central neuromodulators for treating functional GI disorders：a primer［J］. Am J Gastroenterol, 2017, 112(5)：693－702.

［38］Raedler T J. Inflammatory mechanisms in major depressive disorder［J］. Curr Opin Psychiatry, 2011, 24(6)：519－525.

［39］Costello H, Gould R L, Abrol E, et al. Systematic review and meta-analysis of the association between peripheral inflammatory cytokines and generalised anxiety disorder［J］. BMJ Open, 2019, 9(7)：e027925.

［40］Maes M. The immunoregulatory effects of antidepressants［J］. Hum Psychopharmacol, 2001, 16(1)：95－103.

［41］O'Brien S M, Scott L V, Dinan T G. Antidepressant therapy and C-reactive protein levels［J］. Br J Psychiatry, 2006, 188：449－452.

［42］Szuster-Ciesielska A, Tustanowska-Stachura A, Slotwinska M, et al. In vitro immunoregulatory effects of antidepressants in healthy volunteers［J］. Pol J Pharmacol, 2003, 55(3)：353－362.

［43］Liu J J, Wei Y B, Strawbridge R, et al. Peripheral cytokine levels and response to antidepressant treatment in depression: a systematic review and meta-analysis[J]. Mol Psychiatry, 2020, 25(2): 339 - 350.

[44] Wang L, Wang R, Liu L, et al. Effects of SSRIs on peripheral inflammatory markers in patients with major depressive disorder: a systematic review and meta-analysis [J]. Brain Behav Immun, 2019, 79: 24 - 38.

[45] Fuller-Thomson E, Sulman J. Depression and inflammatory bowel disease: findings from two nationally representative Canadian surveys[J]. Inflamm Bowel Dis, 2006, 12 (8): 697 - 707.

[46] Haapamäki J, Tanskanen A, Roine R P, et al. Medication use among inflammatory bowel disease patients: excessive consumption of antidepressants and analgesics [J]. Scand J Gastroenterol, 2013, 48(1): 42 - 50.

[47] Chojnacki C, Walecka-Kapica E, Klupinska G, et al. Evaluation of the influence of tianeptine on the psychosomatic status of patients with ulcerative colitis in remission [J]. Pol Merku Lekarski, 2011, 31(182): 92 - 96.

[48] Daghaghzadeh H, Naji F, Afshar H, et al. Efficacy of duloxetine add on in treatment of inflammatory bowel disease patients: a double-blind controlled study[J]. J Res Med Sci, 2015, 20(6): 595 - 601.

[49] Mikocka-Walus A, Hughes P A, Bampton P, et al. Fluoxetine for maintenance of remission and to improve quality of life in patients with Crohn's disease: a pilot randomized placebo-controlled trial[J]. J Crohns Colitis, 2017, 11(4): 509 - 514.

[50] Mikocka-Walus A, Prady S L, Pollok J, et al. Adjuvant therapy with antidepressants for the management of inflammatory bowel disease[J]. Cochrane Database Syst Rev, 2019, 4(4): CD012680.

[51] Mikocka-Walus A, Turnbull D A, Moulding N T, et al. Antidepressants and inflammatory bowel disease: a systematic review [J]. Clin Pract Epidemiol Ment Health, 2006, 2: 24.

[52] Macer B J, Prady S L, Mikocka-Walus A. Antidepressants in inflammatory bowel disease: a systematic review[J]. Inflamm Bowel Dis, 2017, 23(4): 534 - 550.

[53] Tarricone I, Regazzi M G, Bonucci G, et al. Prevalence and effectiveness of psychiatric treatments for patients with IBD: a systematic literature review [J]. J Psychosom Res, 2017, 101: 68 - 95.

[54] Thorkelson G, Bielefeldt K, Szigethy E. Empirically supported use of psychiatric medications in adolescents and adults with IBD[J]. Inflamm Bowel Dis, 2016, 22 (6): 1509 - 1522.

[55] Morrison G, van Langenberg D R, Gibson S J, et al. Chronic pain in inflammatory bowel disease: characteristics and associations of a hospital-based cohort[J]. Inflamm Bowel Dis, 2013, 19(6): 1210 - 1217.

[56] Long M D, Barnes E L, Herfarth H H, et al. Narcotic use for inflammatory bowel disease and risk factors during hospitalization[J]. Inflamm Bowel Dis, 2012, 18(5): 869 - 876.

[57] Zeitz J, Ak M, Müller-Mottet S, et al. Pain in IBD patients: very frequent and frequently insufficiently taken into account [J]. PLoS One, 2016, 11 (6): e0156666.

[58] Farrell K E, Keely S, Graham B A, et al. A systematic review of the evidence for central nervous system plasticity in animal models of inflammatory-mediated gastrointestinal pain[J]. Inflamm Bowel Dis, 2014, 20(1): 176-195.

[59] van Hoboken E A, Thijssen T Y, Verhaaren R, et al. Symptoms in patients with ulcerative colitis in remission are associated with visceral hypersensitivity and mast cell activity[J]. Scand J Gastroenterol, 2011, 46(7-8): 981-987.

[60] Srinath A I, Walter C, Newara M C, et al. Pain management in patients with inflammatory bowel disease: insights for the clinician[J]. Ther Adv Gastroenterol, 2012, 5(5): 339-357.

[61] Coates M D, Lahoti M, Binion D G, et al. Abdominal pain in ulcerative colitis [J]. Inflamm Bowel Dis, 2013, 19(10): 2207-2214.

[62] Long M D, Drossman D A. Inflammatory bowel disease, irritable bowel syndrome, or what?: a challenge to the functional-organic dichotomy[J]. Am J Gastroenterol, 2010, 105(8): 1796-1798.

[63] Grover M, Herfarth H, Drossman D A. The functional-organic dichotomy: postinfectious irritable bowel syndrome and inflammatory bowel disease-irritable bowel syndrome[J]. Clin Gastroenterol Hepatol, 2009, 7(1): 48-53.

[64] Halpin S J, Ford A C. Prevalence of symptoms meeting criteria for irritable bowel syndrome in inflammatory bowel disease: systematic review and meta-analysis[J]. Am J Gastroenterol, 2012, 107(10): 1474-1482.

[65] Gracie D J, Williams C J, Sood R, et al. Negative effects on psychological health and quality of life of genuine irritable bowel syndrome-type symptoms in patients with inflammatory bowel disease [J]. Clin Gastroenterol Hepatol, 2017, 15 (3): 376-384.

[66] Abdalla M I, Sandler R S, Kappelman M D, et al. Prevalence and impact of inflammatory bowel disease-irritable bowel syndrome on patient-reported outcomes in CCFA Partners[J]. Inflamm Bowel Dis, 2017, 23(2): 325-331.

[67] Henriksen M, Høivik M L, Jelsness-Jørgensen L P, et al. Irritable bowel-like symptoms in ulcerative colitis are as common in patients in deep remission as in inflammation: results from a population-based study (the IBSEN study)[J]. J Crohns Colitis, 2018, 12(4): 389-393.

[68] Iskandar H N, Cassell B, Kanuri N, et al. Tricyclic antidepressants for management of residual symptoms in inflammatory bowel disease[J]. J Clin Gastroenterol, 2014, 48 (5): 423-429.

[69] Kalantar-Zadeh K, Berean K J, Burgell R E, et al. Intestinal gases: influence on gut disorders and the role of dietary manipulations[J]. Nat Rev Gastroenterol Hepatol,

2019, 16(12): 733 - 747.

[70] Swanson G R, Burgess H J. Sleep and circadian hygiene and inflammatory bowel disease[J]. Gastroenterol Clin North Am, 2017, 46(4): 881 - 893.

[71] Ananthakrishnan A N, Long M D, Martin C F, et al. Sleep disturbance and risk of active disease in patients with Crohn's disease and ulcerative colitis [J]. Clin Gastroenterol Hepatol, 2013, 11(8): 965 - 971.

[72] Wichniak A, Wierzbicka A, Walecka M, et al. Effects of antidepressants on sleep [J]. Curr Psychiatry Rep, 2017, 19(9): 63.

[73] Melo F L, Mendoza J F W, Latorraca C O C, et al. What do Cochrane systematic reviews say about interventions for insomnia? [J]. Sao Paulo Med J, 2018, 136(6): 579 - 585.

[74] Jansson-Fröjmark M, Norell-Clarke A. The cognitive treatment components and therapies of cognitive behavioral therapy for insomnia: a systematic review[J]. Sleep Med Rev, 2018, 42: 19 - 36.

[75] Trauer J M, Qian M Y, Doyle J S, et al. Cognitive behavioral therapy for chronic insomnia: a systematic review and meta-analysis[J]. Ann Intern Med, 2015, 163 (3): 191 - 204.

[76] Hedin C R H, Vavricka S R, Stagg A J, et al. The pathogenesis of extraintestinal manifestations: implications for IBD research, diagnosis, and therapy[J]. J Crohns Colitis, 2019, 13(5): 541 - 554.

[77] Marzano A V, Borghi A, Stadnicki A, et al. Cutaneous manifestations in patients with inflammatory bowel diseases: pathophysiology, clinical features, and therapy[J]. Inflamm Bowel Dis, 2014, 20(1): 213 - 227.

[78] Clayton T H, Walker B P, Stables G I. Treatment of chronic erythema nodosum with infliximab[J]. Clin Exp Dermatol, 2006, 31(6): 823, 824.

[79] Ortego-Centeno N, Callejas-Rubio J L, Sanchez-Cano D, et al. Refractory chronic erythema nodosum successfully treated with adalimumab[J]. J Eur Acad Dermatol Venereol, 2007, 21(3): 408 - 410.

[80] Magro F, Gionchetti P, Eliakim R, et al. Third European evidence-based consensus on diagnosis and management of ulcerative colitis. Part 1: Definitions, diagnosis, extra-intestinal manifestations, pregnancy, cancer surveillance, surgery, and ileo-anal pouch disorders[J]. J Crohns Colitis, 2017, 11(6): 649 - 670.

[81] Brooklyn T N, Dunnill M G, Shetty A, et al. Infliximab for the treatment of pyoderma gangrenosum: a randomised, double blind, placebo controlled trial[J]. Gut, 2006, 55(4): 505 - 509.

[82] Brooklyn T, Dunnill G, Probert C. Diagnosis and treatment of pyoderma gangrenosum [J]. BMJ, 2006, 333(7560): 181 - 184.

[83] Matis W L, Ellis C N, Griffiths C E, et al. Treatment of pyoderma gangrenosum with cyclosporine[J]. Arch Dermatol, 1992, 128(8): 1060 - 1064.

[84] Vavricka S R, Brun L, Ballabeni P, et al. Frequency and risk factors for extraintestinal manifestations in the Swiss inflammatory bowel disease cohort[J]. Am J Gastroenterol, 2011, 106(1): 110 – 119.

[85] Braun J, Baraliakos X, Golder W, et al. Analysing chronic spinal changes in ankylosing spondylitis: a systematic comparison of conventional x rays with magnetic resonance imaging using established and new scoring systems[J]. Ann Rheum Dis, 2004, 63(9): 1046 – 1055.

[86] Puhakka K B, Jurik A G, Schiøttz-Christensen B, et al. MRI abnormalities of sacroiliac joints in early spondylarthropathy: a 1-year follow-up study[J]. Scand J Rheumatol, 2004, 33(5): 332 – 338.

[87] Zochling J, van der Heijde D, Dougados M, et al. Current evidence for the management of ankylosing spondylitis: a systematic literature review for the ASAS/ EULAR management recommendations in ankylosing spondylitis[J]. Ann Rheum Dis, 2006, 65(4): 423 – 432.

[88] Braun J, Baraliakos X, Listing J, et al. Persistent clinical efficacy and safety of anti-tumour necrosis factor alpha therapy with infliximab in patients with ankylosing spondylitis over 5 years: evidence for different types of response[J]. Ann Rheum Dis, 2008, 67(3): 340 – 345.

[89] Lambert R G, Salonen D, Rahman P, et al. Adalimumab significantly reduces both spinal and sacroiliac joint inflammation in patients with ankylosing spondylitis: a multicenter, randomized, double-blind, placebo-controlled study [J]. Arthritis Rheum, 2007, 56(12): 4005 – 4014.

[90] Bernstein C N, Leslie W D, Lebof M S. AGA technical review on osteoporosis in gastrointestinal diseases[J]. Gastroenterology, 2003, 124(3): 795 – 841.

[91] Ali T, Lam D, Bronze M S, et al. Osteoporosis in inflammatory bowel disease[J]. Am J Med, 2009, 122(7): 599 – 604.

[92] Vestergaard P. Bone loss associated with gastrointestinal disease: prevalence and pathogenesis[J]. Eur J Gastroenterol Hepatol, 2003, 15(8): 851 – 856.

[93] Harbord M, Annese V, Vavricka S R, et al. The first European evidence-based consensus on extra-intestinal manifestations in inflammatory bowel disease [J]. J Crohns Colitis, 2016, 10(3): 239 – 254.

[94] Mintz R, Feller E R, Bahr R L, et al. Ocular manifestations of inflammatory bowel disease[J]. Inflamm Bowel Dis, 2004, 10(2): 135 – 139.

[95] Lunder A K, Hov J R, Borthne A, et al. Prevalence of sclerosing cholangitis detected by magnetic resonance cholangiography in patients with long-term inflammatory bowel disease[J]. Gastroenterology, 2016, 151(4): 660 – 669.

[96] Pardi D S, Loftus E V Jr, Kremers W K, et al. Ursodeoxycholic acid as a chemopreventive agent in patients with ulcerative colitis and primary sclerosing cholangitis[J]. Gastroenterology, 2003, 124(4): 889 – 893.

［97］ Bjøro K, Brandsaeter B, Foss A, et al. Liver transplantation in primary sclerosing cholangitis［J］. Semin Liver Dis, 2006, 26(1): 69 - 79.

［98］ Sinakos E, Lindor K. Treatment options for primary sclerosing cholangitis［J］. Expert Rev Gastroenterol Hepatol, 2010, 4(4): 473 - 488.

随着社会经济的发展和生活城市化,越来越多的人从过去以植物为主的饮食模式转化为以动物为主的饮食模式,即所谓高糖、高脂、高蛋白的西方化饮食结构模式,包括加工食品、快餐、方便食品、零食和含糖软饮料,但缺乏纤维、维生素和矿物质[1]。饮食是影响溃疡性结肠炎发病和严重程度的潜在可改变的环境危险因素。饮食可通过影响肠道微生物群组成和代谢功能、改变肠黏膜屏障、使免疫系统紊乱等机制促进肠道炎症,产生消化道症状。新出现的证据支持长期饮食和短期饮食可改变肠道微生物群的结构和功能组成[2]。因此,饮食管理包括饮食干预和饮食调整,其是溃疡性结肠炎临床管理的重要内容。

第一节 饮食成分、食物和食品添加剂的评估

在炎症性肠病中,特定的饮食成分与疾病复燃有关。虽然不同质量的证据已经确定了潜在的有害或有益的饮食成分,但医生和患者目前还没有关于哪些食物是安全的、哪些食物可能对疾病起到保护作用或有害作用的指导。国际炎症性肠病组织(The International Organization of IBD, IOIBD)营养小组[3]评估了与疾病复燃有关的特定饮食成分、食物和食品添加剂的当前最佳证据,为医生、营养师和患者制定了建议。

一、水果和蔬菜

水果和蔬菜是一组不同的食物,通常都有高纤维含量。对于膳食纤维,有几个可能的生物机制来阻止炎症性肠病的发生。① 水果、蔬菜、谷物和豆类中的膳食纤维具有体积作用,可以减少肠道运输时间,因此,潜在的有毒物质接触到肠壁的时间更少。② 纤维被结肠细菌转化为短链脂肪酸如丁酸盐,可以改善肠道炎症。③ 膳食纤维可能影响炎症性肠病患者肠道菌群的组成,改变肠道菌群。④ 可溶性植物纤维参与维持肠道屏障功能。流行病学研究表明,炎症性肠病患者在发病前摄入的水果和蔬菜较少[4]。较高的水果和蔬菜摄入量与较轻的溃疡性结肠炎内镜活动有关。但是也有前瞻性多中心基于人群的 EPIC - IBD 队列研究发现,每日膳食纤维的摄入总量及水果、蔬菜和谷物中的纤维,与随后克罗恩病或溃疡性结肠炎的发生没有关联[5]。

二、精制糖和碳水化合物

根据碳水化合物的聚合程度不同,它们在肠道内的吸收情况也不同。小肠分解吸收单糖(葡萄糖、果糖),大肠中的微生物降解低聚果糖、低聚半乳糖和菊糖。不溶性纤维不能被消化,增加了粪便的体积。

碳水化合物对肠道微生物群影响的可能机制之一是肠道吸收的不平衡导致不同的糖分布在肠腔内,有利于特殊的致病有机体过度生长。与炎症性肠病有关的果糖吸收不良和乳糖不耐受症,也许可以用这种机制来解释[6]。这些观察结果导致形成了几种低碳水化合物饮食或选择性碳水化合物饮食。

可发酵的低聚糖、双糖、单糖和多元醇(fermentable oligosaccharides、disaccharides、monosaccharides and polyols,FODMAP)饮食,是指难以吸收和高度发酵的碳水化合物,包括单糖、双糖、低聚糖和多元醇。其中单糖(如果糖),存在于各种水果和甜味食物(如蜂蜜)中。双糖(如乳糖),存在于牛奶、酸奶和软奶酪中。低聚糖(如低聚果糖)和低聚半乳糖,存在于小麦、黑麦、豆类和各种水果、蔬菜如大蒜和洋葱中。多元醇如山梨醇、甘露醇、木糖醇、麦芽糖醇等,存在于某些水果或蔬菜如黑莓和荔枝,以及一些低热量的甜味剂如无糖口香糖中。提倡低FODMAP饮食,是因为碳水化合物吸收不良可能导致大肠生态失调、炎症、过度发酵、水液分泌和肠腔扩张。

因此,应排除高FODMAP食物,包括高乳糖乳制品、过多果糖的蔬菜或水果,以及富含果聚糖或半乳聚糖和多元醇的食物。允许低剂量、有节制地食用含适度FODMAP的食物。低FODMAP饮食应在营养师的监督下进行,以避免微量营养素缺乏或更糟的营养不良风险。

没有证据表明,改变摄入缓慢吸收和不可消化的短链碳水化合物在调节炎症性肠病炎症活动方面的作用。在有症状但无炎症的炎症性肠病患者中,低FODMAP摄入量可改善功能性胃肠症状[7],提示这些患者可能伴有肠易激综合征。

值得注意的是,大多数FODMAP饮食是益生元。益生元能够促进肠道中有益菌的生长,调节肠道运动和免疫功能,预防结直肠癌,对于维护肠道健康至关重要。

三、小麦和麸质

无麸质饮食(the gluten-free diet),消除麦胶蛋白,在控制乳糜泻方面有很明显的作用。但是在溃疡性结肠炎中,没有足够的证据支持需要限制小麦和麸质的摄入。

四、红肉

最近的研究将高蛋白摄入与炎症性肠病发病率的变化联系起来,表明不同来源的高蛋白摄入,包括红肉、鱼、鸡蛋、牛奶、奶酪和坚果,可能也是影响炎症性肠病发病率的一个因素[8]。在一项前瞻性研究中,摄入红肉与溃疡性结肠炎复发率增加5倍以上有关[9]。

蛋白质调节炎症性肠病发病因素的作用机制在很大程度上仍然是未知的。据推测,动物蛋白在肠道中可能降解为有利于病理细菌扩增的底物,或调节肠上皮细胞功能的短链脂肪酸。与健康受试者相比,溃疡性结肠炎患者中氨和总硫化物等蛋白质发酵产生的代谢物似乎有所增加[10],作为生物学后果,患者肠道黏液层经历了重塑,即细胞和黏液的损失增加了细胞旁通透性。

在微生物群变化和肠道炎症的情况下,由正常蛋白质降解产生的其他代谢物可能是有害的:① 酚类化合物是芳香族氨基酸,是由拟杆菌门和一些厚壁菌门细菌发酵产生的产物,包括苯乙酸、酚类、吲哚类和对甲酚,在体外实验中对黏膜屏障功能有破坏作用,而在体内实验中,这种破坏作用依赖于其他营养物质的存在。② N -亚硝基化合物通过 DNA 烷基化具有致癌潜力。③ 多胺(腐胺、亚精胺和精胺)可能会影响乳酸、丙酮酸、亮氨酸等单羧酸酯的特殊共转运体的表达,这些共转运体有助于调节中枢代谢通路和胰岛素分泌。④ 在炎症性肠病中,由精氨酸产生的一氧化氮代谢产生促氧化物质。⑤ 未被吸收的胆汁酸会影响酸敏感菌和耐药菌之间的平衡,因而增加耐药菌[10]。

五、乳制品

乳制品包括各种各样的天然和加工食品。由于加工方式、脂肪含量和食品添加剂的不同,乳制品可能会有很大的差异,大部分含有乳糖,部分不含乳糖。在发达国家,乳制品通常含有大量的乳化剂、卡拉胶和其他增稠剂。在葡聚糖硫酸钠诱导溃疡性结肠炎小鼠模型中发现,暴露于酪蛋白会导致结肠炎的炎症加重[11]。

前瞻性队列研究报告,溃疡性结肠炎患者中乳酸酶缺乏症的发生率为 27%~40%,高于健康对照组[6,12]。

六、脂肪

已经确认高脂饮食是发生炎症性肠病的危险因素。更深入的研究强调了不同类型脂肪对炎症性肠病发病机制的不同影响。特别受到关注的是 ω -3 和 ω -6 多不饱和脂肪酸。几项研究证明,ω -3 多不饱和脂肪酸具有抗炎作用,而 ω -6 多不饱和脂肪酸具有促炎作用,两者均衡的比例对保持内稳态至关重要[13]。事实上,西方饮食通常涉及较高的 ω -6 多不饱和脂肪酸和较低的 ω -3 多不饱和脂肪酸,因此更容易发生炎症性肠病[14]。

其他增加炎症性肠病发病风险的脂肪包括长链甘油三酯(long-chain triglyceride,LCT),它能促进肠道淋巴细胞增殖并上调促炎介质[15]。相反,中链甘油三酯(medium-chain triglyceride,MCT)抑制 IL‐8 的产生。IL‐8 是一种中性粒细胞引诱介质,在炎症性肠病患者的黏膜中存在过表达,因此,中链甘油三酯具有抗炎作用[8]。

高脂饮食引起的风险增加可能是由于增加肠道通透性和改变肠道菌群。事实上,大多数健康的受试者在 1 个月的高脂饮食后,即使没有出现炎症,他们的血浆内毒素水平也会升高[16]。肠道通透性增加的机制可能涉及形成上皮紧密连接的闭合蛋白表达下调[8]。动物研究表明,高脂饮食改变了微生物群,有利于致病有机体扩张[17],类似情况在炎症性肠病患者中也得到了证实。

(一)全脂肪

在一个成年溃疡性结肠炎患者的前瞻性队列研究中,肉类消费的增加,特别是加工肉类的增加与复发的高风险相关[9]。脂肪摄入最高量也比脂肪摄入中等量有更高的风险(OR:2.52;95% CI:1.06~5.97)。

1. 饱和脂肪酸

在 412 例用美沙拉秦诱导临床缓解的溃疡性结肠炎患者中,只有较高的肉豆蔻酸(一种在椰子油、棕榈油和乳制品中发现的饱和脂肪酸)摄入量与 1 年内复燃的概率增加独立相关(OR:3.01;95% CI:1.17~7.74),具有剂量-应答效应[18]。

2. 不饱和脂肪酸

（1）单不饱和脂肪酸：包括棕榈油酸和油酸，存在于植物油如橄榄油和夏威夷坚果，以及牛油和猪油中。溃疡性结肠炎患者用橄榄油衍生物治疗后，外周血和肠道 T 细胞的活化及 γ 干扰素均出现减少[19]。

（2）多不饱和脂肪酸：富含 ω-3 多不饱和脂肪酸的食物包括鲑鱼、鲭鱼和鲱鱼等海鱼，以及某些坚果和种子（如核桃、亚麻、大麻和奇亚籽）。在一项关于 ω-3 多不饱和脂肪酸补充剂对溃疡性结肠炎维持缓解的 3 个试验的 Meta 分析中，发现补充剂没有额外的益处（复发的 RR：1.02；95% CI：0.51~2.03）[20]。在临床上发现有些溃疡性结肠炎患者复燃与进食海鲜有关。

3. 反式脂肪（不饱和脂肪酸）

一项比较 62 例新诊断的溃疡性结肠炎患者和 124 例健康者的病例对照研究发现，总脂肪和反式脂肪的摄入与溃疡性结肠炎风险的增加显著相关[21]。在一项前瞻性队列研究中发现，长期摄入反式脂肪越多，溃疡性结肠炎发病率越高[22]。此外，反式脂肪还有其他有害健康的影响。虽然在人体中关于反式脂肪对炎症影响的数据还缺乏，但由于其有害的性质，建议避免食用。

七、乙醇

在溃疡性结肠炎的研究中，没有足够的证据建议改变低水平的乙醇消费。一项对 9 个溃疡性结肠炎研究的 Meta 分析发现，最高乙醇摄入量与最低乙醇摄入量与溃疡性结肠炎发病风险之间没有显著相关性（RR：0.95；95% CI：0.65~1.39）[23]。在一项小型前瞻性队列研究中，溃疡性结肠炎患者饮酒量多者比饮酒量少者出现复燃的概率高 2.7 倍[9]。相反，在非活动性炎症性肠病患者中，每日一杯红酒与粪便钙卫蛋白减少有关，提示肠道炎症减轻。

八、麦芽糊精和人工甜味剂

食品添加剂是用来保存和提高食品质量并改善加工食品的味道。它们可以是外包和着色物质，也可以是填充剂或稳定剂。体外和体内研究已经将食品添加剂、人工甜味剂及其成分与炎症性肠病联系起来[24]。麦芽糊精是一种水解淀粉，也是常用的膳食多糖，用作食品和糖果的增稠剂。在过去的几十年里，人工甜味剂消费的增加与炎症性肠病发病率的增加是平行的[25]。几项流行病学研究发现软饮料中添加甜味剂和糖的摄入与炎症性肠病风险的增加有关[26-28]。

九、乳化剂和增稠剂

制造商在加工食品中添加乳化剂以改善食品的质地和质量。最广泛使用的乳化剂是卵磷脂，是从鸡蛋或大豆中提取的，由不同比例的磷脂酰胆碱、乙醇胺或肌醇组成。其他乳化剂和增稠剂包括羧甲基纤维素、卡拉胶和聚山梨酯-80。流行病学数据支持乳化剂和炎症性肠病的发病率有关[29]。

动物实验发现[30]，卡拉胶暴露导致肠道病变、肿瘤、溃疡、肠道淋巴结卡拉胶聚集、狭窄和类似溃疡性结肠炎的炎症改变。溃疡与接触卡拉胶的剂量、时间有关。卡拉胶暴露的影响还包括粪便中隐血增加、黏膜溃疡、血清炎症标志物、小肠和结肠病变、隐窝数量和长度减少、炎症细胞浸润和上皮损伤。水解卡拉胶可诱导仔猪发生炎症性肠病，可能与变形杆菌门数量升高，厚壁菌门、放线菌门和拟杆菌门数量降低相关[31]。卡拉胶还是硫酸盐还原细菌如沃氏嗜胆菌的硫来源。所产生的硫化氢已证明会对结肠产生有害的炎症作用，包括 DNA 损伤。

聚山梨酯-80 可以增加小鼠的肠道通透性[32]。向饮用水中添加羧甲基纤维素和聚山梨酯-80 可以减少 IL－10 敲除小鼠的黏液厚度，增加粪便脂质运载蛋白 2 水平，并诱发结肠炎[33]。野生型和结肠炎易感小鼠暴露于羧甲基纤维素和聚山梨酯-80 后，微生物多样性下降，嗜黏蛋白-艾克曼菌和变形菌门增加[34]。将经乳化液处理的盲肠内容物移植到无菌小鼠体内可引起微生物上皮细胞侵染和低级别炎症，其介导机制为细菌组成改变、粪便 LPS 和鞭毛蛋白升高。

十、纳米颗粒和亚硫酸盐

亚硫酸盐被用来保存食品，包括葡萄酒和啤酒、柠檬汁和醋、干的或罐装的水果及加工过的肉类。当用作防腐剂时，亚硫酸盐通常不是纳米颗粒。在 IL－10 敲除小鼠中，乳脂通过大量的亚硝酸盐还原菌即沃氏嗜胆菌而诱发生态失调和结肠炎。像嗜胆菌属这样的细菌是潜在的肠道致病细菌，可能在高脂饮食或高乳制品脂肪饮食中生长。食物中的外源性亚硫酸盐在理论上也有同样的效果，但没有进行测试。

二氧化钛（titanium dioxide，TiO_2）和铝硅酸盐（aluminum silicates，AlSi）等纳米颗粒用作食品添加剂，用于给食品上色、涂膜或保存食品。纳米颗粒是高度稳定和抗降解的。二氧化钛是一种白色结晶粉末，用作糖果、白色酱汁、调味品、非乳制品和牙膏中的颜料。铝硅酸盐添加到盐和其他粉末食品中可防止结块。在小鼠结肠炎模型中，口服纳米二氧化钛也会增强肠道炎症[35]。类似的研究也报道了饮食中的铝摄入量会损害肠道屏障功能[36]。已在炎症性肠病患者肠淋巴聚合体的吞噬细胞中发现纳米颗粒（主要是二氧化钛和铝硅酸盐）。此外，活动期溃疡性结肠炎患者的血清钛含量高于缓解期和对照组[35]。

第二节　溃疡性结肠炎的饮食建议

溃疡性结肠炎患者普遍存在不同程度的营养不良，其原因包括营养摄入不足、能量和营养需求的改变、新陈代谢的改变、吸收不良、胃肠功能的过度丧失和药物治疗的影响。过度的、无证据的饮食限制会加重患者的营养不良。

至少有 1/3 的炎症性肠病患者同时存在功能性肠病症状［如腹痛、腹胀、胀气加重、腹泻和（或）便秘］。评估疾病活动的标志物如组织学和炎症标志物（如粪便钙卫蛋白、CRP）及临床症状，有助于区分功能性肠病症状和活动期溃疡性结肠炎。若能确定不是活动期溃疡性结肠炎引起，而是功能性肠症状，就可以避免不必要的、可能潜在有害的治疗策略。

从饮食的角度来看，确定是否为饮食触发因素是有必要的，但由于饮食的复杂性和食物摄入后症状产生的延迟性,这种确定通常比较困难。许多溃疡性结肠炎患者为了控制症状而改变饮食,无论是在疾病活动期还是在缓解期。事实上,这些自我诱导的饮食限制可能对患者的营养状况有害。

目前,患者、护理人员、临床医生和科学家都对发现有用的饮食干预措施非常感兴趣,希望饮食干预措施可作为主要或辅助治疗,以优化对传统免疫抑制剂的治疗应答[37]。然而,目前关于防治溃疡性结肠炎的所谓"有效"饮食,许多是从其他胃肠道疾病(如肠易激综合征)中推断出来的概念。采用所谓"有效"饮食,可能会改善症状,但是否能够减少肠道炎症,尚缺乏证据[38]。

各地的饮食模式和食物消费差异很大。例如,地中海式饮食包括摄入植物营养素,以不饱和脂肪酸如橄榄油取代饱和脂肪酸和反式脂肪酸,如摄入橄榄油、较多蔬菜、含高纤维的全谷物、适量的坚果和少量的红肉[39]。有研究表明坚持这种饮食与炎症标志物的减少有关,而且更重要的是,地中海饮食不太容易使患者出现营养不良[40]。

目前尚缺乏关于饮食模式、单一微量元素和食品添加剂在溃疡性结肠炎患者诱导和维持缓解方面研究的高质量证据。综合临床观察和动物实验结果,我们应该谨慎地增加或减少溃疡性结肠炎患者的饮食控制,以防止复燃。

需要强调的是,某些饮食及饮食成分(如谷物、膳食纤维、糖、脂肪、水果、蔬菜和蛋白质)与溃疡性结肠炎有关。然而,复燃或持续的症状不能归因于一个饮食或饮食成分。所有的溃疡性结肠炎患者都应该注意饮食多样化,以满足能量和营养需求。饮食应该以当地的健康饮食指南为基础,并且要切合当地的传统饮食方式和习惯。对营养咨询采取个体化的方法是很重要的,要考虑个人的饮食偏好和模式。许多人把传统饮食和西方饮食结合在一起。年轻一代可能有不同的态度和食物偏好。

国际炎症性肠病组织营养小组提出了溃疡性结肠炎患者的饮食建议[3]:补充维生素D;定期摄入水果和蔬菜;考虑感染的潜在风险,避免饮用未经巴氏杀菌的牛奶;减少摄入红肉和加工肉类;增加摄入天然来源的 ω-3 多不饱和脂肪酸(如海鱼),而不是补充剂;减少摄入饱和脂肪、反式脂肪、乳脂肪;减少摄入含添加剂(聚山梨酯-80 和羧甲基纤维素等)、麦芽糖糊精和人造甜味剂(三氯蔗糖或糖精)的加工牛奶或食物,减少包含纳米颗粒和亚硫酸盐的加工食物。

参 考 文 献

[1] Christ A, Lauterbach M, Latz E. Western diet and the immune system: an inflammatory connection[J]. Immunity, 2019, 51(5): 794-811.

[2] Mentella M C, Scaldaferri F, Pizzoferrato M, et al. Nutrition, IBD and gut microbiota: a review[J]. Nutrients, 2020, 12(4): 944.

[3] Levine A, Rhodes J M, Lindsay J O, et al. Dietary guidance from the international organization for the study of inflammatory bowel diseases [J]. Clin Gastroenterol Hepatol, 2020, 18(6): 1381-1392.

[4] Ananthakrishnan A N, Khalili H, Konijeti G G, et al. A prospective study of long-term intake of dietary fiber and risk of Crohn's disease and ulcerative colitis[J]. Gastroenterology, 2013, 145(5): 970-977.

［5］Andersen V, Chan S, Luben R, et al. Fibre intake and the development of inflammatory bowel disease：a European prospective multi-centre cohort study（EPIC－IBD）［J］. J Crohns Colitis, 2018, 12（2）：129－136.

［6］Barrett J S, Irving P M, Shepherd S J, et al. Comparison of the prevalence of fructose and lactose malabsorption across chronic intestinal disorders［J］. Aliment Pharmacol Ther, 2009, 30（2）：165－174.

［7］Cox S R, Lindsay J O, Fromentin S, et al. Effects of Low FODMAP diet on symptoms, fecal microbiome, and markers of inflammation in patients with quiescent inflammatory bowel disease in a randomized trial［J］. Gastroenterology, 2020, 158（1）：176－188.

［8］Dixon L J, Kabi A, Nickerson K P, et al. Combinatorial effects of diet and genetics on inflammatory bowel disease pathogenesis［J］. Inflamm Bowel Dis, 2015, 21（4）：912－922.

［9］Jowett S L, Seal C J, Pearce M S, et al. Influence of dietary factors on the clinical course of ulcerative colitis：a prospective cohort study［J］. Gut, 2004, 53（10）：1479－1484.

［10］Gilbert M S, Ijssennagger N, Kies A K, et al. Protein fermentation in the gut；implications for intestinal dysfunction in humans, pigs, and poultry［J］. Am J Physiol Gastrointest Liver Physiol, 2018, 315（2）：G159－G170.

［11］Llewellyn S R, Britton G J, Contijoch E J, et al. Interactions between diet and the intestinal microbiota alter intestinal permeability and colitis severity in mice［J］. Gastroenterology, 2018, 154（4）：1037－1046.

［12］Eadala P, Matthews S B, Waud J P, et al. Association of lactose sensitivity with inflammatory bowel disease-demonstrated by analysis of genetic polymorphism, breath gases and symptoms［J］. Aliment Pharmacol Ther, 2011, 34（7）：735－746.

［13］Raphael W, Sordillo L M. Dietary polyunsaturated fatty acids and inflammation：the role of phospholipid biosynthesis［J］. Int J Mol Sci, 2013, 14（10）：21167－21188.

［14］Hou J K, Abraham B, El-Serag H. Dietary intake and risk of developing inflammatory bowel disease：a systematic review of the literature［J］. Am J Gastroenterol, 2011, 106（4）：563－573.

［15］Miura S, Imaeda H, Shiozaki H, et al. Increased proliferative response of lymphocytes from intestinal lymph during long chain fatty acid absorption［J］. Immunology, 1993, 78（1）：142－146.

［16］Pendyala S, Walker J M, Holt P R. A high-fat diet is associated with endotoxemia that originates from the gut［J］. Gastroenterology, 2012, 142（5）：1100, 1101.

［17］Devkota S, Wang Y W, Musch M W, et al. Dietary-fat-induced taurocholic acid promotes pathobiont expansion and colitis in Il10-/- mice［J］. Nature, 2012, 487（7405）：104－108.

［18］Barnes E L, Nestor M, Onyewadume L, et al. High dietary intake of specific fatty acids increases risk of flares in patients with ulcerative colitis in remission during treatment with aminosalicylates[J]. Clin Gastroenterol Hepatol, 2017, 15(9): 1390 - 1396.

[19] Cárdeno A, Magnusson M K, Strid H, et al. The unsaponifiable fraction of extra virgin olive oil promotes apoptosis and attenuates activation and homing properties of T cells from patients with inflammatory bowel disease [J]. Food Chem, 2014, 161: 353 - 360.

[20] Turner D, Shah P S, Steinhart A H, et al. Maintenance of remission in inflammatory bowel disease using omega-3 fatty acids (fish oil): a systematic review and meta-analyses[J]. Inflamm Bowel Dis, 2011, 17(1): 336 - 345.

[21] Rashvand S, Somi M H, Rashidkhani B, et al. Dietary fatty acid intakes are related to the risk of ulcerative colitis: a case-control study[J]. Int J Colorectal Dis, 2015, 30 (9): 1255 - 1260.

[22] Ananthakrishnan A N, Khalili H, Konijeti G G, et al. Long-term intake of dietary fat and risk of ulcerative colitis and Crohn's disease[J]. Gut, 2014, 63(5): 776 - 784.

[23] Nie J Y, Zhao Q. Beverage consumption and risk of ulcerative colitis: systematic review and meta-analysis of epidemiological studies[J]. Medicine (Baltimore), 2017, 96(49): e9070.

[24] Nickerson K P, Homer C R, Kessler S P, et al. The dietary polysaccharide maltodextrin promotes *Salmonella* survival and mucosal colonization in mice[J]. PLoS One, 2014, 9(7): e101789.

[25] Qin X F. Etiology of inflammatory bowel disease: a unified hypothesis[J]. World J Gastroenterol, 2012, 18(15): 1708 - 1722.

[26] Racine A, Carbonnel F, Chan S S, et al. Dietary patterns and risk of inflammatory bowel disease in Europe: results from the EPIC study[J]. Inflamm Bowel Dis, 2016, 22(2): 345 - 354.

[27] Sakamoto N, Kono S, Wakai K, et al. Dietary risk factors for inflammatory bowel disease: a multicenter case-control study in Japan[J]. Inflamm Bowel Dis, 2005, 11 (2): 154 - 163.

[28] Hansen T S, Jess T, Vind I, et al. Environmental factors in inflammatory bowel disease: a case-control study based on a Danish inception cohort[J]. J Crohns Colitis, 2011, 5(6): 577 - 584.

[29] Shah R, Kolanos R, DiNovi M J, et al. Dietary exposures for the safety assessment of seven emulsifiers commonly added to foods in the United States and implications for safety[J]. Food Addit Contam Part A Chem Anal Control Expo Risk Assess, 2017, 34 (6): 905 - 917.

[30] Tobacman J K. Review of harmful gastrointestinal effects of carrageenan in animal experiments[J]. Environ Health Perspect, 2001, 109(10): 983 - 994.

[31] Munyaka P M, Sepehri S, Ghia J E, et al. Carrageenan gum and adherent invasive

Escherichia coli in a piglet model of inflammatory bowel disease：impact on intestinal mucosa-associated microbiota[J]. Front Microbiol, 2016, 7：462.

[32] Tagesson C, Edling C. Influence of surface-active food additives on the integrity and permeability of rat intestinal mucosa [J]. Food Chem Toxicol, 1984, 22 (11)：861 - 864.

[33] Chassaing B, Koren O, Goodrich J K, et al. Dietary emulsifiers impact the mouse gut microbiota promoting colitis and metabolic syndrome[J]. Nature, 2015, 519(7541)：92 - 96.

[34] Chassaing B, Koren O, Goodrich J K, et al. Corrigendum：dietary emulsifiers impact the mouse gut microbiota promoting colitis and metabolic syndrome[J]. Nature, 2016, 536(7615)：238.

[35] Ruiz P A, Moron B, Becker H M, et al. Titanium dioxide nanoparticles exacerbate DSS-induced colitis：role of the NLRP3 inflammasome [J]. Gut, 2017, 66 (7)：1216 - 1224.

[36] Pineton de Chambrun G, Body-Malapel M, Frey-Wagner I, et al. Aluminum enhances inflammation and decreases mucosal healing in experimental colitis in mice [J]. Mucosal Immunol, 2014, 7(3)：589 - 601.

[37] Limketkai B N, Gordon M, Mutlu E A, et al. Diet therapy for inflammatory bowel diseases：a call to the dining table [J]. Inflamm Bowel Dis, 2020, 26 (4)：510 - 514.

[38] Hou J K, Lee D, Lewis J. Diet and inflammatory bowel disease：review of patient-targeted recommendations[J]. Clin Gastroenterol Hepatol, 2014, 12 (10)：1592 - 1600.

[39] Willett W C, Sacks F, Trichopoulou A, et al. Mediterranean diet pyramid：a cultural model for healthy eating[J]. Am J Clin Nutr, 1995, 61(6 Suppl)：1402S - 1406S.

[40] Sureda A, Bibiloni M D M, Julibert A, et al. Adherence to the Mediterranean diet and inflammatory markers[J]. Nutrients, 2018, 10(1)：62.

第十章 溃疡性结肠炎相关异型增生、结直肠癌的防治和监测

　　1925 年,Crohn 和 Rosenberg 首次发现结直肠癌是溃疡性结肠炎的并发症,恶性肿瘤发生在结肠或直肠炎症活动的区域[1]。结直肠癌是 10%~15% 炎症性肠病患者的死亡原因[2]。溃疡性结肠炎发生异型增生和癌症的风险增加。风险与疾病持续时间、范围和更严重或更持久的炎症活动有关[3]。Meta 分析显示,溃疡性结肠炎患者 10 年、20 年和 30 年之后,溃疡性结肠炎相关结直肠癌的累积发病率分别为 0.1%、2.9% 和 6.7%[4]。

　　溃疡性结肠炎相关结直肠癌通常不遵循腺瘤–癌的顺序,而是通过炎症–异型增生–癌的模式发展[5]。与散发性结直肠癌相比,溃疡性结肠炎相关结直肠癌通常在诊断时已处于晚期。炎症性肠病患者肠黏膜细胞的多种基因变化与炎症–癌转化有关。肠上皮细胞和器官系统的肿瘤相关基因的突变可归因于炎性细胞因子和活性氧的作用。此外,表观遗传变化和 miRNA 水平改变会增加炎症、上皮细胞再生和溃疡性结肠炎相关结直肠癌的发生风险。慢性炎症作用在肿瘤发生的各个阶段,包括细胞转化、生存、增殖、侵袭、血管生成和转移[6,7]。近年来,发现溃疡性结肠炎肠道微生物群组成变化参与了溃疡性结肠炎相关结直肠癌的发生和发展过程[7,8]。发展为晚期结直肠癌的溃疡性结肠炎患者预后较差,黏液腺癌和印戒细胞癌的比例高于散发性结直肠癌患者[9-11]。目前,已经发现部分溃疡性结肠炎发生结直肠癌的危险因素,提出引入更有效控制炎症的药物或维持治疗,加强结肠镜筛查和监测策略,管理异型增生,对于控制溃疡性结肠炎向结直肠癌的转变,具有重要意义。

第一节　溃疡性结肠炎相关结直肠癌的危险因素

　　溃疡性结肠炎相关结直肠癌的病因和表现与散发性结直肠癌不同。散发性疾病与可预测的腺瘤–癌序列有关,但溃疡性结肠炎相关结直肠癌是由慢性炎症引起的细胞损伤驱动的,并不是按照腺瘤–癌序列进展的。与散发性疾病相比,溃疡性结肠炎相关结直肠癌往往出现在更小的年龄,通常是由边缘不清的扁平异型增生引起,可伴有炎症、瘢痕和假性息肉,使内镜检查和内镜下切除具有挑战性[12]。

　　溃疡性结肠炎相关结直肠癌的危险因素包括起病年龄较小、病程大于 8 年、结肠炎的范围及内镜和组织学炎症程度。这些都是与炎症负荷累积有关,即疾病持续时间、范围和更严重或更持久的炎症活动。其他风险包括原发性硬化性胆管炎、结直肠癌阳性家族史[13],具体见表 10-1。

　　广泛结肠型溃疡性结肠炎患者具有最高的结直肠癌风险,而左半结肠型溃疡性结肠炎患者存在中度风险。局限于直肠的溃疡性结肠炎患者的结直肠癌风险没有增加。值得注意的是,即使没有内镜下可见的异常,但组织学炎症程度可能是结直肠癌风险的

表 10 - 1　溃疡性结肠炎相关结直肠癌患者的危险因素和保护因素[13]

危 险 因 素	保 护 因 素
年轻时发病	叶酸的使用
散发性结直肠癌家族史	熊去氧胆酸的使用(用于原发性硬化性胆管炎患者)
溃疡性结肠炎持续时间长	5 - ASA 治疗
结肠炎范围增加	结肠切除术
严重的结肠炎	结直肠癌监测的依从性
在溃疡性结肠炎中的异型增生	
原发性硬化性胆管炎	

一个重要决定因素。

伴发原发性硬化性胆管炎和结直肠癌阳性家族史增加了结直肠癌的风险。据报道,结直肠癌最一致的风险因素是原发性硬化性胆管炎(绝对风险增高达 31%)。结直肠癌阳性家族史与风险增加相关。男性患结直肠癌的风险大于女性[14]。

虽然假性息肉曾被认为是结直肠癌的危险因素,但新的数据不支持这种观点[15]。治愈的溃疡性结肠炎患者可能发生炎症性息肉。炎症性息肉,也称为"假性息肉",不是癌前病变。但区分炎症性息肉和异型增生性息肉是很困难的。尤其是一些患者可能发生广泛的假性息肉,在这种情况下很难或不可能看到中间的黏膜。因此,我们要告知假性息肉的患者,其肠镜监测可能不够充分,需要更加频繁的监测检查或手术切除受累区域[16]。

第二节　溃疡性结肠炎相关结直肠癌的化学预防

由于溃疡性结肠炎癌症风险的主要驱动因素似乎是炎症,所以溃疡性结肠炎药物治疗可能对结直肠癌的一级预防(化学预防)有作用。来自各种病例对照和队列研究的数据表明,药物治疗对溃疡性结肠炎相关异型增生的发生具有保护作用,包括 5 - ASA 治疗[3,17]。

除了考虑 5 - ASA 在延长缓解期中的预防复发价值外,另一个考虑因素是潜在的预防结直肠癌益处[18]。5 - ASA 的化学预防可能降低溃疡性结肠炎中结直肠癌的发生率。病例对照研究表明,长期定期使用 5 - ASA 可显著降低溃疡性结肠炎患者发生结直肠癌的风险,最高可降低 75%。一项 10 年的队列研究表明,31%停止或不接受 5 - ASA 治疗的溃疡性结肠炎患者发生结直肠癌,而继续长期治疗的患者只有 3%发生结直肠癌。此外,一些观察性研究的系统综述和 Meta 分析证实了使用 5 - ASA 对结直肠癌和异型增生的预防作用。这表明 5 - ASA 在已知的异型增生或癌症危险因素的患者中具有化学预防作用。

5 - ASA 可能具有预防结直肠癌的作用是有理论依据的,但是不清楚 5 - ASA 是否具有独立的益处,或者其证实的益处是否与黏膜愈合有关。由于结直肠癌风险与炎症相关,因此,无论使用何种治疗方法,黏膜愈合应该是结直肠癌预防的主要目标。应该告知患者服用 5 - ASA 是安全、有效的长期治疗方案,而且可以降低发生结直肠癌的风险。

目前还没有关于叶酸或抗氧化剂(维生素 A、维生素 C、维生素 E、含硒制剂和 β-胡萝卜素)对溃疡性结肠炎中结直肠癌风险影响的随机前瞻性数据。

第三节 溃疡性结肠炎相关结直肠癌的筛查和监测

考虑到溃疡性结肠炎与发生结直肠癌的风险,为了降低与结直肠癌相关的发病率和死亡率,制订结肠镜筛查和监测方案,进行二级预防,定期进行结肠镜检查以发现异型增生或在更早期的、可能更容易治愈的阶段发现癌症是很重要的[19]。这些监测项目不仅包括系统的结肠镜检查评估,还包括对患者症状、药物、实验室检测结果的修订,以及对个人和家庭病史的更新。

旧的指南将内镜确诊的远离炎症性肠病患者活动性结肠炎的病变称为散发性腺瘤,而那些在炎症区域发现的病变称为异型增生相关病变或肿块。由于可视化的改进,该术语不再用于描述肿瘤,相反,应该使用描述性术语来描述黏膜肿瘤的大小、形状和小凹模式[20]。描述性术语如可见的(visible),用于明确识别的病灶;不可见的(invisible),用于随机活检发现的病灶。同样,扁平病变(flat lesions)和隆起病变(raised lesions)这两个术语也被弃用了,因为这些术语可能与浅表结肠黏膜病变的巴黎分类(the Paris classification of superficial colorectal mucosal lesions)相混淆[21]。

目前大多数指南建议在确诊炎症性肠病后 6~10 年开始行肠镜检查,每 1~2 年检查一次。若同时合并原发性硬化性胆管炎时,患者应每年进行肠镜检查[22]。因为这类患者患结直肠癌的风险明显增加,即使肠道炎症不严重,也可能存在比已知溃疡性结肠炎更长的患病时间[23],并且这些患者的近端结肠炎症的组织学活动性增加,因此需要加强监测和检查[24]。

传统的监测包括白光内镜的黏膜评估和对可见病变进行靶向活检或随机活检,因为异型增生并不总是具有明显的异常外观。传统监测技术通常是采用系统的、分段的方法进行非靶向("随机")活检,对黏膜进行取样,包括在每个结肠段(右半结肠、横结肠、左半结肠、直肠)进行 2 组 4 象限取活检,为异型增生提供 80%~90% 的敏感性[25,26]。对息肉样病变、肿块、狭窄或不规则黏膜也应进行定向活检(directed biopsies)[25,27,28]。

近年来,内镜设备、患者肠道准备和诊断技术有了很大的进步。高分辨率设备可以提高成像质量,因此可以提高异型增生的检出率。事实上,最近的一项结肠炎监测研究表明,与标准结肠镜检查相比,高清晰度结肠镜检查改善了对异型增生的检测[29]。一项针对溃疡性结肠炎患者的前瞻性随机试验发现,靶向活检和随机活检检测到的肿瘤比例相似,但是靶向活检组的检查时间较短(41.7 min vs. 26.6 min,$P<0.001$)[30]。

最近的研究表明,通过先进的内镜成像和靶向活检,可以更好地识别异型增生。色素内镜(chromoendoscopy,CE)使用染料剂,如靛胭脂或亚甲蓝,以加强对黏膜病变的检测。这项技术提高了 27% 的平坦型异型增生病变检出率[31,32]。目前,大多数专家协会建议,只要有技术和专业知识,特别是对高危患者,就应使用色素内镜和靶向活检。

数字或光学成像技术,如窄带成像(narrow band imaging,NBI),使用特定的光波长穿透表面黏膜,更好地描绘黏膜血管,而不使用染料。但研究表明,NBI 在瘤变检出率上并没有显示出明显的优势[33]。与色素内镜相比,NBI有更高的瘤变漏诊率,因此目前不推荐用于炎症性肠病的异型增生筛查[34]。

细胞内镜(endocytoscopy)是内镜监视的新兴领域,但与传统内镜相比,对肿瘤的检测还有待提高。由于证据不足,不推荐使用粪便DNA检测和CT结肠成像术检查来筛查或监测溃疡性结肠炎相关肿瘤[20]。

另外,如果在连续检查或染料喷洒染色内镜检查中没有发现异常增生的证据,随访中发现晚期结直肠癌的风险非常低[35-37]。在这些患者个体中,经过连续的阴性检查后,在选定的人群中延长监测间隔可能是安全的[20]。

第四节　溃疡性结肠炎相关异型增生的管理

异型增生是指上皮细胞局限于基底膜,未侵犯固有层的一种明确的瘤变。异型增生是炎症性肠病患者恶性肿瘤风险增加的最佳和最可靠的标志。根据细胞核分层所反映的细胞极性的保留或丧失程度,在显微镜下可分为低级别异型增生(low-grade dysplasia, LGD)、高级别异型增生(high-grade dysplasia, HGD)和不确定型异型增生(indefinite for dysplasia)[38]。

对炎症性肠病单灶、扁平低级别异型增生的处理仍然存在争议。历史上,文献报道高级别异型增生发生率的变化范围较广,从0%到53%[39]。在色素内镜时代进行的研究表明,大多数低级别异型增生患者在3~4年的随访中没有进展为高级别异型增生。非息肉样的、内镜下看不见的、1cm或更大的低级别异型增生区域,或之前有不确定型异型增生的区域,进展风险增加,应考虑进行结肠切除术[40]。结肠切除术的其他考虑因素包括内镜切除后的异位性(metachronous)低级别异型增生和多灶性异型增生[40]。

在高级别异型增生中,进展为潜在侵袭性恶性肿瘤的风险超过40%[41]。因此,传统上高级别异型增生是需要手术切除的。然而,有新的数据表明,高级别异型增生的离散区域可以通过内镜安全切除,避免大手术[22,42,43]。

参 考 文 献

[1] Eaden J A, Abrams K R, Mayberry J F. The risk of colorectal cancer in ulcerative colitis: a meta-analysis[J]. Gut, 2001, 48(4): 526 – 535.

[2] Herszényi L, Barabás L, Miheller P, et al. Colorectal cancer in patients with inflammatory bowel disease: the true impact of the risk[J]. Dig Dis, 2015, 33(1): 52 – 57.

[3] Magro F, Gionchetti P, Eliakim R, et al. Third European evidence-based consensus on diagnosis and management of ulcerative colitis. Part 1: Definitions, diagnosis, extra-intestinal manifestations, pregnancy, cancer surveillance, surgery, and ileo-anal pouch disorders[J]. J Crohns Colitis, 2017, 11(6): 649 – 670.

[4] Choi C H, Rutter M D, Askari A, et al. Forty-year analysis of colonoscopic surveillance program for neoplasia in ulcerative colitis: an updated overview[J]. Am J

Gastroenterol，2015，110(7)：1022 - 1034.

［5］ Kulaylat M N, Dayton M T. Ulcerative colitis and cancer［J］. J Surg Oncol, 2010, 101(8)：706 - 712.

［6］ Yaeger R, Shah M A, Miller V A, et al. Genomic alterations observed in colitis-associated cancers are distinct from those found in sporadic colorectal cancers and vary by type of inflammatory bowel disease［J］. Gastroenterology, 2016, 151 (2)：278 - 287.

［7］ Hirano T, Hirayama D, Wagatsuma K, et al. Immunological mechanisms in inflammation-associated colon carcinogenesis［J］. Int J Mol Sci, 2020, 21 (9)：3062.

［8］ Richard M L, Liguori G, Lamas B, et al. Mucosa-associated microbiota dysbiosis in colitis associated cancer［J］. Gut Microbes, 2018, 9(2)：131 - 142.

［9］ Sugita A, Greenstein A J, Ribeiro M B, et al. Survival with colorectal cancer in ulcerative colitis. A study of 102 cases［J］. Ann Surg, 1993, 218(2)：189 - 195.

［10］ Watanabe T, Konishi T, Kishimoto J, et al. Ulcerative colitis-associated colorectal cancer shows a poorer survival than sporadic colorectal cancer：a nationwide Japanese study［J］. Inflamm Bowel Dis, 2011, 17(3)：802 - 808.

［11］ Leowardi C, Schneider M L, Hinz U, et al. Prognosis of ulcerative colitis-associated colorectal carcinoma compared to sporadic colorectal carcinoma：a matched pair analysis［J］. Ann Surg Oncol, 2016, 23(3)：870 - 876.

［12］ Ullman T, Odze R, Farraye F A. Diagnosis and management of dysplasia in patients with ulcerative colitis and Crohn's disease of the colon［J］. Inflamm Bowel Dis, 2009, 15(4)：630 - 638.

［13］ Kameyama H, Nagahashi M, Shimada Y, et al. Genomic characterization of colitis-associated colorectal cancer［J］. World J Surg Oncol, 2018, 16(1)：121.

［14］ Jess T, Rungoe C, Peyrin-Biroulet L. Risk of colorectal cancer in patients with ulcerative colitis：a meta-analysis of population-based cohort studies［J］. Clin Gastroenterol Hepatol, 2012, 10(6)：639 - 645.

［15］ Mahmoud R, Shah S C, Ten Hove J R, et al. No association between pseudopolyps and colorectal neoplasia in patients with inflammatory bowel disease［J］. Gastroenterology, 2019, 156(5)：1333 - 1344.

［16］ Farraye F A, Odze R D, Eaden J, et al. AGA medical position statement on the diagnosis and management of colorectal neoplasia in inflammatory bowel disease［J］. Gastroenterology, 2010, 138(2)：738 - 745.

［17］ Qiu X Y, Ma J J, Wang K, et al. Chemopreventive effects of 5-aminosalicylic acid on inflammatory bowel disease-associated colorectal cancer and dysplasia：a systematic review with meta-analysis［J］. Oncotarget, 2017, 8(1)：1031 - 1045.

［18］ Lamb C A, Kennedy N A, Raine T, et al. British Society of Gastroenterology consensus guidelines on the management of inflammatory bowel disease in adults

［J］．Gut，2019，68（Suppl 3）：s1 - s106.

［19］ Klinger A L, Kann B R. Endoscopy in inflammatory bowel disease［J］. Surg Clin North Am, 2019, 99(6): 1063 - 1082.

［20］ Rubin D T, Ananthakrishnan A N, Siegel C A, et al. ACG clinical guideline: ulcerative colitis in adults［J］. Am J Gastroenterol, 2019, 114(3): 384 - 413.

［21］ Laine L, Kaltenbach T, Barkun A, et al. SCENIC international consensus statement on surveillance and management of dysplasia in inflammatory bowel disease［J］. Gastrointest Endosc, 2015, 81(3): 489 - 501.

［22］ Ansell J, Grass F, Merchea A. Surgical management of dysplasia and cancer in inflammatory bowel disease［J］. Surg Clin North Am, 2019, 99(6): 1111 - 1121.

［23］ Shah S C, Ten Hove J R, Castaneda D, et al. High risk of advanced colorectal neoplasia in patients with primary sclerosing cholangitis associated with inflammatory bowel disease［J］. Clin Gastroenterol Hepatol, 2018, 16(7): 1106 - 1113.

［24］ Krugliak Cleveland N, Rubin D T, Hart J, et al. Patients with ulcerative colitis and primary sclerosing cholangitis frequently have subclinical inflammation in the proximal colon［J］. Clin Gastroenterol Hepatol, 2018, 16(1): 68 - 74.

［25］ Ross H, Steele S R, Varma M, et al. Practice parameters for the surgical treatment of ulcerative colitis［J］. Dis Colon Rectum, 2014, 57(1): 5 - 22.

［26］ Awais D, Siegel C A, Higgins P D. Modelling dysplasia detection in ulcerative colitis: clinical implications of surveillance intensity［J］. Gut, 2009, 58(11): 1498 - 1503.

［27］ Blonski W, Kundu R, Lewis J, et al. Is dysplasia visible during surveillance colonoscopy in patients with ulcerative colitis? ［J］. Scand J Gastroenterol, 2008, 43 (6): 698 - 703.

［28］ Rubin D T, Rothe J A, Hetzel J T, et al. Are dysplasia and colorectal cancer endoscopically visible in patients with ulcerative colitis? ［J］. Gastrointest Endosc, 2007, 65(7): 998 - 1004.

［29］ Subramanian V, Ramappa V, Telakis E, et al. Comparison of high definition with standard white light endoscopy for detection of dysplastic lesions during surveillance colonoscopy in patients with colonic inflammatory bowel disease［J］. Inflamm Bowel Dis, 2013, 19(2): 350 - 355.

［30］ Watanabe T, Ajioka Y, Mitsuyama K, et al. Comparison of targeted vs random biopsies for surveillance of ulcerative colitis-associated colorectal cancer ［J］. Gastroenterology, 2016, 151(6): 1122 - 1130.

［31］ Subramanian V, Mannath J, Ragunath K, et al. Meta-analysis: the diagnostic yield of chromoendoscopy for detecting dysplasia in patients with colonic inflammatory bowel disease［J］. Aliment Pharmacol Ther, 2011, 33(3): 304 - 312.

［32］ Shukla R, Salem M, Hou J K. Use and barriers to chromoendoscopy for dysplasia surveillance in inflammatory bowel disease［J］. World J Gastrointest Endosc, 2017, 9 (8): 359 - 367.

[33] Dekker E, van den Broek F J, Reitsma J B, et al. Narrow-band imaging compared with conventional colonoscopy for the detection of dysplasia in patients with long standing ulcerative colitis[J]. Endoscopy, 2007, 39(3): 216-221.

[34] Pellisé M, López-Cerón M, Rodríguez de Miguel C, et al. Narrow-band imaging as an alternative to chromoendoscopy for the detection of dysplasia in longstanding inflammatory bowel disease: a prospective, randomized, crossover study [J]. Gastrointest Endosc, 2011, 74(4): 840-848.

[35] Carballal S, Maisterra S, López-Serrano A, et al. Real-life chromoendoscopy for neoplasia detection and characterisation in long-standing IBD[J]. Gut, 2018, 67(1): 70-78.

[36] Marion J F, Waye J D, Israel Y, et al. Chromoendoscopy is more effective than standard colonoscopy in detecting dysplasia during long-term surveillance of patients with colitis[J]. Clin Gastroenterol Hepatol, 2016, 14(5): 713-719.

[37] Ten Hove J R, Shah S C, Shaffer S R, et al. Consecutive negative findings on colonoscopy during surveillance predict a low risk of advanced neoplasia in patients with inflammatory bowel disease with long-standing colitis: results of a 15-year multicentre, multinational cohort study[J]. Gut, 2019, 68(4): 615-622.

[38] Harpaz N, Polydorides A D. Colorectal dysplasia in chronic inflammatory bowel disease: pathology, clinical implications, and pathogenesis[J]. Arch Pathol Lab Med, 2010, 134(6): 876-895.

[39] Althumairi A A, Lazarev M G, Gearhart S L. Inflammatory bowel disease associated neoplasia: a surgeon's perspective [J]. World J Gastroenterol, 2016, 22 (3): 961-973.

[40] Choi C H, Ignjatovic-Wilson A, Askari A, et al. Low-grade dysplasia in ulcerative colitis: risk factors for developing high-grade dysplasia or colorectal cancer[J]. Am J Gastroenterol, 2015, 110(10): 1461-1471.

[41] Bernstein C N, Shanahan F, Weinstein W M. Are we telling patients the truth about surveillance colonoscopy in ulcerative colitis? [J]. Lancet, 1994, 343 (8889): 71-74.

[42] Blonski W, Kundu R, Furth E F, et al. High-grade dysplastic adenoma-like mass lesions are not an indication for colectomy in patients with ulcerative colitis[J]. Scand J Gastroenterol, 2008, 43(7): 817-820.

[43] Smith L A, Baraza W, Tiffin N, et al. Endoscopic resection of adenoma-like mass in chronic ulcerative colitis using a combined endoscopic mucosal resection and cap assisted submucosal dissection technique[J]. Inflamm Bowel Dis, 2008, 14(10): 1380-1386.

第十一章 溃疡性结肠炎的中医病因病机

溃疡性结肠炎是现代医学的病名,中医学并没此病名的记载。根据腹痛、腹泻、黏液脓血便的主要临床表现,可将其归属于中医学中"久痢""休息痢""肠澼""痢疾""大瘕泄""下利""滞下""便血""肠痈"等的病证范畴。本病活动期多以腹痛、便下赤白脓血、里急后重为主要表现,可归为"痢疾""下利";部分患者以大便带血为主要表现,可归为"便血";部分患者常感泻下滞涩不爽、黏滞重坠,可归为"滞下";脓血便也可归为"肠痈",如隋代巢元方《诸病源候论》[1]曰:"大便脓血,似赤白下利而实非也,是肠痈也。"缓解期一般表现为大便次数增多,粪质稀薄,可归为"泄泻"范畴。

中医学对溃疡性结肠炎的病因病机有其独特的认识,这既来源于古代医家对痢疾、泄泻、肠痈等病证成因的经典描述,也来自现代医家在临床实践中的不断探索,提出了对本病病因病机的认识,比较一致地认为溃疡性结肠炎的病因是脾气虚弱、感受外邪、饮食不慎、情志失调等。其病位在大肠,主要与脾、肝、肾、肺等脏腑的功能失调有关。其中脾气虚弱、湿热瘀互结是本病的关键病机。

第一节 溃疡性结肠炎的中医病因

素体脾气虚弱是溃疡性结肠炎的发病基础,感受外邪、饮食不节(洁)、情志失调等是主要的发病诱因。

一、脾气虚弱

本病的病位在肠腑,与脾胃关系密切。《诸病源候论》[1]曰:"凡痢皆由荣卫不足,肠胃虚弱,冷热之气,乘虚入客于肠间,肠虚则泄,故为痢也。"素体脾气虚弱,或因久病缠绵、饮食失调、起居不慎、劳倦内伤等损伤脾胃功能而致脾气虚弱。胃主受纳,胃气不足则不能正常受纳水谷;脾主运化,脾气虚弱,则不能运化精微,以致谷反成滞,水反成湿,水谷不分,湿滞内停,清浊混杂,并走于下,遂成泄泻。正如《素问·脏气法时论》[2]曰:"脾病者……虚则腹满肠鸣,飧泄食不化。"明代张介宾《景岳全书·杂证谟》[3]中也提道:"泄泻之本,无不由于脾胃。盖胃为水谷之海,而脾主运化,使脾健胃和,则水谷腐熟而化气化血,以行营卫。若饮食失节,起居不时,以致脾胃受伤,则水反为湿,谷反为滞,精华之气不能输化,乃致合污下降,而泻痢作矣。"脾气虚弱乃致病之根本和基础,若不能及时而有效治疗,可发展为中气下陷证,成为滑泄重症。

二、脾肾阳虚

先天禀赋强弱对溃疡性结肠炎的发生发展起着重要的作用。若先天禀赋不足或久病体虚,以致脾肾阳虚。肾为先天之本,脾为后天之本,先后天相互资助。肾阳为全身阳气的根本,脾阳根于肾阳,肾阳命门之火能助脾阳腐熟水谷,促进肠胃的消化吸收功能。脾阳不足,化源匮乏,久则亦能损及肾阳,两者可互为因果。命门火衰,脾肾阳虚,使泄泻日久不愈,甚至表现为五更泻。正如南宋杨士瀛《仁斋直指方论》[4]曰:"人皆以泄为脾羌,而不知肾病有泄焉。肾泄何如?曰:腹痛无定处,似痢非痢,骨弱面黧,脚下时冷者也。"《景岳全书·泄泻》[3]曰:"肾中阳气不足,则命门火衰,而阴寒独盛,故于子丑五更之后,当阳气未复,阴气盛极之时,即令人洞泄不止也。"同样,尽管痢疾以肠胃受损为主要表现,然其发病根本在脾肾,明代李中梓《医宗必读·痢疾》[5]曰:"痢之为证,多本脾肾,脾司仓廪……肾主蛰藏……二脏皆根本之地""肾为胃关,开窍于二阴,未有久痢而肾不损者。"

三、感受外邪

诱发本病的外邪是风、寒、暑、湿、热邪。明代汪机《医学原理·卷之六·痢门》[6]曰:"痢之为病,悉因脏腑不和,湿热郁于肠胃不能克化,又因风寒暑湿之邪,干之而动中。"明代龚廷贤《寿世保元·卷三·痢疾》[7]曰:"痢者,古之滞下是也,多由感受风寒暑湿之气,及饮食不节,有伤脾胃,宿积郁结而成者也。"

其中以湿邪为多见,《素问·六元正纪大论》[2]曰:"湿胜则濡泄。"因脾在五行属土,为太阴湿土之脏,喜燥而恶湿。同气相求,外来湿邪,最易困脾,致脾失健运,水谷混杂而下,故发本病。湿为阴邪,易阻滞气机,气机不畅则肠鸣、腹胀;湿性重浊,导致大便稀溏,混夹黏液;湿性黏滞,导致大便黏滞不爽,病程呈现缠绵、反复发作、病程较长的特点,且因为湿性黏滞,邪不独行,湿邪易与暑、热、寒、风相合为患。

湿与热邪相合为湿热之邪。湿为阴邪,易伤阳气,易困脾土,其性黏腻;热为阳邪,其性燔灼,易动血液,易伤津耗气。湿热蕴结于大肠,阻滞气机,气机不畅而致腹胀、腹痛、里急后重。热壅肉腐,脉络损伤而成溃疡、脓血,共为痢疾和肠痈。清代钱一桂《医略》[8]曰:"以痢之赤白名脓血,即是肠痈之类……论痢疾证治之理,正与痈疡机宜暗合,但未有直言肠疡流注疮疡之属,生于膜原,连络肠胃之间,脓血内溃,渗入肠中,漂澼而下,为痢之赤白者。"

毒邪,即有毒之邪也,指各种对机体产生毒性作用的致病因素。东汉许慎《说文解字》[9]曰:"毒,厚也。"毒乃邪之所"厚",即病邪的程度较为深重。王冰[10]注《素问·五常政大论》曰:"夫毒者,皆五行标盛暴烈之气所为也。"清代尤怡《金匮要略心典》[11]曰:"毒,邪气蕴藉不解之谓。"毒邪是痢疾和疮痈的病因。《景岳全书·痢疾》[3]曰:"痢疾之病,多病于夏秋之交……酷热之毒,蓄积为痢。"清代喻嘉言《寓意草》[12]曰:"疮疡之起,莫不有因。外因者,天行不正之时毒也,起居传染之秽毒也;内因者,醇酒厚味之热毒也,郁怒横决之火毒也。"清代吴谦《医宗金鉴·外科心法要诀》[13]曰:"痈疽原是火毒生,经络阻隔气血凝。"溃疡性结肠炎的发生与热毒、湿毒、浊毒有关,而以热毒为主。若热毒壅盛,则热毒与气血相互搏结,化为脓血。张锡纯《医学衷中参西录》[14]曰:"热毒侵入肠中肌肤,久至腐烂,亦犹汤火伤人肌肤至溃烂也……肠中脂膜腐败,由腐败而至于溃烂,是以纯下血水杂以脂膜,即西人所谓肠溃疡也……不可但以痢治,宜半从疮治。是以用金银花、粉甘草以解疮家之热毒。"

湿与寒邪相合化为寒湿之邪,侵及肠道。因寒性凝滞,湿性黏滞,寒湿相兼,以致气血运行不畅,则见腹痛、痢下白冻。正如明代秦景明《症因脉治·卷四·痢疾论》[15]所言:"寒湿时行,内气不足,乘虚感人,郁遏营卫,卫郁营泣,内传肠胃,则水谷不化,气血糟粕互相蒸酿,而痢下赤白之症作矣。"另外,感受寒邪,寒气入里化为热,而致痛疡。《灵枢·痈疽》[2]曰:"寒邪客于经络之中,则血泣,血泣则不通,不通则卫气归之,不得复反,故痈肿。寒气化为热,热胜则腐肉,肉腐则为脓。"

湿与风邪相合化为风湿之邪,侵犯肠道。因风邪具有善行而数变、风性主动的特点,故患者常表现为肠鸣,或腹痛、腹胀,得矢气则舒。此外,部分溃疡性结肠炎患者并发关节肿痛,也与感染风湿之邪有关。

湿与暑邪相兼为暑湿之邪,既可侵袭肺卫,从表入里,使脾胃升降失司,也可直接损伤脾胃,使运化失常,清浊不分,导致泻痢。夏秋季节,暑湿秽浊易于滋生。若起居不慎,劳作不休,暑湿之邪内侵肠道,湿热郁蒸,气血与之搏结于肠之脂膜,化为脓血而成湿热痢。如若侵及阳明气分,进而内窜营血,甚则进迫下焦厥阴、少阴,而致急重之疫毒痢。正如《景岳全书·杂证谟》[3]曰:"痢疾之病,多病于夏秋之交。古法相传,皆谓炎暑大行,相火司令,酷热之毒,蓄积为痢。"

综上所述,湿邪是引起溃疡性结肠炎的主要病邪,常与风、寒、暑、热相合夹杂而致病。正如清代沈金鳌《杂病源流犀烛·泄泻源流》[16]所言:"湿盛则飧泄,乃独由于湿耳。不知风、寒、热、虚虽皆能为病,苟脾强无湿,四者均不得而干之,何自成泄? 是泄虽有风寒热虚之不同,要末有不原于湿者也。"

四、饮食不慎

饮食因素是引起本病的重要原因。《素问·太阴阳明论》[2]曰:"饮食不节,起居不时者,阴受之……下为飧泄,久为肠澼。"《太平惠民和剂局方》[17]曰:"皆因饮食失调,动伤脾胃,水谷相拌,运化失宜,留而不利,冷热相搏,遂成痢疾。"平素嗜食肥甘厚味、辛辣刺激,或嗜好饮酒者,易在体内酿生湿热,或在夏秋季节内外湿热交蒸之时,饮食不洁,导致湿热毒邪,直趋肠道,蕴结于肠之脂膜,湿热毒邪与气血搏结,热壅肉腐,化为脓血,成湿热痢或疫毒痢。若湿热内郁不清,久伤阴血,形成阴虚痢。若其平素恣食生冷瓜果,伤及脾胃,中阳不足,湿从寒化,寒湿内蕴,再贪凉饮冷或进不洁食物,寒湿食积壅塞于肠中,气机不畅,气滞血瘀,气血与肠中腐浊之气搏结于肠之脂膜,化为脓血而成寒湿痢。例如,《景岳全书·杂证谟》[3]曰:"因热贪凉者,人之常事也。过食生冷,所以致痢。"脾胃素弱之人,屡伤寒湿,或湿热痢过服寒凉之品,克伐中阳,每成虚寒痢。

暴饮暴食,超过脾胃运化的能力,致宿食停滞,湿热内蕴,胃肠气血瘀滞,化为脓血。例如,《景岳全书·杂证谟》[3]曰:"若饮食失节,起居不时,以致脾胃受伤,则水反为湿,谷反为滞,精华之气不能输化,乃致合污下降,而泻痢作矣。"

饮食因素也是引起本病复发的重要原因。乳制品、虾蟹海鲜和红肉等食物常导致疾病复发。《圣济总录》[18]曰:"肠中宿挟痼滞,每遇饮食不节,停饮不消,即乍瘥乍发。"

五、情志失调

脾气素虚,复因情志失调,忧郁恼怒,精神紧张,以致肝气失于疏泄,横逆乘脾犯胃。

脾胃受制,运化失常,气滞血涩,饮食难化,可渐成泻下赤白黏冻。正如《景岳全书·杂证谟》[3]所曰:"凡遇怒气便作泄泻者,必先以怒时挟食,致伤脾胃。故但有所犯,即随触而发,此肝脾二脏之病也。盖以肝木克土,脾气受伤而然。"

脾藏意。若平素思虑过多,易出现脾弱营虚。脾弱运化不健,水谷难化,水湿内停,气机受阻,血行不畅,气滞血瘀损伤肠道脉络,可渐成下痢赤白。正如《症因脉治·卷四·痢疾论》[15]所曰:"忧愁思虑则伤脾,脾阴既伤,则转输失职,日饮水谷,不能运化……气至其处则凝,血流其处则泣。气凝血泣,与稽留之水谷相胶固……而滞下之证作矣。"

第二节　溃疡性结肠炎的中医病机

溃疡性结肠炎的病位在大肠,主要与脾、肝、肾、肺诸脏腑的功能失调有关。其病理性质为本虚标实。本病的病理因素为湿热、瘀热、热毒、浊毒、气滞、血瘀等。本病根据病程可分为活动期和缓解期。活动期多属实证,主要病机为湿热蕴肠,气血不调。缓解期多属虚证,主要病机为脾气虚弱或脾肾两虚。

一、脏腑功能失调

1. 脾肾虚弱

素体脾肾虚弱者,易发病,易传变,易复发,迁延难愈。本病发病之本常常在于患者先天禀赋不足,脾气虚弱,或肾阳不足。肾为先天之本,脾为后天之本,先后天相互资助。若脾肾虚弱,导致体质虚弱,正气不足于内,六淫邪气易侵袭人体而犯病。正如《景岳全书·杂证谟》[3]中曰:"凡里急后重者,病在广肠最下之处,而其病本则不在广肠,而在脾肾……泄泻之本,无不由于脾胃……脾强者,滞去即愈。此强者之宜清宜利,可逐可攻也。脾弱者,因虚所以易泻。因泻所以愈虚。盖关门不固,则气随泻去。气去则阳衰。阳衰则寒从中生,固不必外受风寒,而始谓之寒也。"脾主运化,脾具有把饮食物化生为水谷精微并转输至全身以发挥滋养的作用。胃主受纳,腐熟水谷,为"太仓之海"。脾胃纳运相得,升降相宜,可发挥正常的消化吸收功能,正如《景岳全书·杂证谟》[3]所曰:"胃司受纳,脾主运化,一纳一运,化生精气。"若脾胃虚弱,升降失司,水湿内停,湿阻气机,郁而化热,湿热蕴肠;或不能受纳水谷和运化精微,以致水反为湿,谷反为滞,蕴而化热,乃致泻痢。脾胃虚弱,湿邪内停,容易受外湿侵袭;内外交困,脾气更为虚弱,即所谓同气相求,内外相感。

肾阳为阳之根本,属人身之真阳。脾阳根于肾阳,脾胃腐熟水谷,游溢精气,有赖肾阳的温煦功能。若素体肾气怯弱,或久病损及肾阳,命门火衰,或年迈体衰,真阳亏虚,不能温煦脾土。而脾阳根于肾阳,肾阳不煦,中虚内寒,脾失健运,水湿内停,易致泻痢的发生。正如《素问·水热穴论》[2]曰:"肾者,胃之关也。关门不利,故聚水而从其类也。"《景岳全书·杂证谟》[3]曰:"肾中阳气不足,则命门火衰……令人洞泄不止。"另外,肾气为气之根,脾气亏虚日久,必伤肾气。肾失封藏,肾气不固,大便滑脱不禁,临床上表现常为五更泻、虚寒痢症状。

2. 肝脾不调

肝主疏泄,能够促进脾胃运化。正如清代唐宗海《血证论·脏腑病机论》[19]曰:"木之性主于疏泄,食气入胃,全赖肝木之气以疏泄之,而水谷乃化。"肝主疏泄对脾胃运化的影响主要表现在两个方面:一是调畅气机,调节脾胃之气的升降,从而促进脾胃受纳腐熟、运化升清的功能。二是调节胆汁的分泌和排泄。食物的消化吸收依赖于胆汁的分泌和排泄,而胆汁的分泌和排泄则依赖肝主疏泄的功能。肝主疏泄功能正常,全身气机调畅,胆汁才能够正常地分泌与排泄。肝气郁结、疏泄不及或肝气过旺、疏泄太过都会影响脾胃,尤其是当脾气亏虚时,易为肝木所侮,而成木土失调之证。正如《景岳全书·杂证谟》[3]曰:"凡遇怒气便作泄泻者……盖以肝木克土,脾气受伤而然。"清代何梦瑶《医碥·泄泻》[20]曰:"有肝气滞,两胁痛而泻者,名肝泻。"情志与肝关系密切,长期的情志不遂,易导致肝气郁结。木犯脾土,肝脾不调,脾失健运,胆汁分泌排泄障碍,进一步阻碍脾胃的消化吸收功能,清浊不分,混杂而下,进而出现腹泻;此外,肝气不疏,气机郁滞不通,不通则痛,表现为腹痛。肝藏血,体阴而用阳,若风邪扰和,易致出血。气郁化火,损伤血络,也会导致大肠出血,表现为便血。部分溃疡性结肠炎患者合并肠易激综合征,易受情绪影响而常出现腹痛即泻、泻后痛缓症状。

3. 肺肠失和

肺位于上焦,系五脏六腑之华盖,主宣发肃降,通调水道。大肠为传导之官,变化出焉,传导糟粕。肺与大肠相表里,大肠传导功能的正常与否,有赖于肺气的清肃下降。肺气肃降,大肠之气亦随之而降,传导正常,使大便排出通畅。正如清代唐宗海《中西汇通医经精义》[21]曰:"小肠中物至此,精汁尽化,变为糟粕而出。其所能出之故,则赖大肠为之传导。而大肠之所以能传导者,以其为肺之腑。肺气下达,故能传导。是以理大便必须调肺气。"因此调整大肠的传导功能,可以从调整肺脏的宣降功能入手。因肺气不调,可影响大肠的传导排泄功能,导致泻痢的发生。正如《素问·四气调神大论》[2]曰:"逆之则伤肺,冬为飧泄。"汉代华佗《中藏经》[22]亦记载:"肺病久则传入大肠,手阳明是其经也。寒则泄,热则结,绝则利下不止而死。"《诸病源候论》[1]曰:"大肠,肺之腑也,为传导之官,变化出焉。水谷之精,化为血气,行于经脉,其糟粕行于大肠也。肺与大肠为表里,而肺主气,其候身之皮毛。春阳气虽在表,而血气尚弱。其饮食居处,运动劳役,血气虚者,则风邪所伤,客在肌肉之间,后因脾胃气虚,风邪又乘虚而进入于肠胃,其脾气弱,则不能克制水谷,故糟粕不结聚而变为痢也。"其后医家发挥更多,如明代李中梓《本草通玄》[23]曰:"肺火移于大肠,则见下痢腹痛,肠鸣腹痛。"清代喻昌《医门法律》[24]曰:"肺移热于大肠,久为肠澼。"部分溃疡性结肠炎患者合并肺损伤,影响肺通气功能,出现咳嗽、咳痰和气喘等症状。临床上也见有因患上呼吸道感染而诱发溃疡性结肠炎患者病情复燃。

二、病理因素郁滞

溃疡性结肠炎的病理因素有湿邪、湿热、瘀热、热毒、浊毒、气滞、血瘀等,其中瘀热是重要而基本的病理因素。

瘀热贯穿溃疡性结肠炎的始终,导致疾病缠绵不愈、反复发作。早有血瘀致泻痢之说,如清代王清任《医林改错》[25]曰:"腹肚作泻,久不愈者,必瘀血为本。"清代李用粹

《证治汇补·瘀血痢》[26]曰:"恶血不行,凝滞于内,侵入肠间,而成痢疾。"瘀热是瘀和热相互胶结而形成的病理因素。清代柳宝诒《温热逢源》[27]曰:"平时有瘀血在络,或因病而有蓄血,温热之邪与之纠结,热附血而愈觉缠绵,血得热而愈形胶固。"瘀热内停是肠痈和痢疾的共同病机。《诸病源候论》[1]曰:"肠痈者,由寒湿不适,喜怒无度,使邪气与荣卫相干,在于肠内。遇热加之,血气蕴积,结聚成痈。热积不散,血肉腐坏,化而为脓。"元代朱震亨《金匮钩玄·滞下辩论》[28]曰:"其湿热积瘀,干于血分则赤,干于气分则白,赤白兼下,气血俱受邪矣。"瘀热还是休息痢复发的病机。《中西汇通医经精义 医易通说 医学见解 痢证三字诀 本草问答》[29]中《痢证三字诀》曰:"或逾时逾年而又复发,名休息痢,谓其已休止而又复生息也,是瘀热留伏于膜油隐匿之地。"临床上溃疡性结肠炎患者常表现发热、便血、腹部固定部位疼痛、舌质暗红等瘀热症状。尤其是在活动期的患者瘀热症状明显,多见大便夹脓血、里急后重、肛门灼热、腹部固定部位疼痛或刺痛、唇色深红或暗红,以及舌质深红、暗红、红紫或有瘀点、瘀斑,脉细涩或结伴数等症状。处于缓解期的患者瘀热症状减轻,可见腹部隐痛、舌下血管扩张、色泽紫暗等久病入络症状。

三、病机转归

溃疡性结肠炎是慢性肠道炎症性疾病,复发与缓解交替,病程迁延日久,故多称为久痢。巢元方将久痢详细分为久水谷痢、久赤白痢、久赤痢、久脓血痢、久冷痢、久热痢等,皆由脾胃大肠虚弱,复受风、寒、冷、热邪气所致。《诸病源候论》[1]曰:"夫久水谷痢者,由脾胃大肠虚弱,风邪乘之,则泄痢。虚损不复,遂连滞涉引岁月,则为久痢也……久赤白痢者,是冷热乘于血,血渗肠间,与津液相杂而下。甚者肠虚不复,故赤白连滞,久不瘥也……久赤痢者,由体虚、热乘于血,血渗肠间,故痢赤。肠胃虚不平复,其热不退,故经久不瘥……久脓血痢者,热毒乘经络,血渗肠内,则变为脓血痢。热久不歇,肠胃转虚,故痢久不断……冷痢者,由肠胃虚弱,受于寒气,肠虚则泄,故为冷痢也。凡痢色青、色白、色黑,并皆为冷痢。色黄、色赤,并是热也。故痢色白,食不消,谓之寒中也……久冷痢者,由肠虚而寒积,故冷痢久断也……久热痢候,此由肠虚热积,其痢连滞,故久不瘥也。"

1. 活动期

活动期溃疡性结肠炎的主要病机是湿热壅结于大肠,肠道传导失司;湿热与气血相搏结,气滞血瘀,肠络损伤。汉代张机《伤寒论·辨厥阴病脉证并治》[30]曰:"下利,脉数而渴者,今自愈;设不差,必清脓血,以有热故也。"金代刘完素《素问玄机原病式·六气为病》[31]曰:"诸泻痢兼属于湿,今反言气燥者,谓湿热甚于肠胃之内,而肠胃怫热郁结,而又湿主乎痞,以致气液不得宣通。"《杂病源流犀烛·痢疾源流》[16]记载:"大抵痢之病根,皆由湿蒸热壅,以至气血凝滞,渐至肠胃之病。"清代叶桂《临证指南医案·泄泻》[32]曰:"泄泻,注下症也……溏泄之肠垢污积,湿兼热也。"

病在气分,气机阻滞,腑气不通,则腹胀腹痛,或伴里急后重。若热壅血瘀,气血凝滞,脂膜血络受损,血败肉腐,壅滞成脓,内溃而成疡,出现泄泻、脓血便等。湿热内蕴证临床表现为腹泻、腹痛、里急后重,大便脓血相兼或血多脓少,便次频繁,排便黏滞不爽,肛门坠痛或灼热,兼见烦热口渴、小便短赤等全身表现,舌质红,苔黄腻,脉濡数。如清代林珮琴《类证治裁·痢症》[33]所言："症由胃腑湿蒸热壅,致气血凝结,挟糟粕积滞,进入大小腑,倾刮脂液,化脓血下注。"

若便血鲜红,也可能与风有关,谓之肠风。风与湿热相合,壅遏肠道,损伤脉络,血溢脉外,而见便血鲜红。《杂病源流犀烛·诸血源流》[16]记载："肠风者,肠胃间湿热郁积,甚至胀满而下血也。"清代李用粹《证治汇补·下窍门》[26]记载："或外风从肠胃经络而入客,或内风因肝木过旺而下乘,故曰肠风。"

古代医家认识到了痢疾患者同时出现口里生疮和肠间生疮,是因为胃之虚热所致。如《诸病源候论》[1]曰："凡痢口里生疮,则肠间亦有疮也……此由挟热痢,脏虚热气内结,则疮生肠间。热气上冲,则疮生口里。然肠间、口里生疮,皆胃之虚热也。"

临床上有些患者出现寒热错杂、虚实相兼之证。例如,上热下寒证,出现上热症状如口干苦、口腔溃疡、牙龈肿痛、面生痤疮、双眼红赤,下寒症状如腹凉、畏怕风冷、腹中冷痛、大便稀溏。《诸病源候论》[1]曰："夫人荣卫不调,致令阴阳痞塞,阳并于上则上热,阴并于下则下冷。上焦有热,或喉口生疮,胸膈烦满;下焦有冷,则腹胀肠鸣,绞痛泄痢。"脾虚肠热证,患者有脾虚症状如体倦疲乏、纳呆、大便稀溏、舌淡苔白、脉细弱,又见大便臭秽,夹有稠脓、便血鲜红、肛门灼热等肠热症状。

2. 缓解期

缓解期邪势已衰,且病程日久,脾气虚弱,临床表现为乏力、纳呆,或仅见腹泻、少量黏液便等症状,或遇饮食不慎、劳累及精神刺激,易加重复发。脾虚日久及肾,终致脾肾两虚,出现大便溏稀、腹部冷痛、畏寒喜暖、四肢不温、腰骶酸痛等症状。当然,在缓解期,许多溃疡性结肠炎患者脏腑、气血功能正常,没有明显的全身和肠道症状。

参 考 文 献

[1] 巢元方.诸病源候论[M].黄作阵点校.沈阳:辽宁科学技术出版社,1997.

[2] 杨永杰,龚树全.黄帝内经[M].北京:线装书局,2009.

[3] 张介宾.景岳全书[M].赵立勋主校.北京:人民卫生出版社,1991.

[4] 杨士瀛.仁斋直指方论[M].福州:福建科学技术出版社,1989.

[5] 李中梓.医宗必读[M].天津:天津科学技术出版社,1999.

[6] 汪机.医学原理(上)[M].储全根,万四妹校注.北京:中国中医药出版社,2009.

[7] 龚廷贤.寿世保元[M].沈阳:辽宁科学技术出版社,1997.

[8] 钱一桂.医略[M].北京:中医古籍出版社,1985.

[9] 许慎.说文解字[M].上海:上海古籍出版社,2007.

[10] 王冰.黄帝内经素问[M].戴铭,张淑贤,林怡,等点校.南宁:广西科学技术出版社,2016.

[11] 尤怡.金匮要略心典[M].太原:山西科学技术出版社,2008.

[12] 喻嘉言.寓意草[M].上海:上海科学技术出版社,1959.

[13] 吴谦.医宗金鉴[M].北京:人民卫生出版社,1958.

[14] 张锡纯.医学衷中参西录[M].王云凯,李彬之,韩煜重校.石家庄:河北科学技术出版社,2002.

[15] 秦景明.症因脉治[M].上海:第二军医大学出版社,2008.

[16] 沈金鳌.杂病源流犀烛[M].李占永,李晓林校注.北京:中国中医药出版社,1994.

[17] 陈承,裴宗元,陈师文.太平惠民和剂局方[M].彭建中,魏富有点校.沈阳:辽宁科学技术出版社,1997.

[18] 赵佶.圣济总录[M].北京:人民卫生出版社,1962.

[19] 唐宗海.血证论[M].孙玉信,朱平生点校.上海:第二军医大学出版社,2005.

[20] 何梦瑶.医碥[M].北京:中国中医药出版社,2009.

[21] 唐容川.中西汇通医经精义[M].成都:成都文化书局,1908.

[22] 华佗.中藏经[M].农汉才.北京:学苑出版社,2007.

[23] 李中梓.本草通玄[M].付先军,周扬,范磊,等校注.北京:中国中医药出版社,2015.

[24] 喻昌.医门法律[M].赵俊峰点校.北京:中医古籍出版社,2002.

[25] 王清任.医林改错[M].鲁兆麟主校,石学文点校.沈阳:辽宁科学技术出版社,1997.

[26] 李用粹.证治汇补[M].吴唯校注.北京:中国中医药出版社,1999.

[27] 柳宝诒.温热逢源[M].北京:人民卫生出版社,1959.

[28] 朱震亨.金匮钩玄[M].北京:人民卫生出版社,1980.

[29] 唐容川.中西汇通医经精义 医易通说 医学见解 痢证三字诀 本草问答[M].太原:山西科学技术出版社,2013.

[30] 张机.伤寒论[M].上海中医学院中医基础理论教研组校注.上海:上海人民出版社,1976.

[31] 刘完素.素问玄机原病式[M].石学文点校.沈阳:辽宁科学技术出版社,1997.

[32] 叶天士.临证指南医案[M].华岫云编订.北京:华夏出版社,1995.

[33] 林珮琴.类证治裁[M].孙玉信,朱平生主校.上海:第二军医大学出版社,2008.

第十二章 溃疡性结肠炎的辨证论治

近年来,国家中医药管理局、中华中医药学会脾胃病分会、中国中西医结合学会消化系统疾病专业委员会和世界中医药学会联合会消化病专业委员会召集脾胃病专家制定和更新了溃疡性结肠炎的中医诊疗方案和共识意见,对于规范临床实践具有重要指导意义。本章介绍溃疡性结肠炎的治疗原则、辨证论治、中成药的辨证应用、中医证候研究概况和中药治疗的作用机制研究。

第一节 溃疡性结肠炎的治疗原则

在临床上制订溃疡性结肠炎的中医治疗方案时,需要重点关注以下事项。① 溃疡性结肠炎的自然史;② 患者的疾病治疗经过,复发频率;③ 疾病类型: 活动期、缓解期;④ 病情程度: 轻度、中度、重度;⑤ 病变部位: 直肠、左半结肠、广泛结肠病变;⑥ 中医证型: 大肠湿热证、热毒炽盛证、脾虚湿蕴证、寒热错杂证、肝郁脾虚证、脾肾阳虚证、阴血亏虚证;⑦ 症状: 腹泻、黏液血便、腹痛、腹胀、食欲缺乏、贫血、营养不良;⑧ 西药的效果、副作用: 柳氮磺吡啶、美沙拉秦、激素、硫唑嘌呤、环孢素、英夫利西单抗等;⑨ 中药、西药的联合应用;⑩ 药物口服、灌肠、栓剂的联合应用;⑪ 治疗方案的效益与风险;⑫ 异型增生、肠癌的监测;⑬ 饮食指导,营养支持,心理疏导。

溃疡性结肠炎的治疗原则是扶正祛邪。既要清除湿热瘀毒等病邪和病理产物,又要调节阴阳、调理脏腑、补益气血,共奏消炎愈疡、增强体质和防止复发之功。溃疡性结肠炎的病位在大肠,主要与脾、肝、肾、肺诸脏的功能失调有关。其病理性质为本虚标实,主要病理因素为湿邪(热)、瘀热、热毒、痰浊、气滞、血瘀等。活动期多属实证,主要病机为湿热与气血相搏结,湿热壅滞肠道,气血不调,肠络损伤。重度患者以热毒、瘀热为主。反复难愈者应考虑痰浊血瘀的因素。缓解期多属虚实夹杂,主要病机以脾虚为主,湿邪留恋,日久脾虚及肾,脾肾两虚。因此,在活动期是以清化湿热、清热解毒、行气化瘀祛邪为主,而以健脾益气扶正为辅。在缓解期是以健脾益气扶正为主或以健脾补肾为主,而以清化湿热、行气化瘀祛邪为辅。

参照痢疾的治疗方法。金代李杲《东垣试效方·泻痢肠澼论》[1]曰:"大抵治病,当求其所因,细察何气所胜,取相克之药平之,随其所利而利之,以平为期,此治之大法也。"南宋严用和《重订严氏济生方·痢疾论治》[2]曰:"每遇此证,必先导涤肠胃,次正根本,然后辨其风冷暑湿,而为之治法。故伤热而赤者,则清之;伤冷而白者,则温之;伤风而纯下清血者,则祛逐之;伤湿而下豆羹汁,则分利之;又如冷热交并者,则温凉以调之;伤损而成久毒痢者,则化毒以保卫之。"金代刘完素《素问病机气宜保命集》[3]曰:"行血则便脓自愈,调气则后重自除。"清代叶桂于《临证指南医案·痢》[4]记载:"古贤治痢,不离通涩二法。"根据病证的寒热虚实,而确定治疗原则。热痢清之,寒痢温之,寒热交错者温清并用。初痢实则通之,久痢虚则补之,虚实夹杂者攻补(通涩)兼施。调理气血的方法要贯穿始终。

参照痈疡的治疗方法。清代邹岳《外科真诠·疮疡要诀》[5]曰:"凡毒用药,当分初、中、末之异。初宜散热解毒通经为主,以图消散。中宜排托为主,以图逐毒成脓。末宜温补为主,以图易于收功,此大法也。"参考中医外科对于疮疡"消托补"三期分治的方法,在活动期或早期以清消为主,中期以补托为主,缓解期或后期以温补为主。清消肠痈,可参考张机的大黄牡丹皮汤和薏苡附子败酱散。明代陈实功《外科正宗》记载有多种治疗疮疡的方法,其中益气托毒法和温阳托毒敛疮法是代表。托补内疡,临证时可借鉴托里消毒散和神功内托散的选方用药[6]。

重视整体与局部相结合的辨证治疗。在整体上辨明脏腑气血阴阳的盛衰,而分别予健脾益气、疏肝解郁、温补脾肾、肺肠同治等治疗。在局部辨清肠道病变部位炎症、黏液、糜烂、溃疡、出血等情况,给予清热化湿、活血化瘀、凉血止血、生肌愈疡等不同的治疗。

采用综合治疗方法,包括口服汤药配合灌肠、栓剂纳肛、针灸、穴位敷贴、推拿、按摩、饮食指导和心理疏导等,这些都是具有中医治疗特色的医疗技术,内外合治,身心同调,可以取得更好疗效。

第二节　溃疡性结肠炎的辨证治疗

临床上治疗溃疡性结肠炎的主要方法是辨证论治。辨证是将四诊所收集的临床资料进行综合分析,概括出疾病的病因、病机、病性及病位,推断内在的病理变化,以获得对疾病的全面认识。在溃疡性结肠炎的辨证论治中,脏腑辨证和气血辨证较为常用。中华中医药学会脾胃病分会《溃疡性结肠炎中医诊疗专家共识意见(2017)》[7],将溃疡性结肠炎分为7个证型:大肠湿热证、热毒炽盛证、脾虚湿蕴证、寒热错杂证、肝郁脾虚证、脾肾阳虚证、阴血亏虚证。中国中西医结合学会消化系统疾病专业委员会《溃疡性结肠炎中西医结合诊疗共识意见(2017年)》[8]也将溃疡性结肠炎分为7个证型:大肠湿热证、脾虚湿阻证、脾肾阳虚证、肝郁脾虚证、瘀阻肠络证、寒热错杂证、热毒炽盛证。结合以上专家共识意见,本书将溃疡性结肠炎分为8个证型:大肠湿热证、热毒炽盛证、脾虚湿蕴证、寒热错杂证、肝郁脾虚证、脾肾阳虚证、阴血亏虚证、瘀阻肠络证。

一、大肠湿热证

临床表现:腹部疼痛或胀痛,腹泻,泻下黏液脓血,色白赤,黏稠如胶冻,或有腥臭味,伴里急后重,肛门灼热感,口干口苦,小便短赤,舌质红,苔黄腻,脉滑数。若热重于湿者,泻下赤多白少,或纯下赤冻,口渴引饮,小便灼热;湿重于热者,泻下黏液白多赤少,胸脘痞闷明显,身困沉重感;夹食积者,嗳腐吞酸,腹痛胀满而拒按,泻下腐臭。兼有表证者,恶寒,头痛,发热,脉浮数。

证候分析:湿热积滞,蕴结肠中,气血阻滞,传导失司。盖火热之性急迫,气机阻遏,不通则痛,故腹痛里急;气滞湿阻,泻下不畅,而见后重。湿热熏蒸,气血瘀滞,化为黏液脓血;湿热下注,则肛门灼热,小便短少;苔黄腻,脉滑数,俱为湿热熏蒸之象。热重者,易伤津伤血,故泻下赤多、口渴;湿重者,易伤气,阻遏气机,故泻下白多赤少、胸痞身重。夹食积者,食滞胃肠,酿生湿热,腑气内阻,化为脓血,则痢下不爽,腹痛拒按;食停腐败,见嗳腐吞酸、泻下物腐臭如败卵;若表证未解,里热已盛,营卫失调,见恶寒、头痛、发热、脉浮数等症。

治法:清热化湿,调气和血。

主方:芍药汤(《素问病机气宜保命集》)。组成:白芍、黄连、黄芩、大黄、炒当归、肉桂、木香、槟榔、甘草。

方药分析:方中黄芩、黄连苦寒,入大肠经,功善清热燥湿解毒,以除致病之因,为君药。重用芍药养血和营、缓急止痛,配以当归养血活血,体现"行血则便脓自愈",且兼顾湿热邪毒熏灼肠络、耗伤阴血之虑;木香、槟榔行气导滞,暗合"调气则后重自除",四药配伍,调气和血,是为臣药。大黄苦寒沉降,合黄芩、黄连则清热燥湿之功著,合当归、白芍则活血行气之力彰,且泻下通腑可导湿热积滞从大便而去,此乃"通因通用"之法;入少量温热之肉桂,既可助当归、白芍行血和营,又能减黄连、黄芩苦寒之性,共为佐药。甘草调和诸药,与白芍相配,缓急止痛,亦为佐使。诸药合用,湿去热清,气血调和,下痢可愈。

加减:脓血便明显者,加白头翁、地锦草、马齿苋等;血便明显者,加地榆、槐花、茜草等;大便白冻、黏液较多者,加苍术、薏苡仁健脾燥湿;腹痛较甚者,加延胡索、乌药、枳实理气止痛;身热甚者,加葛根、金银花、连翘解毒退热;若兼饮食积滞,嗳腐吐酸,腹部胀满者,加莱菔子、神曲、山楂等;若食积化热,痢下不爽,腹痛拒按者,可加用枳实导滞丸。

二、热毒炽盛证

临床表现:发病较急,便下脓血或血便,量多次频,痢下鲜紫脓血,里急后重显著,肛门灼热下坠,腹痛腹胀明显,伴发热口渴,或见头痛,烦躁不安,舌质红,苔黄燥,脉滑数。

证候分析:热毒壅盛于肠,燔灼气血。热毒炽盛,其性猛烈,故发病急;阳明热盛,灼伤津液,则发热口渴;热邪上攻,扰于清窍,而见头痛;热扰心神,而为烦躁;热毒鸱张,气血壅滞,故腹痛腹胀剧烈,里急后重甚;热毒熏灼,耗伤气血,损及络脉,暴注下迫,见泻下血水或如赤豆汁状。舌红绛,苔黄燥,脉滑数,均为热毒炽盛之症。

治法:清热祛湿,凉血解毒。

主方:白头翁汤(《伤寒论》)。组成:白头翁、黄连、黄柏、秦皮。

方药分析:白头翁苦寒而入血分为君,清热解毒,凉血止痢。黄连泻火解毒,燥湿厚肠,为治痢要药;黄柏清下焦湿热。两药共助君药清热解毒、燥湿治痢而为臣。秦皮苦涩性寒,清热解毒兼收涩止痢,用为佐使。四药合用,共奏清热解毒、凉血止痢之功。

加减:血便频多者,加仙鹤草、紫草、槐花、地榆、牡丹皮等;腹痛较甚者,加徐长卿、白芍、甘草等;发热者,加金银花、葛根等;若见热毒秽浊壅塞肠道,腹中满痛拒按,大便滞涩,臭秽难闻者,加大黄、枳实、芒硝;神昏谵语,甚则高热痉厥者,舌质红,苔黄糙,脉细数,属热毒深入营血,用犀角地黄汤①、紫雪丹;若热极风动,痉厥抽搐者,加水牛角、钩藤、石决明;若汗出肢冷,脉微细者,静脉滴注参附注射液或生脉注射液。若本证治不及时,正不胜邪,常可暴泻致脱,出现面色苍白、四肢厥逆、汗出喘促、脉微欲绝的凶险之证,应采取中西医结合抢救措施。急服参附汤、参附龙牡汤或独参汤。先回阳救逆,待脱固阳回之后,再据证治疗。

三、脾虚湿蕴证

临床表现:腹泻便溏,夹有不消化食物,黏液脓血便,白多赤少,或为白冻,脘腹胀满,腹部隐痛,绵绵不休感,伴肢体困倦,食少纳差,神疲懒言,舌质淡红,边有齿痕,苔薄白腻,脉细弱或细滑。

证候分析:湿盛困脾,中阳不足。脾阳不足,运化失职,则腹胀、纳差,身困乏力,大便溏薄,腹痛绵绵;湿邪流注于大肠,损伤气血,见大便溏薄,脓血杂下;湿阻气耗,见气短形疲。舌质淡、边有齿痕,苔白腻,脉濡缓为脾虚湿盛之象。

治法:益气健脾,化湿和中。

主方:参苓白术散(《太平惠民和剂局方》)。组成:党参、白术、茯苓、甘草、莲子肉、白扁豆、山药、薏苡仁、砂仁、桔梗。

方药分析:方中以人参补益脾胃之气,白术、茯苓健脾祛湿,共为君药。山药补脾益肺,莲子肉健脾涩肠,白扁豆健脾祛湿,薏苡仁健脾渗湿,均可资健脾止泻之力,共为臣药。佐以砂仁芳香醒脾,行气和胃,化湿止泻;桔梗宣利肺气,一者配砂仁调畅气机,治胸脘痞闷;二者开提肺气,以通调水道;三者以其为舟楫之药,载药上行,使全方兼有脾肺双补之功,同为佐药。甘草补脾和中,调和诸药,为佐使。诸药相合,益气健脾,渗湿止泻。

加减:大便白冻黏液较多者,加苍术、厚朴、干姜等;久泻气陷者,加黄芪、炙升麻、炒柴胡等;便中伴有脓血者,加马齿苋、败酱草、地榆;大便夹不消化食物者,加神曲、枳实;腹痛、畏寒喜暖者,加炮姜;寒甚者,加附子、干姜。

四、寒热错杂证

临床表现:下痢稀薄,夹有黏冻,反复发作,伴肛门灼热,畏寒怕冷,腹痛绵绵,口渴不欲饮,饥不欲食,舌质红或淡红,苔薄黄,脉弦或细弦。

证候分析:久泻久利,虚实夹杂,寒热错杂。脾虚失运,清阳不升,故见下痢稀薄,夹有黏冻,饥不欲食;畏寒怕冷、腹痛绵绵乃是阳气不足。因湿热之邪仍滞留,故见肛门灼热,口渴。舌质红或淡红,苔薄黄,脉弦或细弦,均为寒热错杂之象。

治法:温中补虚,清热化湿。

主方:乌梅丸(《伤寒论》)。组成:乌梅、黄连、黄柏、附子、桂枝、干姜、川椒、细辛、人参、当归。

方药分析:乌梅味酸,收敛止泻,为君药。黄连、黄柏苦寒清热,配附子、桂枝、干姜、川椒、细辛温脏祛寒,达到清上温下的目的,共为臣药。泄泻日久,必伤气血,故以

① 因犀角是国家保护动物,现多以清热地黄汤替代。

人参、当归益气补血,扶助正气,与桂枝、附子、干姜配伍,还可养血通脉,治疗畏寒怕冷、腹痛绵绵,同为佐药。炼蜜为丸,甘缓和中。诸药合用,共奏温中补虚,清热化湿之效。

加减:大便稀溏者,加山药、炒白术等;久泻不止者,加石榴皮、诃子;大便伴脓血者,去川椒、细辛,加秦皮、生地榆;腹痛甚者,加徐长卿、延胡索等。

五、肝郁脾虚证

临床表现:常表现为情绪抑郁或焦虑不安,症状常因情志因素诱发,出现大便次数增多,便前多有腹痛,腹痛即泻,泻后痛减,泻下大便稀烂或见黏液,伴有排便不爽,肠鸣辘辘,矢气频作,饮食减少,或有腹胀,舌质淡红,苔薄白,脉弦或弦细。

证候分析:肝旺乘脾,脾虚失运。肝气郁结,气机失畅,则腹痛欲泻,泻后痛减;气滞大肠,则少腹坠胀,里急后重;肝气犯胃,胃气不降,则胸脘痞满,嗳气不舒;肝脾不和,脾被湿困,运化失职,则大便溏薄,黏液较多,纳差;肝郁化热,伤及血络,血溢脉外,而见性情急躁,便夹脓血。舌质淡红,苔薄白,脉弦或弦细为肝郁脾虚之象。

治法:疏肝理气,健脾化湿。

主方:痛泻要方(《景岳全书》引刘溥方)合四逆散(《伤寒论》)。组成:陈皮、白术、白芍、防风、柴胡、枳实、甘草。

方药分析:方中柴胡疏肝解郁,为君药;白术健脾化湿,为臣药;陈皮、枳实理气,白芍柔肝缓急止痛,防风辛温,归肝、脾经,助白芍以疏肝养肝,辛温而散,醒脾燥湿,共为佐药;甘草配白芍柔肝缓急止痛,兼调和诸药,为佐使之用。诸药配伍,共奏疏肝理气、健脾化湿之效。

加减:腹痛、肠鸣较甚者,加木香、木瓜、乌梅等;腹泻明显者加党参、茯苓、山药、芡实等;排便不畅,矢气频繁者,加木香、槟榔理气导滞;腹痛隐隐,大便溏薄,倦怠乏力者,加党参、茯苓、炒扁豆健脾化湿;胸胁胀痛者,加青皮、香附疏肝理气;夹有黄白色黏液者,加黄连、木香清肠燥湿;兼有食滞者,加炒麦芽、鸡内金、槟榔等;兼夹血瘀者,加丹参、蒲黄等;兼心悸、失眠者,加黄连、五味子、莲子肉等。

六、脾肾阳虚证

临床表现:久泻不止,大便稀薄,夹有白冻,或伴有完谷不化,甚则滑脱不禁,腹痛喜温喜按,或腹胀,伴食少纳差,形寒肢冷,腰膝酸软,舌质淡胖,或有齿痕,苔薄白润,脉沉细。

证候分析:脾肾阳虚,寒湿阻滞。下痢稀薄,夹有白冻,腹痛喜温喜按,食少纳差,形寒肢冷等为久病正虚,脾胃虚寒,寒邪阻滞肠中所致;腰膝酸软,为脾病及肾,命门火衰所致。舌淡胖,苔薄白润,脉沉细,皆为脾肾阳虚不足之象。

治法:健脾补肾,温阳化湿。

主方:附子理中丸(《太平惠民和剂局方》)合四神丸(《证治准绳》)。组成:附子、人参、干姜、炒白术、甘草、补骨脂、肉豆蔻、吴茱萸、五味子、大枣。

方药分析:干姜大辛大热,温脾暖胃,助阳祛寒,附子辛热,归脾、肾经,入下焦而暖肾,祛湿除寒,共为君药。补骨脂温补命门之火以养脾土,肉豆蔻温中涩肠,助干姜、附子温暖脾肾;阳虚则兼气弱,气旺亦可助阳,故臣以甘温之人参,益气健脾,补虚助阳。君臣配伍,健脾补肾,治病之本。脾为中土,喜燥恶湿,脾虚则湿浊内生,反困脾胃,故佐以甘温苦燥之白术,既健脾补虚以助阳,又燥湿运脾以助生化,吴茱萸温暖脾肾以散阴寒,五味子温敛固肾,涩肠以止泻,大枣、甘草补脾养胃,共为佐使药。

加减:腰膝酸软者,加菟丝子、益智仁等;畏寒怕冷者,加肉桂;大便滑脱不禁者,加赤石脂、禹余粮等;脾胃虚寒,关门不利者,则用真人养脏汤;若偏于肾阳虚者,以腰膝酸软、五更作泻为主证,方用四神丸合桃花汤加味;若久泻不止,兼见脱肛者,上方加黄芪、升麻等升阳益气。

七、阴血亏虚证

临床表现:大便干结,排便不畅,或虚坐努责,夹有黏液便血,脓血黏稠,或下鲜血,常常反复发作,腹中隐隐灼痛,伴形体消瘦,胃纳不佳,口燥咽干,至夜转甚,虚烦失眠,五心烦热,舌红少津或舌质淡,少苔或无苔,脉细弱。

证候分析:阴虚之体,复病泄泻,或久泻不愈,伤阴耗血,以致阴虚肠燥。湿热熏蒸,津液损伤,故便溏夹有黏冻;若阴虚血燥,络脉受损,则下鲜血;阴亏于下,湿热交阻,故脐下疼痛;阴血亏虚,津液不足,故大便干结,口燥咽干,虚坐努责;肠中燥热,腑气不通,胃气不降,上焦壅滞,故胃纳不佳,阴病甚于阴时,故至夜转甚。虚烦失眠,五心烦热,舌质红,苔薄或花剥,脉细数,均为阴虚燥热之象。

治法:滋阴清肠,益气养血。

主方:驻车丸(《备急千金要方》)合四物汤(《太平惠民和剂局方》)。组成:黄连、阿胶、干姜、当归、熟地黄、白芍、川芎。

方药分析:方中以阿胶为君,养阴补血兼止血;熟地黄甘温滋腻,功善滋补营血,当归入血分,补血和血,白芍酸寒,养血敛阴,柔肝和营,川芎活血行气,祛瘀止痛,四药为补血调血的基础方,共为臣药;黄连清热燥湿,以祛湿热伏邪,干姜温胃散寒,配伍使用,补而不腻,同为佐药。诸药配伍,共奏滋阴清肠、益气养血之功。

加减:大便干结者,加麦冬、玄参、火麻仁等;面色少华者,加黄芪、鸡血藤等;若虚热灼津而见口渴、尿少、舌干者,加北沙参、石斛、玉竹等;如痢下血多者,加生地榆、牡丹皮、墨旱莲等;若湿热未清,症见口苦、肛门灼热者,加白头翁、秦皮等。若大便时干时溏,交替出现,伴纳差、身困乏力,此气阴两伤,可加党参、生黄芪、山药等。若久泻不止,阴损及阳,肾阴阳两虚,症见腹痛,大便秘结夹有黏液、脓血,腰酸背冷,小便清长,舌质淡,脉沉细,治宜坚阴润燥,温补肾阳,方用增液汤合济川煎加减。

八、瘀阻肠络证

临床表现:下利脓血,血色暗红或夹有血块,泻下不爽,腹部疼痛拒按,痛有定处,或胸胁胀痛,面色晦暗,口唇偏紫暗,甚至可有肌肤甲错,舌质暗红,有瘀点瘀斑,脉涩或弦细。

证候分析:湿热或寒湿之邪阻滞气机,气行不畅,气不行血,而导致血行不畅,日久瘀血阻滞大肠脉络,或湿热火毒之邪损伤脉络,导致血行脉外而为瘀血。瘀血阻络,不通则痛,而见腹部疼痛拒按;血溢脉外,随大肠糟粕排出体外,故见下利脓血、血色暗红或夹有血块;瘀血又可阻滞气机,导致气机不畅加重,故泻下不爽,胸胁胀痛。瘀血阻滞脉络,肌肤黏膜失养,故见面色晦暗、口唇偏紫暗,甚至出现肌肤甲错。舌质暗红,有瘀点瘀斑,脉弦或涩细,皆为瘀血之象。

治法:活血化瘀,理肠通络。

主方:少腹逐瘀汤(《医林改错》)。组成:当归、川芎、延胡索、蒲黄、五灵脂、没药、小茴香、干姜、赤芍。

方药分析:方中以当归活血养血,川芎活血止痛,为君药;延胡索活血止痛,蒲黄、五灵脂、没药活血化瘀,共为臣药;小茴香理气止痛,干姜温胃止痛,赤芍活血凉血,共为佐药。诸药配伍,共奏活血化瘀、理肠通络之效。

加减:腹满痞胀者,加枳实、厚朴;腹痛甚者,加三七(冲)、白芍、甘草。

第三节　中成药在溃疡性结肠炎中的辨证应用

中成药具有简、便、效、廉的特点,参考中华中医药学会脾胃病分会《溃疡性结肠炎中医诊疗专家共识意见(2017)》[7]、中国中西医结合学会消化系统疾病专业委员会《溃疡性结肠炎中西医结合诊疗共识意见(2017 年)》[8]和中华中医药学会脾胃病分会《消化系统常见溃疡性结肠炎中医诊疗指南(基层医生版)》[9],可在辨证准确的前提下选择合适的中成药治疗溃疡性结肠炎,亦能收到良好的治疗效果。

一、大肠湿热证

1. 虎地肠溶胶囊

药物组成:朱砂、虎杖、白花蛇舌草、败酱草、二色补血草、地榆(炭)、白及、甘草。

功效:清热,利湿,凉血。

主治:湿热蕴结证,症见腹痛,下痢脓血,里急后重。

用法用量:口服,每次 4 粒,每日 3 次。孕妇慎用。

2. 香连丸

药物组成:黄连(吴茱萸制)、木香。

功效:清热燥湿,行气止痛。

主治:大肠湿热所致的痢疾,症见大便脓血、里急后重、发热腹痛。肠炎、细菌性痢疾见上述证候。

用法用量:口服,每次 3~6 g,每日 2~3 次。

3. 肠胃康胶囊

药物组成:牛耳枫、辣蓼。

功效:清热除湿化滞。

主治:大肠湿热所致的痢疾,症见腹痛腹满,泄泻臭秽,恶心呕腐,或有发热、恶寒、苔黄、脉数等。

用法用量:口服,每次 2 粒,每日 3 次。

二、热毒炽盛证

葛根芩连丸(丸剂、片剂、胶囊、颗粒、口服液)

药物组成:葛根、黄连、黄芩、甘草。

功效:解肌,清热,止泻。

主治:泄泻腹痛,便黄而黏,肛门灼热。

用法用量:口服,丸剂,每次 3 g,每日 3 次;片剂,每次 3~4 片,每日 3 次;胶囊,每次 3~4 粒,每日 3 次;颗粒,每次 1 袋,每日 3 次;口服液,每次 1 支,每日 2 次。

三、脾虚湿蕴证

1. 补脾益肠丸

药物组成:白芍、白术、补骨脂、赤石脂、当归、党参、防风、干姜、甘草、黄芪、荔枝核、木香、肉桂、砂仁、延胡索等。

功效:补中益气,健脾和胃,涩肠止泻。

主治:脾虚泄泻证,症见腹泻、腹痛、腹胀、肠鸣。

用法用量:口服,每次 6 g,每日 3 次。

2. 参苓白术散(散剂、丸剂、颗粒)

药物组成:人参、茯苓、白术(炒)、山药、白扁豆(炒)、莲子、薏苡仁(炒)、砂仁、桔梗、甘草。

功能:补脾胃,益肺气。

主治:食少便溏,肢倦乏力。

用法用量:口服,散剂,每次 6~9 g,每日 2~3 次;丸剂,每次 6 g,每日 3 次;颗粒,每次 1 袋,每日 3 次。

四、寒热错杂证

乌梅丸

药物组成:乌梅肉、黄连、黄柏、附子(制)、干姜、桂枝、细辛、花椒(去目)、人参、当归。

功效:温脏止痢。

主治:久痢。

用法用量:口服,水丸,每次 3 g,大蜜丸,每次 2 丸,每日 2~3 次。

五、肝郁脾虚证

固肠止泻丸(浓缩丸、水丸、胶囊)

药物组成:乌梅、黄连、干姜、木香、罂粟壳、延胡索。

功能:调和肝脾,涩肠止痛。

主治:肝脾不和,泻痢腹痛。

用法用量:口服,浓缩丸,每次 4 g,水丸,每次 5 g,每日 3 次;胶囊,每次 6 粒,每日 3 次。

六、脾肾阳虚证

1. 固本益肠片(片剂、胶囊)

药物组成:党参、白术、炮姜、山药、黄芪、补骨脂、当归、白芍、延胡索、木香、地榆、赤石脂、儿茶、甘草。

功效:健脾温肾,涩肠止泻。

主治:脾肾阳虚所致的泄泻,症见腹痛绵绵、大便清稀或有黏液及黏液血便,食少腹胀,腰酸乏力,形寒肢冷,舌淡苔白,脉虚。慢性肠炎见上述证候者。

用法用量:口服,片剂,每次小片(每片 0.32 g)8 片,大片(每片 0.60 g 或 0.62 g)4 片,每日 3 次;胶囊,每次 4 粒,每日 3 次。

2. 四神丸

药物组成:肉豆蔻(煨)、补骨脂(盐炒)、五味子(醋制)、吴茱萸(制)、大枣(去核)。

功效:温肾散寒,涩肠止泻。

主治:肾阳不足所致的泄泻,症见肠鸣腹胀,五更溏泻,食少不化,久泻不止,面黄肢冷。

用法用量:口服,每次 9 g,每日 1~2 次。

3. 肠胃宁片

药物组成:党参、白术、黄芪、赤石脂、干姜、木香等。

功效:健脾益肾,温中止痛,涩肠止泻。

主治:脾肾阳虚证。

用法用量:口服,每次 4 粒,每日 3 次,4~6 周为 1 个疗程。

七、阴血亏虚证

1. 驻车丸

药物组成:黄连、炮姜、当归、阿胶。

功效:滋阴,止痢。

主治:久痢伤阴,赤痢腹痛,里急后重,休息痢。

用法用量:口服,每次 6~9 g,每日 3 次。

2. 增液口服液

药物组成:玄参、麦冬、生地黄。

功效:养阴生津,增液润燥。

主治:阴津亏损之便秘,兼见口渴咽干,口唇干燥,小便短赤,舌红少津等。

用法用量:口服,每日 3 次,每次 20 mL。

八、瘀阻肠络证

龙血竭片(肠溶衣)

药物组成:龙血竭。

功效:活血散瘀,定痛止血,敛疮生肌。

主治:瘀阻肠络证。

用法用量:口服,每次 4~6 片,每日 3 次。

第四节 溃疡性结肠炎中医证候研究概况

中医治病重视辨证论治,讲究个体化针对性治疗,这是不同于西医治疗的基本思路和手段。但是目前溃疡性结肠炎中医证候标准不统一,证候的实质、演变规律和循证医学研究不够充分。因此,探索溃疡性结肠炎的中医证候规律对指导临床辨证论治实践具有重要意义。

一、溃疡性结肠炎的中医证候分布规律

溃疡性结肠炎的临床表现复杂而多变,其症状与患者体质、疾病分期、病情程度和治疗用药等有关。探索本病的中医临床表型即证候的分布规律,有助于掌握辨证治疗的纲领。

陈新林等[10]通过文献分析表明,溃疡性结肠炎的中医证型分布,实证以大肠湿热证为主;虚证以脾虚证(脾胃虚弱证)为主;在虚实夹杂证型中,多以脾虚为基础,并见湿阻、湿热、寒湿、肝郁、气滞、血瘀,如肝郁脾虚证、脾肾两虚证、脾虚湿阻证等。主要病机为脾胃虚弱,湿热内蕴。发病部位主要在大肠,与脾、肾、肝、肺、胃等脏器关系密切。文献报道的全国溃疡性结肠炎患者以大肠湿热证、脾胃虚弱证、肝郁脾虚证和脾肾两虚证为主。广东地区溃疡性结肠炎患者则以大肠湿热证和脾虚湿阻证为主,这是由于广东特殊的地理环境、气候特点、生活饮食习惯和体质所决定的。

刘艳等[11]采用临床流行病学的原则和方法,基于数据库的因子分析发现,溃疡性结肠炎基本中医证候有 7 类,其占比如下:大肠湿热证 22.84%,脾胃虚弱证 17.24%,脾肾阳虚证 15.95%,肝郁脾虚证 13.36%,寒热错杂证 12.07%,阴虚肠燥证 9.91%,血瘀肠络证 8.62%。该研究虽然存在样本较少、未开展多中心大样本调查等不足,但首次运用因子分析多元统计方法研究溃疡性结肠炎证型分类及分布规律,为中医辨证分型的客观化提供了一种新的思路。

岳宏等[12]通过证候要素分析溃疡性结肠炎证候类型,从纳入分析的文献中共获取443 个证候类型,规范为 93 个,出现频率大于 5%的证候依次为脾肾阳虚证、湿热证、肝郁脾虚证、脾胃虚弱证、气滞血瘀证。提取证候要素共计 28 个,其中病位类 11 个,频率大于 1%的依次为脾、肾、肝、胃、肠;病性类 17 个,频率大于 1%的依次为气虚、湿、热、阳虚、气滞、血瘀、寒、阴虚、血虚。目前溃疡性结肠炎临床辨证分型复杂多样,而证候要素相对简约,从构成证候的要素入手进行本病常见证候的研究,可起到执简驭繁的作用。

二、溃疡性结肠炎中医证候与体质的关系

中医体质是在先天遗传和后天获得的基础上表现出的综合的、相对稳定的特质,它可反映某些疾病发病过程对某些致病因素的易患性和疾病发展的倾向性,体质对于证候的形成具有决定性作用。不同体质是导致病邪出现不同"从化"的基础。探索溃疡性结肠炎患者的中医体质类型,采取针对性的辨体施治,实现从群体预防到个体预防的转变,适用于易病人群的识别与调控,有助于实施个体化诊疗。

原小千[13]研究发现,溃疡性结肠炎患者中湿热质占比最大(30%),其后依次为气虚质(21%)、气郁质(16%)、平和质(11%)、痰湿质(10%)、特禀质(5%)、阳虚质(3%)、阴虚质(3%)、血瘀质(1%)。与平和质最为相关的为脾虚湿蕴证;在偏颇体质中,湿热质中大肠湿热证占绝对地位(93.3%);气虚质中脾虚湿蕴证占比最大(61.9%);阳虚质中脾肾阳虚证占比最大;痰湿质中以大肠湿热证为主;阴虚质中阴血亏虚证、寒热错杂证、脾虚湿蕴证并重(皆为33.3%);气郁质中肝郁脾虚证比例过半(62.5%);血瘀质中肝郁脾虚证占比最多;特禀质中阴血亏虚证为常见。

张倩等[14]对213例溃疡性结肠炎患者进行调查分析,按照9种中医体质病例数多寡依次排开顺序为:阳虚质(45例,21.1%)、平和质(44例,20.7%)、气虚质(32例,15.0%)、痰湿质(29例,13.6%)、气郁质(18例,8.5%)、湿热质(17例,8.0%)、阴虚质(14例,6.6%)、血瘀质(10例,4.7%)、特禀质(4例,1.9%)。

不同中医体质类型中,偏颇体质会增加溃疡性结肠炎的发病率,尤以痰湿质、湿热质和阴虚质为甚。因此,调整干预体质已成为缓解病情、治疗疾病的新思路,应用中医体质理论指导溃疡性结肠炎患者的日常调理,在诊治疾病和既病防变上都有深远的意义。

三、溃疡性结肠炎中医证候与疾病严重程度的关系

疾病严重程度与中医证候关系密切,溃疡性结肠炎的中医证候随着疾病严重程度会发生相应演变,因此,在疾病发生、发展、转归的过程中,了解和掌握疾病的病情,可以提高中医辨证论治的准确性。

张天涵等[15]通过搜集、分析325例溃疡性结肠炎患者的临床资料,发现辨证分型主要有三型,其中大肠湿热证172例(53%),脾虚湿蕴证111例(34%),肝郁脾虚证42例(13%)。溃疡性结肠炎患者肠道炎症不同的活动阶段对证型的分布有明显的影响,58例临床缓解期患者中,脾虚湿蕴证40例,肝郁脾虚证14例,大肠湿热证4例;117例轻度活动期患者中,脾虚湿蕴证66例,大肠湿热证43例,脾虚肝郁证8例;120例中度活动期患者中,大肠湿热证100例,脾虚肝郁证17例,脾虚湿蕴证3例;30例重度活动期患者中,大肠湿热证25例,脾虚肝郁证3例,脾虚湿蕴证2例。

原小千[13]探讨了100例溃疡性结肠炎患者疾病严重程度与中医证候的关系,发现轻度患者主要为大肠湿热证和脾虚湿蕴证,占比分别为46.6%、27.6%;中度患者的结果与轻度相似,主要也为大肠湿热证及脾虚湿蕴证,占比分别为39.3%、28.6%;重度患者以肝郁脾虚为主,占比57.1%。

不同的疾病严重程度与中医证候的联系,为临床诊疗进行辨证论治提供了依据。

四、溃疡性结肠炎中医证候与结肠镜结果的关系

中医诊疗疾病主要通过望、闻、问、切的方法,四诊合参,同时结合患者的主观感受进行综合治疗,但缺乏统一的客观标准。电子结肠镜技术的应用能清晰观察肠道黏膜病变情况,通过分析溃疡性结肠炎中医证候特点与结肠镜下黏膜像的关系,为中医辨证论治提供客观依据。

张艳彬[16]对活动期溃疡性结肠炎证型与内镜指数、结肠镜检病情严重程度、结肠

镜黏膜主要表现之间的关系进行分析研究。结果表明,大肠湿热证、脾肾阳虚证、肝郁脾虚证和血瘀肠络证的 Truelove-Richards 分级、Roth 分级高于阴血亏虚证、脾气亏虚证($P<0.05$)。6 种证型内镜下黏膜像均以充血水肿、弥漫分布为主。其中大肠湿热证、脾肾阳虚证患者结肠镜黏膜像溃疡糜烂、脓性分泌物附着的发生率明显高于其他证型($P<0.05$);脾气亏虚证、脾肾阳虚证黏膜像自发性出血发生率明显高于其他证型($P<0.05$);脾肾阳虚证、血瘀肠络证黏膜像粗糙颗粒变发生率明显高于其他证型($P<0.05$)。大肠湿热证患者排便症状积分明显高于其他证型,脾肾阳虚证患者全身症状积分明显高于其他证型,肝郁脾虚证患者腹部症状积分明显高于其他证型,脾气亏虚证患者胸部症状积分明显高于其他证型($P<0.05$)。内镜指数由高到低分别为大肠湿热证、脾气亏虚证、脾肾阳虚证、阴血亏虚证、血瘀肠络证和肝郁脾虚证。由此可见,活动期溃疡性结肠炎患者的中医证候与结肠镜下黏膜像表现之间存在明显的相关性,提示结肠镜检查可作为中医望诊的延伸,是辨证分型的客观化指标,可提高中医辨证的准确性。

张北平等[17]采用分级的方法来描述 188 例溃疡性结肠炎患者电子结肠镜的内镜特征和黏膜组织学分期,同时进行中医辨证分型。其中大肠湿热证 66 例,脾胃气虚证 55 例,脾胃气虚夹大肠湿热证者 57 例,脾肾阳虚证 3 例,肝郁脾虚证 2 例,阴血亏虚证 3 例,血瘀肠络证 2 例,因后 4 型例数较少,予以剔除;纳入分析内镜分型:Ⅰ型 70 例,Ⅱ型 78 例,Ⅲ型 30 例;纳入分析黏膜组织学分期:活动期 98 例,缓解期 80 例。结果表明,溃疡性结肠炎内镜分型Ⅰ型中,以大肠湿热证和脾胃气虚证为多见,脾虚湿热证少见($P<0.05$);Ⅱ型中,三证型出现概率相当;Ⅲ型中,以脾虚湿热证多见,与其他两型比较,有显著性差异($P<0.05$)。溃疡性结肠炎黏膜组织学检查提示活动期多见大肠湿热证、脾虚湿热证,与脾胃气虚证比较,均有显著性差异($P<0.05$),缓解期多见于脾胃气虚证,脾胃湿热证亦多见,与大肠湿热证比较,均有显著性差异($P<0.05$)。

黄新贻等[18]收集岭南地区溃疡性结肠炎患者 124 例,统计不同证候所占比例,分析中医证型与结肠镜像分型、黏膜组织学分期的相关性。结果表明,岭南地区溃疡性结肠炎临床以大肠湿热、脾虚湿热、脾胃气虚三类证型多见。结肠镜像分型Ⅰ型以大肠湿热证多见;Ⅱ型三证出现的概率相当;Ⅲ型以脾胃气虚证、脾虚湿热证多见。黏膜组织学分期活动期多见于大肠湿热证;缓解期多见于脾虚湿热证、脾胃气虚证。综上所述,溃疡性结肠炎结肠镜像分型、黏膜组织学分期与中医证候有明显的相关性。由于溃疡性结肠炎的中医辨证指标尚未统一,利于指导临床治疗。结肠镜检查可作为望诊之延伸应用于临床,为中医辨证提供有力的客观化指标。

五、溃疡性结肠炎中医证候与实验室指标的关系

1. 溃疡性结肠炎中医证候与炎症指标的关系

张天涵等[15]通过搜集和分析 325 例溃疡性结肠炎患者的临床资料,探讨溃疡性结肠炎中医辨证分型与其炎症活动性指标如外周血 ESR、CRP 和粪便钙卫蛋白(FC)的相关性。其中大肠湿热证 172 例(53%),脾虚湿蕴证 111 例(34%),肝郁脾虚证 42 例(13%),结果表明,大肠湿热证组炎症活动性指标水平(ESR、CRP、FC)均明显高于肝郁脾虚证组、脾虚湿蕴证组,而肝郁脾虚证组 ESR、CRP、FC 则略高于脾虚湿蕴证组($P<0.05$);疾病活动期患者 ESR、CRP、FC 比临床缓解期明显升高($P<0.05$),而且与疾病活

动严重程度成正比。纳入所有患者的 ESR、CRP、FC 水平与 Mayo 评分均呈正相关,各证型亚组之中,大肠湿热证患者 ESR、CRP、FC 与 Mayo 评分相关度最高($P<0.05$)。因此,ESR、CRP、FC 水平可客观反映溃疡性结肠炎临床疾病活动及严重程度,其中在大肠湿热证中预测意义最大。利用 ESR、CRP、FC 这些指标,可协助临床评估病情及中医药疗效,以提高溃疡性结肠炎的诊疗水平。

曹蛟等[19]研究不同中医证型溃疡性结肠炎患者外周血清中 IL-6 和 IL-23 的表达情况。结果表明:① 血清 IL-6 水平,脾胃气虚组高于健康对照组,差异有统计学意义($P<0.05$),而健康对照组、湿热内蕴组和脾虚湿热组之间比较,差异无统计学意义($P>0.05$);② 血清 IL-23 水平,湿热内蕴组、脾胃气虚组和脾虚湿热组均高于健康对照组,差异有统计学意义($P<0.05$),脾胃气虚组和脾虚湿热组高于湿热内蕴组,差异有统计学意义($P<0.05$),而脾胃气虚组和脾虚湿热组比较,差异无统计学意义($P>0.05$)。这提示溃疡性结肠炎不同证候之间的血清 IL-23 水平存在差异,而血清 IL-6 水平无明显差异。

溃疡性结肠炎患者的中医证候与细胞因子水平有一定相关性,但由于各研究样本量太少、纳入人群基线不同及实验方法存在差异等因素,导致两者的量化关系尚无确切定论。

2. 溃疡性结肠炎中医证候与 miRNA 的关系

研究发现,miRNA 及其下游靶基因在溃疡性结肠炎的发生发展中起着重要的调控作用[20-22]。miRNA 表达具有特异性和时序性,这与中医证候的动态时空特性极其相似。因此,探索溃疡性结肠炎不同证候患者的肠黏膜 miRNA 差异表达谱,可为疾病的中医辨证分型提供客观化依据。

李毅等[23]运用基因芯片技术对采集的溃疡性结肠炎湿热内蕴证、脾胃虚弱证、脾虚湿热证患者及健康志愿者的结肠黏膜进行 miRNA 检测。结果表明,脾胃虚弱证组和正常组筛选出差异表达的 miRNA 共有 53 条,33 条上调,20 条下调;湿热内蕴证组和正常组筛选出差异表达的 miRNA 共 48 条,29 条上调,19 条下调;脾虚湿热证组和正常组筛选出差异表达的 miRNA 共 56 条,35 条上调,21 条下调。脾胃虚弱证组和湿热内蕴证组共筛选出 8 条差异表达,分别是: miR-194、miR-127-3p、miR-183、miR-196、miR-21、miR-200a、miR-96、miR-552,差异有统计学意义($P<0.05$),其中上调 6 条,下调 2 条;脾胃虚弱证组和脾虚湿热证组共筛选出 6 条差异表达: miR-195、miR-96、miR-320a、miR-17-92、miR-142-3p、miR-155,差异有统计学意义($P<0.05$),其中上调 5 条,下调 1 条;湿热内蕴证组和脾虚湿热证组共筛选出 5 条差异表达: miR-194、miR-17-92、miR-188-5p、miR-10a、miR-183,差异有统计学意义($P<0.05$),其中上调 4 条,下调 1 条。

由此可见,溃疡性结肠炎患者不同证候(湿热内蕴证、脾胃虚弱证、脾虚湿热证)结肠黏膜存在 miRNA 谱的差异表达。但由于研究的样本量较少,结果还有待于进一步证实。

六、溃疡性结肠炎中医证候与肠道菌群的关系

通过高通量测序和生物信息分析技术研究溃疡性结肠炎证候与肠道菌群之间的联系。Zhang 等[24]研究发现,在细菌门水平上,与脾虚湿蕴证比较,大肠湿热证患者拟杆菌门细菌数量减少（$P<0.05$），而厚壁菌门细菌数量增加（$P<0.05$）。在细菌科水平上，与脾虚湿蕴证相比，大肠湿热证溃疡性结肠炎患者链球菌科细菌数量明显增加（$P<0.01$）。在细菌属水平上，与脾虚湿蕴证相比，大肠湿热证患者变形杆菌属和梭状芽孢杆菌属细菌数量明显减少（$P<0.01$），而链球菌属（Streptococcus）细菌数量增加（$P<0.05$）。在细菌种水平上，大肠湿热证患者拟杆菌门和梭状芽孢杆菌的细菌数量增加更有特征性。紫单胞菌科、理研菌科、毛螺菌科等产丁酸盐细菌在溃疡性结肠炎患者中均有一定程度减少。肠球菌、链球菌等潜在致病菌在溃疡性结肠炎患者肠道中显著增加，提示这些细菌中的某些致病或条件致病菌可能破坏了肠道环境的平衡与完整，促进了炎症的发生发展。大肠湿热证溃疡性结肠炎患者链球菌数量增加最显著，可能与并发感染等密切相关。

李舒[25]采用 MiSeq 测序技术对肠道菌群测序发现，湿热内蕴证和脾虚湿热证溃疡性结肠炎患者厚壁菌门比例低于健康组，以韦荣球菌显著；脾虚湿热证患者变形杆菌门多于脾胃气虚证患者；湿热内蕴证患者变形杆菌门中的嗜血杆菌较多；湿热内蕴证患者拟杆菌多于健康组；湿热内蕴证患者棒状杆菌多于脾胃气虚证患者；脾胃气虚证和脾虚湿热证患者真杆菌属低于健康组。因此，肠道菌群比例或数量的变化可能与人的体质属性或者内环境异常有关，如湿热体质等。

七、溃疡性结肠炎中医证候与用药规律的关系

中医治疗的主要方法是辨证论治，系统分析溃疡性结肠炎的辨证用药选择和配伍规律，有临床实践价值。

赵振营等[26]通过收集《中医方剂大辞典》中可用于治疗溃疡性结肠炎的方剂，采用关联规则、复杂系统熵聚类等方法，对药物频次进行统计，其中使用频次高于 20 的有 22 味药，居频次前 10 位的分别是甘草、黄连、木香、当归、陈皮、厚朴、干姜、白芍、槟榔、枳壳。按照药物组合出现频次由高到低排序，前 5 位的分别是甘草-木香、黄连-木香、黄连-当归、甘草-当归、当归-木香。

李鹤等[27]通过检索中国生物医学文献数据库、中国期刊全文数据库（中国知网）、中文科技期刊全文数据库（维普）、万方数据知识服务平台中文献报道治疗溃疡性结肠炎的处方，将符合要求的处方录入中医传承辅助平台系统 2.5 版本，最终共纳入 197 篇文献，处方 426 首，涉及药物 228 味，药性以温、寒、平为主，三者累积频次达 90.77%；药味以苦味最多，甘味次之，辛味随后。药物归经以入脾经、胃经、肺经、肝经、心经、大肠经和肾经为主。228 味中药的使用总频次为 4 597 次，频次最高的前 5 味是白术、甘草、白芍、茯苓、党参。用药频次≥80 次的中药共有 14 味。药物配伍组合 22 个，包含 9 味中药，居前 5 位的组合分别为白术-甘草、白术-茯苓、党参-白术、甘草-白芍和白术-白芍。通过复杂系统熵聚类算法，得到 4 首新方组合：新方 1（熟地黄、阿胶、何首乌、灶心土），新方 2（当归、赤芍、川芎、乌梅、细辛），新方 3（五味子、干姜、细辛、附子、补骨脂），新方 4（白扁豆、砂仁、薏苡仁、茯苓、黄柏、黄连、白头翁、秦皮）。

向长勤等[28]对治疗溃疡性结肠炎所用的 126 种药物进行频次统计，使用频次在 20次以上的药物共 34 种，其中使用频次最高的 12 味药物分别为藿香、茯苓、黄连、太子参、木香、白术、甘草、白花蛇舌草、火炭母、山药、乌梅炭、青黛，用药频次均≥58 次，为高

频使用药物。

闫军堂[29]治疗溃疡性结肠炎处方中出现频次较高的药物组合有：白芍-当归、白芍-黄连、当归-黄连、薏苡仁-制附子、白芍-当归-黄连、干姜-白芍、白芍-薏苡仁、干姜-当归、当归-薏苡仁。此外，基于无监督熵层次聚类的治疗溃疡性结肠炎新处方有：① 五味子、肉桂、金樱子、夜交藤；② 肉桂、甘草、升麻、菟丝子、生姜；③ 吴茱萸、肉豆蔻、补骨脂、五味子、菟丝子；④ 凤尾草、黄柏、海螵蛸、茵陈；⑤ 黄芩、茯苓、黄芪、炒白术、柴胡；⑥ 败酱草、党参、防风、陈皮、制附子、薏苡仁。这6首新处方，其组成不同于所收集的115首处方，从新处方的药物组成进行分析，既可以得到与新处方相似的类方，也可以认为是由类方化裁而成，为临床治疗溃疡性结肠炎提供更多的参考与应用。

溃疡性结肠炎中医证候是多种因素组成的复杂系统，难以用单一的生理、生化指标来表达和评价。随着科学技术的发展，多种学科的介入、支持及合作将是中医证候研究的必然趋势，也是打破中医固有思维，创新思维模式，寻求中医证候研究突破的发展趋势。例如，建立溃疡性结肠炎证候的复杂系统模型，建立以证候与疾病、方剂关联的复杂系统为基础的熵演化模型，运用代谢组学、蛋白质组学等新技术探讨中医证候的内涵等，将可望获得实质性突破，为溃疡性结肠炎中医证候现代化研究开辟崭新的领域。

第五节　中药治疗溃疡性结肠炎的作用机制研究

中药具有多系统、多环节、多靶点调控等特点，在临床上治疗溃疡性结肠炎取得了较好临床疗效。本节介绍中药治疗溃疡性结肠炎作用机制的主要研究概况。

一、调节免疫功能

1. 调节细胞因子

溃疡性结肠炎的发病与细胞因子存在密切关系。根据细胞因子在炎症反应中的不同作用，又可将其分为由单核细胞和巨噬细胞产生的 IL-1、IL-2、IL-6、IL-8、TNF-α 等促炎细胞因子与主要由 T 细胞产生的 IL-4、IL-10、IL-13、TGF-β 等抗炎细胞因子。促炎细胞因子的增加是参与溃疡性结肠炎发病的主要机制。

中药能够调节细胞因子之间的平衡。研究表明[30-32]，参苓白术散（组成：人参、白术、茯苓、山药、薏苡仁、莲子、白扁豆、砂仁、桔梗、甘草）能下调 TNF-α、IL-6、IL-8、IL-17、IL-23 等水平，上调 IL-4、IL-10 水平。罗敏等[33]研究发现，芍药汤（组成：芍药、大黄、黄芩、黄连、当归、官桂、木香、槟榔、甘草）能明显降低湿热型结肠炎大鼠血清中 IL-17 水平，并可相应升高其血清中 IL-27 水平。清肠栓（组成：马齿苋、青黛、参三七、五倍子等）具有清热解毒、活血祛瘀、祛腐生新、生肌愈疡之功，能有效缓解患者里急后重、黏液脓血便、腹痛腹泻等症状，远期疗效显著。郝微微[34]发现清肠栓可以下调促炎细胞因子 IL-1β、IL-2、IL-6、IL-8 的表达，上调抗炎细胞因子 IL-3、IL-4、IL-10、IL-13 的表达。清肠温中方（组成：黄连、炮姜、青黛、苦参、三七、煨木香、地榆炭、炙甘草）具有温中健脾、清热燥湿、凉血化瘀之功效。毛堂友等[35]研究，清肠温中方能够抑制 IP10 的表达，下调结肠 IL-1α、IL-1β、IL-6、TNF-α、INF-γ 的表达。健脾清肠方(组成:黄芪、黄连、党参、马齿苋、生地榆、三七、白及、木香、生甘草等)具有健脾益气、清热凉血止血之效,能明显改善溃疡性结肠炎患者黏液脓血便、里急后重、腹泻等临床症状。郑烈等[36]采用葡聚糖硫酸钠诱导结肠炎小鼠模型,发现健脾清肠方能有效降低结肠炎小鼠 IL-1β 的表达。

2. 调节性 T 细胞

T 细胞是机体免疫调节的核心环节。溃疡性结肠炎发病机制的研究中主要涉及 Th 细胞和 Tr 细胞。在溃疡性结肠炎发生时,T 细胞参与免疫炎症的级联反应中识别抗原、激活细胞信号通路、放大炎症效应、释放下游炎症因子等诸多环节,从而产生一系列组织损伤。王立娟等[37]发现清肠栓下调葡聚糖硫酸钠诱导结肠炎小鼠 CD4+效应 T 细胞水平,上调 CD4+记忆 T 细胞水平,从而改善炎症。

传统 Th1/Th2 轴异常是炎症性肠病发病的重要免疫因素之一。石磊等[38]研究发现,对于葡聚糖硫酸钠诱导的慢性结肠炎模型小鼠,清肠温中方可以减少 Th1 细胞,增加 Th2 细胞,减少肠黏膜中 NF-κB 的表达,恢复 Th1/Th2 平衡。

近年来,探讨中药调节 Th17 细胞和 Tr 细胞平衡成为研究热点。Th17 细胞能够促进肠道炎症的发生,诱导自身免疫性疾病的发生。Tr 细胞则能抑制肠黏膜炎症反应。清肠化湿方(组成:黄芪、白芍、地榆、白头翁、白芷、黄芩)具有清热除湿、调和气血、止痢凉血之效。陆玥琳等[39]研究发现清肠化湿方可以通过抑制三硝基苯磺酸诱导结肠炎小鼠 Th17 细胞分化、降低细胞因子 IL-17 水平,同时上调 Foxp3、促进 Tr 细胞生成,调节肠道 Th17/Tr 平衡,减轻炎症反应。

3. 调节黏附分子

CAM 是一类位于细胞膜表面的有多种生物功能的受体型跨膜糖蛋白,能介导细胞黏附、趋化、淋巴细胞归巢等参与炎症反应。黏附分子根据其结构特点可分为整合素家族、选择素家族、免疫球蛋白超家族、钙黏蛋白家族等。ICAM-1、MAdCAM-1 是黏附分子免疫球蛋白超家族中的一员。郑红斌等[40]实验发现,清肠栓可以降低 ICAM-1 的表达,减轻炎症反应。张亚利等[41]研究发现清肠栓通过抑制三硝基苯磺酸法诱导结肠炎大鼠白三烯 B、TNF-α 释放,进而抑制 MAdCAM-1 表达。赵晓霞等[42]发现芍药汤可下调三硝基苯磺酸诱导结肠炎大鼠的 ICAM-1、TNF-α,上调 IL-10。

4. 调控炎症信号转导通路

溃疡性结肠炎的发病与肠道免疫反应异常有关,通过抑制免疫相关的分子通路进而阻断溃疡性结肠炎的炎症反应已成为研究热点。

(1)调控 TLR/NF-κB 信号通路:TLR/NF-κB 信号通路与溃疡性结肠炎发病机制密切相关。信号通路激活后可使效应细胞分泌炎症因子,破坏肠道黏膜的免疫平衡状态,导致组织损伤,形成溃疡。曹丽静等[43]制备葡聚糖硫酸钠诱导结肠炎大鼠模型,采用蛋白免疫印迹法观察清肠栓对急性期结肠炎大鼠结肠黏膜中 TLR 的影响,结果显示清肠栓可以下调 TLR2、TLR4 的表达,干预 TLR/NF-κB 炎症信号通路,减少炎症因子的分泌,减轻炎症反应。沈洪等[44]通过用 TNF-α、LPS 共刺激,制备 HT-29 细胞炎症模型,观察清肠化湿方抑制炎症的作用,结果提示中药清肠化湿方可能通过抑制 TLR4 的表达,减少 NF-κB 活化,减少 IL-8 分泌,进而减轻炎症反应。钦丹萍等[45]通过 LPS 诱导小鼠产生炎症反应,观察雷公藤总苷对 TLR4/NF-κB 调控炎症作用的影响,结果表明雷公藤总苷具有抑制 LPS 诱导巨噬细胞释放 TNF-α 及 IL-1β 的作用,其作用强度与剂量高低呈正相关,下调 TLR4、NF-κBp65 表达是其作用的机制之一。

（2）调控 PPAR-γ/NF-κB 通路:顾培青等[46]发现清肠化湿方能上调三硝基苯磺酸诱导结肠炎大鼠结肠组织 PPAR-γ、MUC2、三叶因子 3(TFF3)的表达,下调 p38 丝裂原活化蛋白激酶(p38MAPK)的表达,减少结肠炎性细胞浸润,促进结肠黏膜修复;清肠化湿方下调 p38MAPK 和上调 MUC2、TFF3 的表达是通过激活 PPAR-γ 实现的。实验结果证实清肠化湿方能有效改善模型大鼠的病变程度,其作用机制与激活 PPAR-γ 信号通路,抑制 NF-κB 的激活,减轻炎症反应,并通过促进肠道黏膜 MUC2 与 TFF3 的分泌修复肠黏膜屏障,促进溃疡愈合有关。

（3）调控 IL-6/JAK2/STAT3 通路:赵青春等[47]通过 TNF-α、LPS 共刺激诱导 HT-29 细胞炎症模型,观察清肠化湿方对 IL-6 及其主要信号转导通路 JAK2/STAT3 的影响,结果表明清肠化湿方能抑制 LPS 与 TNF-α 诱导的 HT-29 细胞 JAK2、STAT3 的活化。清肠化湿方通过降低 IL-6 表达,抑制 JAK2、STAT3 活化,可能是其治疗溃疡性结肠炎作用机制之一。

（4）调控 NF-κB/HIF-1α 通路:陈幽兰等用网络药理学方法从健脾清肠方中获得 107 个候选化合物和 170 个相应靶点,然后构建 PPI 网络,确定健脾清肠方对溃疡性结肠炎的潜在治疗靶点。ClueGO 分析揭示了潜在治疗靶点的 RANKL/RANK 信号转导通路和 PI3K/AKT/mTOR 信号转导通路,两者都在炎症反应中起关键作用。在炎症中,激活 NF-κB 和 mTOR 信号转导通路可引发 HIF-1α 的核易位和转录,导致一系列炎症级联。尤其是在溃疡性结肠炎发生过程中,HIF-1α 表达可引起持续性炎症,导致肠上皮屏障功能的缺失。通过体内和体外实验显示,健脾清肠方能够调控 mTOR 和 NF-κB/HIF-1α 信号通路,是其治疗溃疡性结肠炎的机制[48]。

二、抗氧化、清除氧自由基

研究发现,溃疡性结肠炎发病与氧化和抗氧化失衡密切相关。当机体存在炎症反应时,会释放大量的氧自由基,对机体组织产生损伤,同时刺激分泌大量脂质过氧化物,提高炎症因子的活性,进一步加重对机体的损伤。超氧化物歧化酶(SOD)和丙二醛(MDA)在氧化-抗氧化平衡系统中最具代表性。石磊等[49]研究发现,清肠温中方能够上调血清和黏膜中 SOD、谷胱甘肽过氧化物酶(GSH-Px)、抗氧化酶活性,下调丙二醛表达,从而调整氧化/抗氧化失衡,使其恢复平衡稳态。周毅骏等[50]研究发现,雷公藤总苷通过减少自由基生成、抑制脂质过氧化反应和增强抗氧化能力,抑制炎症因子释放,显著减少三硝基苯磺酸/乙醇诱导结肠炎大鼠结肠黏膜炎性细胞浸润,达到黏膜愈合的目的。

三、改善凝血功能

研究发现,血液高凝状态及血栓形成是导致溃疡性结肠炎恶化的主要原因。当处于溃疡性结肠炎活动期时机体的血液黏滞性增高,凝血功能失衡,机体处于高凝状态,易导致微血栓形成和微循环障碍,进而引起肠道黏膜组织缺血坏死、破溃形成溃疡,从而加重肠道病变程度。因此,改善患者凝血功能、降低血液高凝状态、促进血液循环,可能是治疗溃疡性结肠炎的有效途径之一。徐志立等[51]研究发现五味子甲素可明显降低结肠炎小鼠全血黏度,改善血液的流变性,降低血液高凝状态。郝微微等[52]研究发现人参皂苷 Rg1 能延长葡聚糖硫酸钠诱导结肠炎小鼠凝血酶原时间,改善血液高凝状态,改善机体微循环,同时降低血浆中血栓素 B2、6-酮-前列腺素 F1α 含量。

四、调节肠道运动功能

溃疡性结肠炎患者腹痛、腹泻、里急后重的临床表现涉及肠道动力学紊乱的病理生理环节,肠动力紊乱症状严重影响患者生活质量。戴彦成等研究发现,健脾清肠方抑制 NF-κB/TNF-α 通路及调节细胞因子 IL-1β、IL-10、IFN-γ 表达,抑制肠道炎症的级联放大反应,抑制 Cajal 间质细胞(interstitial cell of Cajal, ICC)过度自噬。健脾清肠方含药血清可以抑制西罗莫司(雷帕霉素)诱导体外培养 ICC 自噬的 Ca^{2+} 内流,调控 PI3K/AKT 信号通路的磷酸化,调节细胞周期,促进 ICC 增殖分化,抑制其过度自噬,从而调节肠道运动功能[53-55]。

五、调节肠道菌群

近年来,溃疡性结肠炎与肠道菌群之间的关系已成为研究热点。孙娟等[56]研究发现,参苓白术散对脾虚湿困证溃疡性结肠炎结肠菌群的失衡具有明显的调整作用,可使肠道优势菌种类增加,恢复菌群平衡状态,从而促进损伤肠组织的恢复。Luo 等[57]发现大黄牡丹汤(组成:大黄、牡丹皮、桃仁、冬瓜仁、芒硝)能够改变炎症性肠病小鼠肠道微生物群的 Alpha 多样性,显著增加厚壁菌门及放线菌门的数量,减少变形菌门和拟杆菌门等致病菌,并且显著增加梭菌属和产丁酸的梭菌的丰度,促进短链脂肪酸的合成。Yang 等[58]用黄芩汤(组成:黄芩、白芍、大枣、甘草)干预葡聚糖硫酸钠诱导结肠炎小鼠 7 日后,检测发现粪便中拟杆菌属、普雷沃氏菌属等有益菌显著增多,而有害菌大肠埃希菌、志贺氏菌属、毛螺菌属较治疗前显著降低,并且肠道黏膜完整性优于对照组。以上提示黄芩汤通过调节肠道菌群稳态,改善肠黏膜屏障功能,促进黏膜修复。中药可能通过对溃疡性结肠炎肠道内有益菌和致病菌的良性调整、修复肠黏膜屏障、防止细菌移位而发挥其调节肠道微生态的作用。近年来,以高通量测序和生物信息分析技术的快速发展为开展中药调节肠道微生物群研究和治疗提供新领域,将有望取得新的突破[59]。

综上所述,溃疡性结肠炎发病机制复杂,病程漫长,且易复发。单味中药或提取物与中药复方在治疗溃疡性结肠炎的研究中取得了良好的效果。由于中药成分复杂,而且药物之间的配伍存在协同和制约作用,因此,中药具有广泛而复杂的多靶点调节作用,能够通过调节免疫功能、抗氧化、改善凝血功能、调节肠道运动功能、调节肠道菌群等机制有效治疗溃疡性结肠炎。另外,近年来有些学者还采用先进的细胞和分子生物学技术与生物信息学,从细胞凋亡、内质网应激、自噬、芳香烃受体、脑肠肽、血管损伤、肠上皮屏障功能等角度探讨中药治疗溃疡性结肠炎的作用机制。

参 考 文 献

[1] 李杲.东垣试效方[M].上海:上海科学技术出版社,1984.

[2] 严用和.重订严氏济生方[M].浙江省中医研究所文献组,湖州中医院整理.北京:

人民卫生出版社,1980.

[3] 刘完素.素问病机气宜保命集[M].北京:中国中医药出版社,2007.

[4] 叶天士.临证指南医案[M].华岫云编订.北京:华夏出版社,1995.

[5] 邹岳.外科真诠[M].张毅,吴亚梅,蒲小兰,等校注.北京:中国中医药出版社,2006.

[6] 王庆其,费晓燕,唐志鹏,等.溃疡性结肠炎教学查房实录[J].上海中医药杂志,2015,49(7):16-19.

[7] 中华中医药学会脾胃病分会.溃疡性结肠炎中医诊疗专家共识意见(2017)[J].中华中医药杂志,2017,32(8):3585-3589.

[8] 中国中西医结合学会消化系统疾病专业委员会.溃疡性结肠炎中西医结合诊疗共识意见(2017年)[J].中国中西医结合消化杂志,2018,26(2):105-111,120.

[9] 中华中医药学会脾胃病分会.消化系统常见病溃疡性结肠炎中医诊疗指南(基层医生版)[J].中华中医药杂志,2019,34(9):4155-4160.

[10] 陈新林,张长荣,王丹丹,等.溃疡性结肠炎证候分布的文献研究[J].中华中医药学刊,2017,35(2):378-381.

[11] 刘艳,李毅,刘力,等.基于因子分析的溃疡性结肠炎中医证候规律研究[J].中医药导报,2017,23(13):47-50.

[12] 岳宏,王天芳,陈剑明,等.溃疡性结肠炎常见中医证候及证候要素的现代文献研究[J].北京中医药大学学报,2010,33(5):306-308.

[13] 原小千.溃疡性结肠炎中医证型与体质的相关性研究[D].北京:北京中医药大学,2014.

[14] 张倩,袁正,张苏闽.溃疡性结肠炎中医体质分布规律研究[J].辽宁中医杂志,2014,41(9):1900-1902.

[15] 张天涵,沈洪.溃疡性结肠炎及其中医辨证分型与炎症活动性指标的相关性分析[J].北京中医药大学学报,2019,42(8):685-690.

[16] 张艳彬.活动期溃疡性结肠炎的中医证候与结肠镜下的黏膜象表现的关系探讨[J].现代中西医结合杂志,2019,28(1):89-92,106.

[17] 张北平,刘丰,许秋霞,等.溃疡性结肠炎内镜分型、黏膜组织学分期与中医虚实证候的相关性研究[J].新中医,2010,42(9):49,50.

[18] 黄新贻,李琛琛,杨永和,等.岭南地区溃疡性结肠炎的中医证候与内镜分型及黏膜组织分期的相关性研究[J].海南医学,2015,26(17):2519-2521.

[19] 曹蛟,刘文奇,李舒,等.不同中医证型中溃疡性结肠炎患者外周血清IL-6和IL-23表达研究[J].吉林中医药,2018,38(2):170-173.

[20] Cao B, Zhou X, Ma J J, et al. Role of miRNAs in inflammatory bowel disease [J]. Dig Dis Sci, 2017, 62(6):1426-1438.

[21] Netz U, Carter J, Eichenberger M R, et al. Plasma microRNA profile differentiates Crohn's colitis from ulcerative colitis [J]. Inflamm Bowel Dis, 2017, 24 (1):159-165.

[22] Soroosh A, Koutsioumpa M, Pothoulakis C, et al. Functional role and therapeutic

targeting of microRNAs in inflammatory bowel disease［J］. Am J Physiol Gastrointest Liver Physiol, 2018, 314(2)：G256 - G262.

［23］李毅,刘艳,王小平,等.溃疡性结肠炎不同证候结肠黏膜 microRNA 差异表达的初步研究［J］.现代中医药,2017,37(1)：23 - 26.

［24］Zhang Y L, Cai L T, Qi J Y, et al. Gut microbiota contributes to the distinction between two traditional Chinese medicine syndromes of ulcerative colitis［J］. World J Gastroenterol, 2019, 25(25)：3242 - 3255.

［25］李舒.溃疡性结肠炎虚实证候分型与肠道菌群结构的差异性研究［D］.咸阳：陕西中医药大学,2015.

［26］赵振营,李亚卓,于飞,等.溃疡性结肠炎中药组方规律及整合药理学分子机制探索［J］.中草药,2018,49(13)：3042 - 3050.

［27］李鹤,谢亚娟,朱亚珍,等.中医药治疗溃疡性结肠炎的用药组方规律的文献研究［J］.广州中医药大学学报,2020,37(1)：176 - 181.

［28］向长勤,杨伟钦,刘洪,等.基于中医传承辅助系统的刘凤斌治疗溃疡性结肠炎用药规律分析［J］.上海中医药杂志,2018,52(3)：21 - 24.

［29］闫军堂,赵妍,王雪茜,等.基于中医传承辅助系统的王庆国教授治疗溃疡性结肠炎用药规律研究［J］.中国实验方剂学杂志,2015,21(14)：186 - 190.

［30］李姿慧,王键,蔡荣林,等.参苓白术散对脾虚湿困型溃疡性结肠炎大鼠结肠组织 NF - κB p65 蛋白表达及相关炎性因子的影响［J］.北京中医药大学学报,2015,38(5)：315 - 317,360.

［31］游宇,刘玉晖,高书亮.参苓白术散抗小鼠炎症性肠病的机制研究［J］.中国实验方剂学杂志,2012,18(5)：136 - 140.

［32］贾育新,毕殿勇,成映霞,等.参苓白术散对脾虚湿困型溃疡性结肠炎模型大鼠血清 IL - 1β、Il - 4 及 Caspase - 8 基因蛋白表达的影响［J］.时珍国医国药,2016,27(9)：2084 - 2086.

［33］罗敏,吴强,朱蓉,等.芍药汤对胃肠湿热型溃疡性结肠炎大鼠 Th17 相关细胞因子的影响［J］.中国医药导报,2016,13(13)：8 - 11.

［34］郝微微,马贵同,张晓峰,等.中药清肠栓对溃疡性结肠炎大鼠白细胞介素 4 及 10 mRNA 表达的影响［J］.中国中西医结合消化杂志,2007,15(3)：177 - 180.

［35］毛堂友,史瑞,谢添弘.清肠温中方对溃疡性结肠炎大鼠干扰素 γ 诱导蛋白 10 的影响［J］.世界科学技术-中医药现代化,2017,19(11)：1836 - 1840.

［36］郑烈,张亚利,戴彦成,等.健脾清肠方治疗葡聚糖硫酸钠诱导溃疡性结肠炎小鼠的作用机制研究［J］.中华中医药杂志(原中国医药学报),2019,34(1)：344 - 347.

［37］王立娟,刘旭,唐志鹏,等.清肠栓对 DSS 诱导结肠炎小鼠脾 CD4$^+$T 细胞 CD44、CD62L 表达的影响［J］.上海中医药杂志,2014,48(5)：104 - 108.

［38］石磊,韩亚飞,刘佳丽,等.清肠温中方对 DSS 诱导慢性溃疡性结肠炎模型小鼠 Th1/Th2 平衡的干预作用［J］.中国中医急症,2018,27(5)：850 - 853.

［39］陆玥琳,沈洪,姚宏凤,等.清肠化湿方对小鼠溃疡性结肠炎 Th17/Treg 平衡的调节

作用[J].南京中医药大学学报,2014,30(2):130-133.

[40] 郑红斌,胡鸿毅,马贵同.清肠栓对溃疡性结肠炎实验大鼠ICAM-1表达的影响 [J].浙江中医学院学报,2004,28(6):44-46.

[41] 张亚利,唐志鹏,李凯,等.清肠栓对三硝基苯磺酸诱导结肠炎大鼠结肠黏膜地址 素细胞黏附分子-1表达的影响[J].世界华人消化杂志,2008,16(30): 3381-3386.

[42] 赵晓霞,郭胜,李宝鹤,等.芍药汤对溃疡性结肠炎大鼠ICAM-1、TNF-α、IL-10 影响的实验研究[J].中国中医药科技,2008,15(3):174,175.

[43] 曹丽静,郝微微,温红珠,等.清肠栓对溃疡性结肠炎大鼠Toll样受体表达的影响 [J].中国中西医结合消化杂志,2015,23(4):225-230.

[44] 沈洪,刘智群,朱荃,等.清肠化湿方对溃疡性结肠炎NF-κB/Tolls通路的影响及 其机制[J].中国中西医结合杂志,2013,33(9):1216-1220.

[45] 钦丹萍,周毅骏,张绍珠,等.雷公藤多苷抗巨噬细胞炎症及对TLR4/NF-κB调控 炎症作用的研究[J].中国中药杂志,2015,40(16):3256-3261.

[46] 顾培青,沈洪,朱磊,等.清肠化湿方对TNBS大鼠结肠组织PPAR-γ/p38MAPK的 影响[J].山东中医药大学学报,2017,41(1):81-85.

[47] 赵青春,沈洪,程海波,等.清肠化湿方对HT-29细胞IL-6/JAK2/STAT3的影响 [J].中国药理学通报,2015,31(6):883-885.

[48] Chen Y L, Zheng Y Y, Dai Y C, et al. Systems pharmacology approach reveals protective mechanisms of Jian-Pi Qing-Chang decoction on ulcerative colitis[J]. World J Gastroenterol, 2019, 25(21): 2603-2622.

[49] 石磊,韩亚飞,刘佳丽,等.清肠温中方对慢性溃疡性结肠炎模型小鼠氧化应激作 用的影响[J].中医药导报,2018,24(20):20-25.

[50] 周毅骏,钦丹萍,杨强,等.雷公藤多苷对TNBS/乙醇溃疡性结肠炎大鼠脂质过氧 化损伤的保护作用[J].中药药理与临床,2017,33(5):77-82.

[51] 徐志立,梁晗业,胡丽萍,等.五味子甲素对溃疡性结肠炎小鼠血液流变性及凝血 功能的影响[J].现代生物医学进展,2017,17(24):4631-4634.

[52] 郝微微,温红珠,马贵同,等.人参皂苷Rg1对DSS诱导溃疡性结肠炎小鼠凝血功 能的调节作用[J].中国中西医结合消化杂志,2013,21(5):238-242.

[53] 戴彦成,张亚利,唐志鹏.ICC自噬调控——溃疡性结肠炎肠动力紊乱治疗的新靶 点[J].胃肠病学,2015,20(6):377-379.

[54] Dai Y C, Zheng L, Zhang Y L, et al. Jianpi Qingchang decoction regulates intestinal motility of dextran sulfate sodium-induced colitis through reducing autophagy of interstitial cells of Cajal[J]. World J Gastroenterol, 2017, 23(26): 4724-4734.

[55] Dai Y C, Zhang Y L, Zheng L, et al. Jianpi Qingchang Decoction-containing serum regulates the autophagy of interstitial cells[J]. Traditional Medicine Research, 2018, 3(4): 191-201.

[56] 孙娟,王键,胡建鹏,等.参苓白术散对脾虚湿困证溃疡性结肠炎大鼠结肠菌群的 影响[J].云南中医学院学报,2013,36(4):1-4.

［57］Luo S Y，Wen R，Wang Q，et al. Rhubarb Peony Decoction ameliorates ulcerative colitis in mice by regulating gut microbiota to restoring Th17/Treg balance［J］. J Ethnopharmacol，2019，231：39－49.

［58］Yang Y，Chen G，Yang Q，et al. Gut microbiota drives the attenuation of dextran sulphate sodium-induced colitis by Huangqin decoction［J］. Oncotarget，2017，8（30）：48863－48874.

［59］原文静,毛堂友,李军祥.中医药通过调整肠道微生态治疗溃疡性结肠炎的研究现状［J］.世界科学技术-中医药现代化,2018,20(4)：579－584.

第十三章 溃疡性结肠炎的名家诊治经验

由于临床上溃疡性结肠炎患者的体质不同,病情程度各异,或病情危重,或缠绵难愈。因此,除了要按照诊疗规范进行辨证论治,还要不断学习现代医家在长期临床实践中形成的临证思维模式和丰富的诊治经验,细心揣摩其处方用药的独特和细微之处,知常达变,随机应用。

第一节 徐景藩诊治经验

徐景藩[1]认为溃疡性结肠炎的病位涉及肝、脾、肾及大肠,脾虚湿热夹瘀、寒热错杂是其病机。他提出温清并用、补泻兼施的治疗原则,并将凉血行瘀贯穿治疗始终。他认为缓解期以脾虚肝郁为主,治疗当抑肝敛肝、健脾温肾。

根据温清并用、补泻兼施的治则,拟定了肝脾肾同调、寒温并用的连脂清肠汤[2]:黄连2g,补骨脂10g,白术10g,茯苓15g,白芍15g,甘草5g。其中黄连苦寒燥湿,为治泻痢之要药,可清肠腑"潜在"之热,兼有反佐之意。补骨脂温肾涩肠止泻,与黄连配伍,两药剂量之比为(5∶1)~(8∶1),使泻止而不敛邪,坚阴而不过温。急性发作期黄连用量每日最多5g,缓解期减量为每日3g,巩固期每日1.5g,每周用药3日。补骨脂初期用量为10g,症状显著改善后可减量至5g,长期用药时可与益智仁交替使用。

对以泄泻为主要临床表现的患者,拟定了治泻方[3]:党参10g,山药10g,焦白术10g,黄连2g,煨木香6g,赤、白芍各10g,补骨脂10g,苦参6g,桔梗6g,仙鹤草24g。强调凉血行瘀贯穿诊治始终,常用药物有地榆、侧柏叶、槐花、牡丹皮、仙鹤草、紫草、红藤、败酱草等。兼肝郁者可加炙乌梅、木瓜炭、合欢皮、炙僵蚕、蝉蜕、防风等以抑肝敛肝。

缓解期可选散剂调服,辅以外治和食疗,药食相兼,巩固疗效,一旦病情反复,及时加以调整。缓解期以脾虚肝郁多见,治疗宜选用抑肝敛肝之品,同时口服三七粉增强疗效。可以将处方中所有药物打磨成粉末状散剂,方便患者携带服用。每次用开水冲服或藕粉调服适量,每日2次,早晚各1次。

【验案】[4]

朱某,男,70岁,2009年9月16日初诊。

[主诉]间歇性腹痛伴脓血便6个月。

[病史]病起6个月,腹痛下利赤白,里急后重,住院7日,脓血、便次未减,下利每日3~5次,脐周隐痛,痛则欲便,胃气未损,胃纳未减,时有心悸,舌淡苔灰腻,脉细数。

[诊断]痢疾。

[辨证]肝脾不和,气血失调,气阴不足,积滞未清。

　　[治法] 调气血,和肝脾。

　　[方药]

　　(1) 内服方:白芍 20 g,当归 10 g,黄连 3 g,木香 6 g,槟榔 10 g,黄芩 10 g,藿香 10 g,地榆 15 g,仙鹤草 15 g,焦山楂 10 g,焦神曲 10 g,荷叶蒂 10 g,白槿花 10 g,茯苓 15 g,炙甘草 5 g。

　　(2) 灌肠方:黄柏 30 g,石菖蒲 20 g,苦参 15 g,地榆 30 g,白及 15 g,诃子 15 g,锡类散 1.5 g。

　　(3) 泡脚方:仙鹤草 15 g,红花 5 g,川芎 15 g。

　　[疗效] 上方服 14 剂后,腹痛已减,大便未见脓血,苔薄白,脉濡细。一周来风疹块发作,治参原法出入,参以健脾。处方:党参 10 g,白术 10 g,山药 20 g,防风 10 g,白芍 15 g,蝉蜕 5 g,紫草 15 g,黄连 3 g,藿香 10 g,陈皮 6 g,仙鹤草 15 g,焦荷叶蒂 20 g,白槿花 15 g,焦山楂 15 g,焦神曲 15 g,合欢皮 20 g。灌肠方同前。诸症治愈。

第二节　杨春波诊治经验

　　杨春波[5]认为溃疡性结肠炎病因有外感时邪、饮食内伤、情志失调和体质禀赋等,病位在大肠,与脾、胃、肝、肾、心、肺皆相关。病变呈虚实两端,活动期常呈实证,缓解期多呈虚证,虚实夹杂而致反复难愈。

　　临床分型以湿热证最为多见。其指出清热之品有苦寒、甘寒、咸寒之别,苦寒适用于湿热;若化热化燥,当用咸寒或甘寒。祛湿分为芳化、温化、渗化,对应上、中、下三焦之湿。同时,燥湿祛湿当配伍行气药,气滞血瘀当配伍通络化瘀之品[6]。自拟治疗溃疡性结肠炎湿热证的经验方即清化肠饮,组成:仙鹤草、黄连、地榆、赤芍、白豆蔻、厚朴、茵陈、佩兰、薏苡仁、白扁豆、茯苓。方中仙鹤草、地榆收敛止血;黄连清热燥湿、止泻止利;赤芍活血凉血;白豆蔻、厚朴化湿行气;茵陈清热化湿;佩兰芳香化湿;薏苡仁、白扁豆、茯苓健脾化湿。全方共奏清热化湿、健脾益气之效。

　　分型治疗:① 湿热蕴肠证,治以清热祛湿、调气舒络,采用清化肠饮加减,湿偏盛者去白豆蔻、白扁豆、赤芍,加苍术、草果、泽兰;热偏盛者去白豆蔻、厚朴,加黄芩、知母、白头翁或大黄。② 脾气虚弱证,此证可兼见纳差、神疲等脾气虚的表现,以健脾补中、调气舒络为治,方选参苓白术散加赤芍、仙鹤草等。脾阴受损则去党参、白术、白扁豆、陈皮,加太子参、玉竹、荷叶。③ 脾虚湿热证,治以健脾清化、调气舒络,采用自拟健脾清化饮加减,处方以党参、茯苓、白术、赤芍、茵陈、黄连、厚朴、白豆蔻、仙鹤草、地榆炭等化裁。

　　随症加减:便血色鲜红者加紫珠草、侧柏叶;便血色暗红者加炒蒲黄、三七;便血色淡红者加阿胶、炒当归;便下白冻者加浙贝母、桔梗;腹痛甚者加川楝子、木香;血瘀者加延胡索、三七。兼有其他脏腑病变时则随症加减,如肝郁明显者,可加白芍、防风以伐肝;因愁而肝郁胁胀者,可添柴胡、白芍等疏肝。脾虚累及肾阳者,加菟丝子、淫羊藿或肉桂、附子等温补肾阳;脾阴亏耗及肾阴者,加黄精、山茱萸、五味子、枸杞子等滋肾益精;湿热扰神者,加合欢皮、茯苓;因瘀失神者,加琥珀、茯苓;心神失养者,加炒酸枣仁、茯苓;肺失宣肃而胸闷、大便失畅者,加杏仁、桔梗、生枇杷叶、瓜蒌等;假性息肉形成者,选加浙贝母、僵蚕、莪术等以化瘀消痰。

对腹痛明显属热偏盛者用加味金黄散外敷腹部;湿盛者用十香止痛膏(木香、丁香、檀香等)调酒外敷;因气滞而腹胀者用七味消胀贴(枳实、厚朴、槟榔、莱菔子等)调葱汁外敷;里急后重及肛门坠胀明显者,常用大黄、枳壳、木香、益母草、当归、橘核等煎汤坐浴以调气舒络。

【验案】

郭某,男,55岁,2008年12月30日初诊。

[主诉]反复排黏液便4个月,加剧10日。

[病史]经多方诊治未见改善,口服美沙拉秦等疗效差。大便溏黏夹血丝,日达20次,里急后重明显,无矢气,脘腹闷痛,不知饥,纳呆,口干略苦不喜饮,日晡潮热,稍畏冷,夜寐差,小便微黄欠畅,面红润,体壮实,舌淡暗红,苔全黄厚浊,脉弦滑偏数。结肠镜示溃疡性结肠炎(全结肠呈弥漫性充血糜烂,伴浅表溃疡);病理学检查示结肠黏膜的间质见大量急慢性炎症细胞浸润。

[诊断]痢疾。

[辨证]湿热积滞,气滞伤血。

[治法]清泄消积,导滞理血。

[方药]

(1)内服方:茵陈10g,苍术9g,大黄6g,厚朴9g,黄芩4.5g,草果4.5g,槟榔6g,赤芍10g,薏苡仁15g,佩兰9g,神曲12g,北山楂9g,谷芽15g,麦芽15g,仙鹤草15g。日1剂,水煎服。

(2)灌肠方:白头翁12g,赤芍10g,浙贝母2g,黄连3g,陈皮4.5g,儿茶2g,冰片0.3g,仙鹤草30g,败酱草15g,甘草3g。浓煎100mL,保留灌肠30min,日1次。

(3)脐部外敷:加味金黄散,调茶油敷,日1次,共7日。

嘱禁食辛辣、油腻食物和烟酒。

[疗效]复诊诸症明显缓解,里急后重感减轻,上方先后加减调治半年余,大便成形,每日2次,余症正常。继续巩固治疗半年,随访2年未复发。

第三节 马贵同诊治经验

马贵同[7]认为溃疡性结肠炎的发病与外感、情志、饮食起居、先天禀赋有关,且与饮食起居关系尤为密切。溃疡性结肠炎虽与脾、肾等脏腑相关,但病变部位仅在肠道,因此强调局部用药,指出整体与局部、辨证与辨病相结合,双管齐下,标本兼治。

溃疡性结肠炎初期多属实证,急则治标,治以清热祛湿,因症见泻下频多,佐以健脾扶正之法,常选白头翁汤、芍药汤或葛根芩连汤合四君子汤加减化裁,配伍生地榆、大腹皮、枳壳、马齿苋等。若痰浊中阻,纳呆食少,可加苍术、藿香、佩兰、厚朴、砂仁、生薏苡仁、熟薏苡仁等;若热毒蕴结,肛门灼热,加败酱草、苦参、白花蛇舌草、青黛散等;若泻下次数多,可加炒防风;若便血较多,可加参三七、白及等;若里急后重,大便不爽,可参刘完素"调气则后重自除"之意,加大量理气药如枳壳、大腹皮、白芍等,通常可用至30~45g。

慢性迁延期、缓解期,则治其本,治以健脾益气、温肾固本,常以六君子汤、参苓白术散或小建中汤为基本方加减。若正气已虚而后重不除,气郁坠胀者,参"兼升兼消"(《金匮钩玄》)之意,加煨葛根、升麻等升提之品;若久病脾肾两亏,清阳不升,症见泻下不止者,配伍黄精、益智仁、淫羊藿、狗脊等温补脾肾,或柴胡、升麻升提中气,或五倍子、赤石脂、煨诃子、乌梅、罂粟壳等收敛固涩。其认为溃疡性结肠炎反复发作归因于湿邪致病,缠绵难去,因此清热除湿、清温并用之法贯穿治疗始终。

其研制的纯中药直肠给药栓剂,即清肠栓,由三七、青黛、马齿苋、五倍子等药物组成,具有清热解毒、活血祛瘀、敛疮生肌之效,能促进局部溃疡愈合及消除炎症。

【验案】[8]

王某,女,38 岁,1998 年 6 月 25 日入院。

[主诉] 患者反复左下腹痛,伴黏液脓血便 5 年,近 4 个月加剧。

[病史] 症见左下腹痛明显,痛则腹泻,泻后痛减,里急后重,大便伴黏液脓血,每日 4~5 次,胃纳欠佳,口苦。舌红苔黄腻,脉滑数。结肠镜示溃疡性结肠炎。

[诊断] 痢疾。

[辨证] 脾虚湿热蕴结。

[治法] 清热利湿,凉血解毒。

[方药]

(1)内服方:白头翁汤合葛根芩连汤加减。白头翁 30 g,地榆 30 g,枳壳 30 g,葛根 30 g,白术 12 g,黄芩 12 g,白芍 15 g,金银花炭 15 g,茯苓 15 g,炮姜 4.5 g,木香 10 g,黄连 6 g,生甘草 6 g。每日 1 剂。

(2)灌肠方:马齿苋 60 g,五倍子 15 g,浓煎至 100 mL,加青黛粉、三七粉、白及粉各 3 g,每晚灌肠。

[疗效] 用药 2 周后,大便减为每日 2 次,伴少量黏液脓血。改以健脾益气为主,用六君子汤加减:炙黄芪 30 g,白芍 30 g,枳壳 30 g,茯苓 30 g,生地榆 30 g,焦麦芽 30 g,焦山楂 30 g,焦神曲 30 g,党参 12 g,陈皮 12 g,白术 12 g,炮姜 6 g,槟榔 15 g,白头翁 15 g。每日 1 剂。另用清肠栓每日 1 支纳肛。前后调治 2 月余症愈出院。

第四节 蔡淦诊治经验

蔡淦[9]认为溃疡性结肠炎的病机当参清代叶桂"脏阴有寒,腑阳有热"理论,总属本虚标实、寒热交错之证,即脾肾虚寒,湿热毒邪蕴结肠道。在临证时,重视脾虚与湿热下注两个环节,认为肠腑留滞之湿热,来源于脾,因此健脾与清利肠腑湿热两法并重,标本兼顾。其主张"三观"辨证,即强调整体观、动态观、平衡观。整体观认为人体本身是个统一的整体,人与自然界也是个统一的整体;动态观重在辨证论治,强调"法随证转""药随法变",灵活运用;平衡观遵循吴瑭"治中焦如衡,非平不安"的学术思想,在脾胃相关疾病用药时需补调相须,升降相适,寒温相宜,气血兼施,以平为期。

急性发作期以标实为主,症见利下赤白,里急后重,腹痛,舌苔黄腻或白腻,脉濡数。该期多证属湿热壅滞大肠,湿阻气机,热伤血络,参刘完素所云"调气则后重自除,行血则便脓自愈",治以清利大肠湿热,佐以调气行血,方用芍药汤、葛根芩连汤、香连丸加减。急性期腹泻次数较多,湿邪为患之余常伴有脾胃虚弱,多用香砂六君子汤、理中汤以健脾益气,以防脾虚运化无力,痰湿内生之源不断。

此外,治疗肠腑湿热证时其喜用凤尾草、马齿苋以加强清化湿热之力,认为此二味有苦寒不伤正的优点,用量一般为20~30 g。以便血为主症者,应配伍行气活血、辛散升提的药物,切忌单纯收敛固涩,以防瘀血内存,变生他证。

慢性缓解期以本虚为主,治疗重在固本,以调补脾肾、固涩止泻为法。该期多见大便黏冻或见不消化食物,无脓血,伴有面色不华,神疲乏力,或见肢冷便溏,舌苔薄腻,脉濡细。证属脾气虚寒,运化无力,湿浊内盛。治仿"休息痢",以健脾温中、益气扶正为主,方选理中汤、参苓白术散合连理汤加减。病情迁延,久病及肾者,治以温脾补肾、益气养血,在健脾方基础上合四神丸、附子理中汤等。

随症加减:见肠外表现如关节疼痛,属"痛痹"者,可予乌头汤或乌头桂枝汤加减;属"行痹"者,可予大秦艽汤加减。对于有虹膜炎、结膜炎等表现,证兼肝肾不足者,可合用二至丸或杞菊地黄丸。

【验案】

顾某,男,73 岁,2008 年 7 月 23 日初诊。

[主诉] 反复便血 8 年余,近 7 日便血又作。

[病史] 患者于 2000 年开始出现大便夹鲜血,经肠镜检查诊断为重度溃疡性结肠炎,行手术切除部分结肠;术后仍有大量鲜血便,予激素、止血药物治疗后血止,其后反复出现鲜血便。常服激素、柳氮磺吡啶治疗,但效果不佳。7 日前便血又作,鲜血裹挟大便,日行 7~8 次。恶热汗出,倦怠乏力,纳可,寐安,舌胖苔薄黄,脉沉细。复查肠镜提示右半结肠切除术后,溃疡性结肠炎活动期伴少量渗血,全结肠型,假性息肉形成。

[诊断] 便血。

[辨证] 脾虚,湿热下注大肠。

[治法] 健脾清肠。

[方药]

(1)内服方:生黄芪 30 g,太子参 15 g,炒白术 15 g,茯苓 15 g,木香 6 g,黄连 3 g,葛根 15 g,黄芩 10 g,凤尾草 15 g,马齿苋 15 g,生地榆 15 g,槐花 9 g。每日 1 剂,水煎,早晚分服。

(2)灌肠方:三七 6 g,白及 6 g,马齿苋 30 g,鸡冠花 15 g。上药浓煎 100 mL,加锡类散 2 支,保留灌肠,每日 1 次。

[疗效] 患者以上述方药随症加减治疗半年,便血消失,后随访未再复发。

第五节 劳绍贤诊治经验

劳绍贤[10]认为湿热、血瘀是溃疡性结肠炎发病的重要因素,肠内溃疡是血瘀化热所致,正如清代王清任《医林改错》所言:"泻肚日久,百方不效,是总提瘀血过多。"本病初起以湿热血瘀为标,正虚表现不明显,治疗时重在祛邪;久病则以正虚为主,重在扶正,兼以收涩固摄。遵"人以胃气为本,而治痢尤要"的原则,在治疗溃疡性结肠炎的过程中始终注重顾护胃气,慎用峻下攻伐之法。

对于溃疡性结肠炎急性期,符合湿热血瘀证的患者,常以自拟"溃结灵"为基本方进行加减治疗,方药组成:救必应30 g,败酱草30 g,地榆炭30 g,水蛭5 g,茯苓30 g,藿香10 g,厚朴10 g,法半夏10 g,三七3 g(冲服),甘草6 g。全方共奏清热祛湿、活血化瘀、凉血止血之效。若便血量大者,在基础方上加槐花15 g;黏液多者,加漏芦或苦参15 g;大便次数多且水泻者,加石榴皮30 g。缓解期大便日行1~2次,无黏液血,舌淡苔不厚者,证属脾虚失运,治以健脾益气,可用白术黄芪汤加减:黄芪30 g,白术15 g,甘草6 g。对于激素依赖者,适当加用温补肾阳药物,如杜仲、人参、淫羊藿等,待病情改善后逐渐减少激素的用量[11]。

结合肠镜表现进行加减,急性期肠镜多见黏膜弥漫性炎症,局部微循环障碍,可在"溃结灵"的基础上加以活血化瘀之品。若镜下见结肠黏膜出现假性息肉,黏膜粗糙呈颗粒状可加用莪术、漏芦、姜黄等活血散结的药物。

【验案】

欧某,男,43岁,2007年9月28日初诊。

[主诉]反复黏液脓血便2年。

[病史]大便每日2~4次,偶有血,或带红色黏液,伴肛门坠胀感,舌红苔黄腻,脉细。2007年5月31日肠镜示溃疡性结肠炎(以乙状结肠、直肠为主)。

[诊断]痢疾。

[辨证]湿热蕴结。

[治法]清热祛湿,活血化瘀。

[方药]

(1)内服方:藿香10 g,川厚朴10 g,法半夏10 g,茯苓30 g,败酱草30 g,救必应30 g,地榆炭30 g,漏芦15 g,槐花15 g,水蛭5 g。水煎服,每日1剂。

(2)灌肠方:败酱草30 g,救必应30 g,地榆炭30 g,蚕沙30 g,毛冬青30 g,白及15 g,青黛5 g,甘草10 g。保留灌肠,隔日1剂。

[疗效]患者坚持治疗,自觉症状好转。至2008年5月7日复诊,患者大便每日2~3次,无黏液,轻微里急后重,舌淡红苔白,脉缓。复查肠镜示直肠炎症。上方去地榆炭、漏芦、槐花、水蛭,加用黄芪30 g,白术、苦参各15 g,三七3 g(冲服)。继续服用1个月,症状消失。

第六节 李佃贵诊治经验

李佃贵[12]提出了溃疡性结肠炎浊毒致病论,认为由于外感邪毒、饮食不节、情志失调等,导致浊毒内蕴,气滞血瘀,瘀血阻滞,肠络失和,血败肉腐,而成本病。浊毒既是病理产物,又是致病因素,浊毒内蕴是病机关键,因此治疗大法在于化浊解毒。

治疗溃疡性结肠炎全程都注重化浊解毒,自拟化浊解毒合方,以白头翁、广木香、薏苡仁、苦参、地榆、当归、黄连、秦皮、白芍、藿香等随症组合[13]。发作期表现为浊毒实证,以化浊解毒、活血化瘀、调气行血、通因通用为治则。毒重于浊者,可予白头翁、黄柏、黄芩等以清热解毒;浊重于毒者,可加茯苓、苍术、陈皮等以燥湿化浊。若瘀热较重者,可配伍牡丹皮、苦参以凉血行瘀。若瘀血较重者,加用三七、红藤、全当归等活血止血。若以寒浊为主,宜温中化浊,调和气血,随症加用竹茹、陈皮、半夏、紫苏子等行气化浊。缓解期以本虚为主,治则为补益脾肾、活血化瘀、清解余邪,治疗时应辨别正气亏虚所在,随证治之。脾胃气虚者用四君子汤加减;阴虚内热者可选用驻车丸加减;脾阳虚者用补中益气汤加用附子、炮姜、吴茱萸等药;脾肾阳虚,症见持续下痢不止,甚则滑脱不禁者,可予真人养脏汤加减以温补脾肾、化浊解毒。

化浊解毒法:①芳香化浊解毒法,多用于湿阻中焦之证,常用藿香、佩兰、半夏、砂仁等,寒湿可选小半夏加茯苓汤,湿热可选三妙丸;②通腑泄浊解毒法,腑气不通见便秘腹胀者用之,常用大黄、厚朴、枳实等,可选用承气汤类方;③淡渗利湿解毒法,选用甘淡利湿之品治疗肢体水肿、小便不利等症,常用茯苓、猪苓、泽泻、薏苡仁等药,常用方剂为五皮饮、五苓散等;④清热燥湿解毒法,用于湿热明显者,常用黄连、黄柏、黄芩、栀子等,方剂可选黄连解毒汤、葛根芩连汤等;⑤以毒攻毒化浊法,用于正气尚存的合并肿瘤患者,可选斑蝥、全蝎、水蛭、蜈蚣等配伍。

【验案】[14]

患者,女,40岁,2012年9月12日初诊。

[主诉]间断性腹痛、腹泻、黏液脓血便2年,加重1周。

[病史]患者于2年前无明显诱因出现便前腹痛、腹泻,伴黏液脓血,每日5~6次,未到医院系统检查治疗,间断服用美沙拉秦、泼尼松治疗,病情时轻时重。1周前因饮食不节致病情加重,自服药物治疗,症状无明显好转,故来就诊,电子肠镜示溃疡性结肠炎,病理为黏膜呈炎症反应,可见糜烂、水肿。现症见腹痛,腹泻,伴黏液脓血,每日5~6次,伴里急后重,口干口苦,乏力,纳食欠佳,夜寐难安,小便可。舌红苔黄厚腻,脉弦滑。

[诊断]泄泻。

[辨证]浊毒内蕴。

[治法]化浊解毒,理气和血。

[方药]

(1)内服:白头翁15 g,藿香12 g,佩兰10 g,茵陈15 g,黄连12 g,黄柏12 g,当归12 g,芍药20 g,白花蛇舌草15 g,半枝莲12 g,秦皮15 g,苦参12 g,地榆15 g,广木香9 g,败酱草12 g,儿茶6 g,墨旱莲30 g,仙鹤草30 g。7剂,每日1剂,水煎取汁300 mL,分2次温服。

(2)灌肠方:苦参12 g,蒲公英15 g,黄柏12 g,白头翁15 g,仙鹤草30 g,儿茶6 g。7剂,每日1剂,水煎取汁150 mL,另加锡类散1支,保留灌肠。

[疗效]服药1周后复诊,自觉腹痛、腹泻较前减轻,黏液脓血减少,大便每日3~4次。依病情变化参以舌脉调整方药。治疗3个月后患者大便每日1~2次,时不成形,腹痛不甚,纳可,寐一般,未诉其他不适,随访1年,未见明显不适。

第七节 沈洪诊治经验

沈洪[15]认为溃疡性结肠炎的病位在大肠,病机涉及肺、脾、肝、肾,但各家对于肺的重视程度相对其他三脏稍显不足。"肺与大肠相表里",欲治大肠的传导功能,就要注意肺的宣降功能是否正常,因此,治疗溃疡性结肠炎需重视补益肺脾,调气化痰。还提出湿热-血热-血瘀的病理发展过程,强调脏腑功能的调整和气血同治的结合[16]。

分期治疗:活动期湿热内蕴,气滞血瘀,肉腐血败。治以清肠化湿,调气活血,生肌敛疡。缓解期脾肾两虚,肺气失调,大肠不固,湿热留恋。属于虚实夹杂证,以正虚邪恋、运化失健为主。治以健脾助运,佐以清肠化湿,同时参以补肾调肺,生肌敛疡。

分型治疗:临床辨证常分4型治疗。① 湿热内蕴,治以清热利湿,以黄芩汤、白头翁汤、芍药汤等加减治疗;② 脾肾阳虚,治以温肾健脾,以真人养脏汤、附子理中汤等加减治疗;③ 脾虚湿盛,治以健脾化湿,以参苓白术散、香砂六君子汤等加减治疗;④ 肝郁脾虚者,治以疏肝健脾,以痛泻要方合四君子汤加减治疗[17]。

理肺化痰法从"肺与大肠相表里"的理论出发,在临床重视宣通肺气,在治疗上常合用二陈汤加黛蛤散治疗,加减理肺化痰的药物,如桔梗、紫菀、半夏、陈皮、茯苓、黄芩、浙贝母、薏苡仁等,配合健脾化湿、清肠化湿等法。针对"血热"的病机认识,在疾病发展中适参凉血宁络之品,如地榆、槐花、仙鹤草、侧柏叶、牡丹皮、紫草、黄芩炭等。兼有阴伤络损血溢者,可合用金银花、石斛、生地黄等。

调血祛风法善用风药,参便血肠风之意,见下部出血时取风药升之,风平火息,肠络自宁,血自归经。在辨证用药的基础上加用炒当归、荆芥或荆芥穗、防风等养血祛风,止血和络。

【验案】[16]

患者,女,29岁,2014年4月16日初诊。

[主诉]反复黏液脓血便多年。

[病史]患者反复黏液脓血便,大便次数增多,肠镜检查诊断为溃疡性结肠炎,曾服用多种西药效果不佳。就诊时,大便日行2~3次,夹有鲜血,左下腹痛,肛门坠胀,肠鸣,纳谷欠香,乏力,面色萎黄。舌质红,苔薄黄,脉细弦。

[诊断]久痢。

[辨证]脾虚湿热,肠络受损。

[治法]清肠化湿,调气和血,兼调肝健脾。

[方药]内服方:黄连3g,黄芩10g,炒白芍15g,白头翁15g,地榆10g,槐角15g,广陈皮10g,炒白术10g,防风10g,木香10g,怀山药20g,炒薏苡仁20g,仙鹤草15g,当归炭10g,茜草15g,肉桂2g(后下),炙甘草3g。7剂,水煎服,日1剂。

[疗效]2014年4月23日二诊,大便日行1~2次,鲜血已减,有时夹有黏液,仍自觉乏力,食欲不佳,苔脉同前。原方加生黄芪15g,炙升麻3g,焦神曲15g。14剂,水煎服,日1剂。2014年5月7日三诊,大便日行1~2次,无黏液脓血,腹痛减轻,食欲渐振,原方去白头翁、肉桂、当归,加茯苓15g,后病情好转。

第八节　王长洪诊治经验

王长洪[18]确立了清热解毒、益气健脾、化瘀通络的治疗大法。其认为溃疡性结肠炎的病机特点为"瘀滞",在治疗中要重视"通瘀",即调畅气血,疏其壅滞,祛瘀生新,同时引瘀下行,给邪以出路。溃疡性结肠炎以脾虚为发病基础,脾虚湿阻,湿郁化热,久病及肾,脾肾两虚。治疗早期以清热利湿为主,后期则偏重健脾温肾,做到脾肾同调,温清并用,祛邪化瘀而不伤正,辨证与辨病相结合[19]。

活动期以热毒内蕴为主,兼脾胃气虚,常用方药:苦参10 g,黄连10 g,党参10 g,干姜10 g,肉桂10 g,甘草10 g,青黛15 g,败酱草15 g,白头翁15 g,黄芪15 g,白术15 g。热毒重者,重用青黛、白头翁汤加减以清热解毒利湿。肝郁胁痛者,加柴胡、白芍、香附、青皮以疏肝行气。血瘀重者,加牡丹皮、白及、三七活血通瘀。湿热下痢重者,以补骨脂、车前子、焦山楂分消利水。对服用激素而见舌淡胖,脉沉弦,又见脓血便,需舍脉从证,忌纯予温补,当清热利湿为先,治标为主,若过用阳药,恐助邪入里,加重病情。

缓解期或正邪相争,或正虚邪恋,以脾虚为主,兼湿毒留恋、气滞血瘀,常用方药:黄芪15 g,炒白术15 g,苍术10 g,炮姜10 g,青黛10 g,败酱草10 g,川芎10 g,白及10 g,肉桂6 g,甘草6 g。里急后重,脘腹胀满者,加木香、厚朴、槟榔、佛手等行气消痞;下利完谷不化者,加莱菔子、神曲、麦芽、鸡内金等消食化积;黏液脓便,舌暗脉涩者,加焦山楂、莪术等行血化滞;便大量鲜血者,酌情加地榆、三七、儿茶等收敛止血;阳虚不固,大便滑脱不禁者,加补骨脂、乌梅、五味子等收敛固脱。

缓解期若脾虚及肾,脾肾阳虚,多用健脾温肾、清化湿毒、涩肠敛疮之法,自拟"愈溃方"[20],方药组成:淡附片、青黛、肉桂、苦参、白术、苍术、仙鹤草、地榆、甘草等。淡附片、肉桂温肾暖脾,附子辛甘而大热,走而不守,散寒而却阴,有利于阳气恢复;白术、苍术、甘草等健脾益气,白术补多于散,苍术散多于补,二药合用,一补一散,脾气得运,阳气得复,湿气得去。

巩固期湿毒已去,然阴阳气血亏损,正气未复,常用中药:黄芪10 g,白术10 g,茯苓10 g,苍术10 g,干姜10 g,肉桂10 g,薏苡仁10 g,甘草6 g。偏于气虚者,加玉屏风散、参苓白术散以益气固本;阳虚者,加补骨脂、杜仲、山茱萸等以助阳止泻;阴虚者,加墨旱莲、女贞子以滋补肝肾;血虚者,加当归、鸡血藤以养血和血。至于症见纳呆乏力,夜寐不安者,随症加减理气健脾、安神助眠之品。

【验案】

周某,女,40岁,2014年3月12日初诊。

[主诉]脓血便10年。

[病史]肠镜示回肠末端、结肠多发糜烂溃疡。服用美沙拉秦缓释颗粒症状时好时坏,现大便日行3~4次,脓血便,腹痛,乏力,里急后重,舌暗苔黄腻,脉弦。

[诊断]久痢。

[辨证]脾胃虚弱,湿热内蕴。

[治法]益气健脾,清热化湿。

［方药］

（1）内服方：黄芪 20 g，炒白术 15 g，败酱草 15 g，白头翁 15 g，青黛 15 g，苍术 10 g，苦参 10 g，焦山楂 10 g，车前子 10 g，骨碎补 10 g，甘草 10 g。水煎 200 mL，日 2 次，温服。

（2）灌肠方：黄连 10 g，黄柏 10 g，黄芩 10 g，苦参 10 g，儿茶 10 g，青黛 15 g，白头翁 15 g，败酱草 15 g。水煎 100 mL，睡前保留灌肠。

［疗效］随症加减治疗 2 月余，患者大便日 1 次，成形，无脓血，未诉腹痛不适。治疗 6 个月，病情稳定。

第九节　谢晶日诊治经验

谢晶日[21]提出了从肝脾论治溃疡性结肠炎的学术思想，认为肝郁脾虚、湿热内蕴为主要病机，疏肝健脾、清热利湿是基本治疗原则。其主张在中医辨证的基础上进行分期论治，发作期以祛邪为主，缓解期以扶正为要，同时要将中医整体辨证与现代医学微观辨病相结合，中医内治与外治相辅相成。

治疗三法[22]：① 疏肝健脾，清热利湿；② 调畅气机，行血活血，此法与其余两法配合，辨证施治；③ 温补脾肾，固涩止泻。对于肝郁脾虚者，治以疏肝健脾，方用逍遥散，加薏苡仁、苍术、白豆蔻等健脾燥湿，木香、香橼、陈皮等疏肝理气。对于湿热内蕴者，治以清热燥湿，药选黄芩、黄连、黄柏、苦参等清热解毒，燥湿止痢。溃疡性结肠炎病程中常见气滞血瘀，配伍木香、枳壳、陈皮、川芎、当归等行气活血。病久脾肾两虚，正虚邪恋，予四神丸温补脾肾，鼓舞正气，酌加五倍子、五味子、诃子等收敛止泻。

分期治疗：发作期以湿热内蕴、气滞血瘀为主，以白头翁汤、黄连解毒汤、痛泻要方加减化裁，配伍行气活血化瘀之品。便血量大者加三七、白及、血竭等；腹痛甚者加乳香、没药、延胡索等。特别强调发作期也有脾虚，病情改善后就要及时调整用药，酌加滋养胃阴、健脾益气之品，如党参、炒白术、茯苓、沙参等[23]。还需注意发作期不可过早使用收敛固涩之品，以免闭门留寇，而生他变。缓解期以健脾扶正为主，予参苓白术散、痛泻要方、四神丸、柴胡疏肝散加减化裁。脾虚湿盛者加砂仁、车前子；肝郁气胀走窜者加香橼、佛手；嗳气频作者加厚朴、紫苏子、枳实；脾阳虚而致脘腹冷痛者加干姜；肾阳虚而致腰膝酸软者加菟丝子、补骨脂、仙茅。强调该期用药以轻灵平淡为要，慎用重浊刚猛之品，不可壅补，且不忘顾护阴液。

灌肠治疗：发作期以清热化湿、收敛止血、生肌敛疮为治，常用苦参、土茯苓、黄柏、地榆、三七粉、赤石脂等加减。缓解期多以健脾燥湿、收敛固涩为主，常用苦参、煅龙骨、煅牡蛎、白及、五倍子等化裁。

【验案】

患者，女，47 岁，2016 年 4 月 15 日初诊。

［主诉］慢性腹痛、腹泻伴黏液脓血便反复发作 3 年，加重 7 日。

［病史］患者 3 年前曾因腹痛、腹泻伴脓血便于当地医院就诊，行电子结肠镜检查示多发性溃疡病灶，诊断为溃疡性结肠炎。其后口服美沙拉秦等药物，症状时有反复，但控制尚可。7 日前患者因进食辛辣食物、饮酒导致病情复发，症状加重。刻下：患者

腹痛、腹泻伴黏液脓血便,每日 6~10 次,泻后痛减,伴里急后重,肛门灼热,神疲乏力,口干、餐后腹胀,舌质红,苔黄腻,脉数。

[诊断] 痢疾。

[辨证] 大肠湿热。

[治法] 清热化湿,健脾益气,收敛止血。

[方药]

(1) 内服方:白头翁 30 g,拳参 20 g,炒白术 20 g,苍术 20 g,黄连 15 g,黄芩 15 g,椿皮 15 g,乳香 15 g,没药 15 g,白及 10 g。7 剂,常规水煎,早晚饭前 30 min 温服。

(2) 灌肠方:苦参 30 g,土茯苓 30 g,赤石脂 20 g,黄连 20 g,地榆炭 20 g,三七粉 10 g。除三七粉外其余药物常规水煎 150 mL,取汁将三七粉溶于药液,每日 1 剂,每晚睡前灌肠 1 次。

[疗效] 二诊患者腹痛明显缓解,腹泻次数减少,每日 4~6 次,便中仍有少量脓血,伴两胁肋胀痛、纳差、乏力,舌质淡红,少许黄腻苔,脉弦滑。在上方基础上去拳参,加白芍 15 g,陈皮 15 g,山药 20 g,继续服用 10 剂,灌肠方不变。

三诊患者诉腹痛明显减轻,偶见血便,大便每日 2~4 次,食欲尚可,稍有乏力,舌质淡,苔白,脉沉。在二诊方的基础上去白头翁、乳香、没药,改黄连、黄芩为 10 g,加黄芪 30 g,茯苓 20 g,续服 10 剂,灌肠方去黄连、炒地榆炭,加五倍子 20 g。

四诊患者上述症状均得到明显缓解,大便每日 1~2 次,无脓血,纳可,稍有乏力,舌质淡,苔白,脉沉缓。遵原方随症加减,继续治疗 2 个月,停中药保留灌肠,并嘱患者注意饮食、避免劳累,患者诸症消除,随诊半年未见复发。

第十节　张声生诊治经验

张声生[24]为溃疡性结肠炎的临床治疗提供了多种思路。其一提出以寒热错杂、气血凝滞为主要病机,以气虚、气滞、血热、血瘀为主要病理变化因素,确立寒热并用、调气行血的治疗通则。其二从“内痈”论治,消、托、补三法合理运用。

寒热并用,调气行血。研制的“溃结 1 号方”,由生黄芪、炒白术、炮姜、生薏苡仁、黄连、木香、当归、三七粉、地榆炭、血余炭、墨旱莲等组成。同时善用药对组合,多以健脾化湿、清热燥湿、理气调血、祛瘀生新为法,组方核心药对主要包括炙黄芪-炒白术、儿茶-三七、山药-炒白术、黄连-炒白术、地榆炭-制黄芪等。对于活动期患者,治疗多以清热利湿、化瘀解毒为主,常在溃疡性结肠炎基础方上加连翘、蒲公英、败酱草、白头翁、半枝莲。便血量多者酌加红藤、槐花、白及粉等止血散瘀之品;腹痛多者加徐长卿、延胡索;里急后重者可用槟榔、大黄、枳实、莱菔子行气导滞。对于缓解期患者,治疗以温阳扶正、益气和血为主,常加山药、仙鹤草、干姜、炮附子、杜仲炭等。久痢滑脱不禁者可运用诃子、赤石脂、芡实等固涩收肠,并佐以葛根、防风、白芷等升阳止泻;久病伤阴者予乌梅、白芍合甘草、五味子滋阴敛邪[25]。

治痈三法:在溃疡性结肠炎活动期以消法、托法为主,缓解期以补法为主。消法以败毒散为代表方,加白芷、防风等;热毒炽盛选用白头翁汤;湿热壅盛选用芍药汤、葛根芩连汤。凡气滞必将血瘀,因此,在病程中常见气血同病,故可加减使用血府逐瘀汤、少腹逐瘀汤、膈下逐瘀汤。气滞腹胀明显者,用木香、大腹皮行腹中滞气;餐后腹胀痛者,加焦槟榔、莱菔子消食行气;受凉后腹胀痛者,选香附散寒行气、活血止痛;情绪激动后伴胁腹胀痛者,以延胡索疏肝行气止痛、白芍柔肝缓急止痛;血瘀者,常养血活血并举,药用当归、鸡血藤或阿胶合丹参、阿胶合三七,还可少佐益气行血之黄芪、党参、白术。

托法用补益气血和透托病邪的药物扶助正气,托毒外出,以免邪毒内陷。对于毒盛而正不虚者,选透脓散加减;毒盛而正已虚者,选托里消毒散加减,可加用黄芪益气摄血以止血、托毒去腐以生肌。

灵活辨证运用补法治疗气血阴阳虚,如气血虚弱选用八珍汤,加炙黄芪补益中焦、益气升提;脾胃虚弱选用六君子汤、参苓白术散;久病及肾,酌情选用杜仲、狗脊、肉苁蓉温肾,山茱萸、女贞子、墨旱莲滋肾,补骨脂、益智仁、桑寄生固肾。阳虚者可选用阳和汤温阳补血、散寒通滞。若病久命门火衰,火不暖土,脾肾两虚、大便滑脱不禁者,选用附子理中汤合四神丸、真人养脏汤,易干姜为炮姜,炮姜可温阳,兼入血分散寒凝。

【验案】

患者,女,63 岁,2015 年 1 月 20 日初诊。

[主诉]腹泻伴黏液脓血便 10 余年。

[病史]患者 10 余年前受凉后出现腹泻,大便日行 3~5 次,伴黏液脓血,里急后重。肠镜示溃疡性直肠炎(直肠型)。经柳氮磺吡啶口服、地塞米松灌肠治疗后症状缓解。受凉后上述症状反复发作。刻下:腹泻,大便日行 5~6 次,伴黏液脓血,里急后重,便前腹痛,便后缓解,无腹胀,乏力畏寒,口干喜热饮,尿频,纳可,眠差。舌淡,苔白厚,中有裂纹,脉弦细。

[诊断]休息痢。

[辨证]脾虚湿滞

[治法]健脾祛湿,调和气血。

[方药]内服方:炙黄芪 25 g,炒白术 15 g,薏苡仁 30 g,石菖蒲 10 g,黄连 6 g,三七粉 3 g(分冲),泽兰 10 g,仙鹤草 30 g,儿茶 10 g,墨旱莲 10 g,地榆炭 10 g,佩兰 10 g,柏子仁 15 g,延胡索 10 g,白芍 15 g。14 剂,水煎服,每日 1 剂,分 2 次服。

[疗效]二诊患者大便日行 4~5 次,较前成形,里急后重,无便前腹痛,偶受凉后出现黏液脓血,纳眠可,小便调。易薏苡仁为炒薏苡仁,三七粉加至 6 g,去泽兰、佩兰,加木香 10 g,葛根 10 g,补骨脂 10 g,益智仁 10 g。28 剂,水煎服,每日 1 剂,分 2 次服。后于上方加减调治 3 个月,随访半年患者病情平稳,未见复发。

第十一节　李军祥诊治经验

李军祥[26]认为溃疡性结肠炎发病以脾阳不足为本,湿热瘀阻为标。治病必求于本,治疗时先别阴阳,分清标本,次辨寒热,再辨气血,把握虚实,制订了清热祛湿、活血化瘀、温中健脾、寒热平调、标本兼治的治疗总纲,再参"三因制宜"的原则,灵活加减用药。

自创"清肠温中方"以治疗溃疡性结肠炎,方药由黄连、炮姜、苦参、三七、木香、青黛、地榆炭、甘草组成。其中黄连、炮姜为君,黄连清肠中湿热,炮姜温腹中寒湿,取平调寒热之义,清肠止血,温脾止泻;苦参、青黛、三七为经验用药,清热燥湿,疗疮止利,辅助黄连加强清热利湿的作用。木香、地榆炭为佐,参"调气则后重自除",调达气机,敛疮止血;甘草健脾益气,缓急止痛,调和诸药,用之为使。全方寒热并用,标本兼顾,共起清肠温中、活血化瘀之效。

随症加减:下利赤多白少,鲜血多者,合用白头翁汤,或加槐花炭、三七粉、白及等收敛止血,生肌敛疮;下利白多赤少,脘腹胀满者,加薏苡仁、藿香、佩兰等化湿利湿;腹痛剧烈者,加金铃子散,以增强行气活血、止痛之效;泻后痛减,肛门重坠者,常合用痛泻要方,调和肝脾,祛湿止泻;肛门灼热者,常加用马齿苋、败酱草、薏苡仁清热利湿,凉血止痢。病久伤阳,畏寒肢冷者,加用附子、肉桂、小茴香等,温阳散寒,活血化瘀;症见出血过多,神疲乏力,面色白者,加用阿胶、黄芪补血止血,益气生血;久病入络,腹部刺痛,痛处不移者,加蒲黄、五灵脂活血化瘀止痛[27]。

【验案】

患者,男,21岁,2018年2月26日初诊。

[主诉]溃疡性结肠炎1年半余。

[病史]2016年8月于外院确诊溃疡性结肠炎(全结肠型),并住院治疗,住院期间给予激素、肠道微生态制剂及中药等治疗,疗效不佳。就诊时大便每日4~5次,不成形,有黏液脓血,量较多,伴有腹痛、里急后重感,小腹怕凉,肛门灼热疼痛不明显,纳食尚可,偶有腹部胀满,无嗳气、反酸、烧心,舌红苔薄白,脉细。口服泼尼松20 mg/d。结合患者肠镜诊断为溃疡性结肠炎(全结肠型,活动期)。

[诊断]久痢。

[辨证]寒热错杂,湿热瘀阻。

[治法]清肠温中,化瘀止血。

[方药]清肠温中方加减。

(1)内服方:黄连6 g,炮姜10 g,陈皮10 g,炒白术30 g,炒白芍30 g,防风10 g,木香6 g,苦参15 g,青黛6 g,三七6 g,白及30 g,地榆炭30 g,槐花炭15 g,白头翁15 g,秦皮10 g,黄柏10 g,砂仁3 g,炙甘草6 g。14剂。

(2)灌肠方:青黛6 g,苦参15 g,白及30 g,五倍子10 g,三七6 g,地榆30 g,每晚保留灌肠。

[疗效]二诊时,大便次数明显减少,日行1~2次,基本成形,黏液脓血量较前明显减少,腹痛缓解,里急后重偶作,小腹仍怕凉,偶有肠鸣辘辘,肛门无灼热疼痛。故于上方基础上加肉桂10 g、川椒10 g、徐长卿15 g,以增强温阳健脾之功效,并嘱患者激素继续规律减量。三诊时,大便日行1~2次,成形,无肉眼可见黏液脓血,腹痛、里急后重较前明显缓解,偶有肠鸣,小腹怕凉较前明显好转。故效不更方,上方继服1个月。后随访,激素已停,症状未见反复,口服中药巩固治疗。

第十二节　唐志鹏诊治经验

唐志鹏[28]认为溃疡性结肠炎属于中医学"痢疾""肠澼"等范畴,病因是禀赋异常、感受外邪、饮食不节、情志失调等,病机特点是本虚标实,本虚为脾虚,标实为湿、热、瘀。其中瘀热和脾虚是本病的两条病机演变主线,在活动期以瘀热为主,脾虚为次;在缓解期以脾虚为主,瘀热为次。因此在疾病的不同分期,治法和用药也应不同。

其主张中医治疗溃疡性结肠炎,半以痢治,半以痈治。半以痢治,是因为本病的主要病位在肠,属于难治性的"痢疾",患者有黏液血便、腹泻、排便急迫感、里急后重、腹痛、腹胀、纳差等肠道症状,治法是清化湿热,凉血止血,止泻止痛,理气消胀,健脾益气。在清除肠道炎症的同时,还要维护胃肠道的消化、吸收、分泌、运动、排泄和感觉功能。可据证选用黄芩汤、葛根黄芩黄连汤、白头翁汤、乌梅丸、香连丸、芍药汤、连理汤、参苓白术散、附子理中汤、四神丸等方加减化裁。在选择药物上,可选白头翁、马齿苋、地锦草、椿根皮、秦皮、黄连、黄芩、黄柏清热化湿治痢;芍药、延胡索止痛;乌梅、石榴皮、赤石脂止泻;三七、地榆、茜草、白及、仙鹤草、鸡冠花止血;枳实、木香、槟榔、大腹皮理气消胀;神曲、山楂、谷芽、麦芽、莱菔子消食开胃;党参、白术、茯苓、怀山药健脾益气;补骨脂、益智仁、五味子、芡实补肾固肠;附子、桂枝、肉桂、干姜、炮姜、吴茱萸温中散寒。半以痈治,是因为本病又属于难治性的"肠澼",治法是清热解毒,凉血消痈,托毒生肌,补益气血。参照中医外科治疗疮痈于初、中、末期分别施以清消补的治疗策略。初期宜散热解毒通经,中期宜排托,末期宜温补。可据证选用大黄牡丹皮汤、薏苡附子败酱散、托里消毒散等方加减化裁。在选择药物上,可选败酱草、红藤、金银花、连翘、芙蓉叶、白蔹、漏芦、牡丹皮、黄连、黄芩、黄柏清热解毒消痈;薏苡仁、桔梗、白芷排脓生肌;黄芪、当归补益气血。

治脾四法[29]:① 健脾益肠,培土固本。溃疡性结肠炎患者多有脾气虚弱,宜健脾益气,维护肠道。临床常用药物有党参、黄芪、白术、茯苓、怀山药、莲子肉等,常用方剂有参苓白术散。② 温脾止泻,暖煦下焦。患者因反复腹泻伴黏液脓血便,病程反复日久,可见气血两亏、脾肾阳虚之证。常用药物有肉桂、桂枝、干姜、炮姜、吴茱萸、益智仁、肉豆蔻、淫羊藿、菟丝子、巴戟天、补骨脂,常用方剂有四神丸、附子理中丸等。③ 清脾祛滞,疏通肠腑。此法适用于湿热蕴结于肠道,气血凝滞,瘀阻肠络,血败肉腐。常用药物有马齿苋、白头翁、败酱草、地锦草、白花蛇舌草、红藤、白蔹、金银花、穿心莲、黄连、黄芩、秦皮、苦参、青黛等,可选用数味,常用方剂有白头翁汤、葛根芩连汤、黄芩汤等。④ 调畅情志,解郁疏脾。溃疡性结肠炎时常给患者的日常生活造成不便,病久易影响精神情志。对于该类患者,可治以健脾疏肝、解郁安神,常处方以甘麦大枣汤、逍遥散,加减茯神、远志、合欢皮、百合等,还强调日常要忌食或慎食海鲜贝壳类、螃蟹、粗纤维食物、鸡肉、牛奶等,以防症情迁延反复。

【验案】

郭某,女,55 岁,退休,2007 年 1 月 26 日初诊。

[主诉]大便次数增多伴黏液脓血 4 个月。

［病史］2006 年 9 月起无明显诱因出现大便次数增多伴黏液脓血。后于某医院行肠镜检查示溃疡性结肠炎。曾用美沙拉秦灌肠治疗后好转。现口服美沙拉秦,每日 1.5 g。刻下:大便每日 4~6 次,不成形,夹有少量黏液脓血,左下腹隐痛,胃胀,纳一般,舌淡红苔白,脉细。

［诊断］痢疾。

［辨证］脾虚气滞,湿热中阻。

［治法］健脾理气,清热化湿。

［方药］内服方:党参 12 g,黄芪 15 g,白术 10 g,苍术 10 g,茯苓 15 g,陈皮 6 g,马齿苋 30 g,枳壳 12 g,白花蛇舌草 30 g,仙鹤草 30 g,三七 6 g,薏苡仁 30 g,生地榆 30 g,升麻 6 g,炙甘草 5 g。14 剂。

［疗效］复诊时大便每日 2 次,无脓血,欠实,胃作胀、寐欠安均有好转,纳一般,舌淡红苔白,脉细。续以前法,上方加焦山楂、焦神曲各 12 g,浮小麦 30 g,怀山药 30 g,再进 14 剂后,大便每日 2 次,无脓血,成形,胃纳可,寐安。守方服 2 个月,并嘱患者平时注意饮食,保持良好心理状态,随访未复发。

第十三节　郝微微诊治经验

郝微微[30]认为溃疡性结肠炎发病以脾虚为本,湿热为标。脾虚运化失司,湿浊内生,郁而化热,湿热下注大肠,而生泻痢;大肠传导功能受损,湿热蕴结于内,气滞瘀阻,成痈成疡;六腑以通降为顺,腑气不通,则腹痛,里急后重。因此,治疗着重健脾益气,清热利湿,兼活血化瘀。

治疗上以健脾化湿为大法,常以健脾化湿汤为基础方加减,其方药组成为党参、白术、茯苓、怀山药、薏苡仁、白扁豆、甘草。临床上可根据不同证型、不同症状易党参为太子参或北沙参,灵活加减用药。

辨证用药:① 大肠湿热证,症见腹痛腹泻,伴黏液脓血便,里急后重,肛门灼热等,舌红苔黄腻,脉滑数或濡数。此证在健脾化湿汤的基础上加芍药甘草汤缓急止痛;加藕节炭、地榆炭收敛止血;加芡实、石榴皮收涩止泻;加藿香、砂仁、薏苡仁增强祛湿之效;加红藤、紫花地丁合用治疗肠痈。② 脾胃气虚证,症见腹泻便溏,伴黏液或少量脓血,胃纳欠佳,或有腹部隐痛喜按,肢倦乏力,面色萎黄等,舌淡胖有齿痕,苔薄白,脉细弱或濡缓。在健脾化湿汤的基础上加玉屏风散益气健脾;加生姜、高良姜等温通止痛;加益智仁、补骨脂兼顾补肾;加芡实、石榴皮增强止泻之功效。③ 脾肾阳虚证,症见久泻不止,或五更泻,或喜温喜按,可伴见腰膝酸软,形寒肢冷,舌淡胖有齿痕,苔白润,脉沉细或尺脉弱。在健脾化湿汤的基础上加桂枝、仙茅、淫羊藿、补骨脂等温阳补肾,加豆蔻、芡实、五味子等涩肠止泻。④ 肝郁脾虚证,症见腹痛欲泻,泻后痛减,便时夹有黏液,矢气频作,可伴见胁肋胀痛,情志不畅,善叹息,舌淡红苔薄白,脉弦或弦细。临床以健脾化湿汤为基础化裁,加柴胡、郁金、延胡索等疏肝理气,加木香、陈皮等理气和中。⑤ 阴虚肠燥证,症见大便干结难解,夹有脓血,可伴见腹部疼痛,五心烦热,形体消瘦,口燥咽干,舌红少津,脉细数。在健脾化湿汤的基础上易党参为北沙参、太子参,加石斛、玉竹等滋阴养血;加白及、马齿苋凉血止血;加火麻仁、郁李仁、枳实等理气润肠通便。⑥ 血瘀肠络证,症见大便泻下不爽,下利脓血或黑便,腹痛拒按,痛有定处,可伴腹部痞块,面色晦暗,舌紫暗或有瘀点,脉沉涩。临床以健脾化湿汤为基础,加川芎、延胡索、当归等活血止痛;腹痛较剧加用白芍,与延胡索合用止痛之效更强;加桃仁、红花活血祛瘀;便血多者适当加用止血药。

【验案】

张某,男,36 岁,公司职员,2013 年 3 月 13 日初诊。

[主诉] 溃疡性结肠炎病史 2 年余,加重 2 周。

[病史] 患者 2 年前无明显诱因出现大便日行 4 次,欠成形,少许黏液脓血,无肛门不适感,偶有左下腹部不适,便后缓解,腹胀,无腹痛,外院诊断为溃疡性结肠炎。长期口服美沙拉秦,症状控制尚可。2 周前因饮食不当,出现大便日行 6 次,不成形,夹有少量黏液脓血,伴左下腹部疼痛时作,便后得缓。刻下:大便日行 6 次,不成形,夹有少量黏液脓血,偶有左下腹部疼痛,便后稍有缓解,腹胀时作,无胃胀痛,胃纳可,夜寐尚安。舌淡苔薄边有齿痕,脉滑。2013 年 2 月 27 日行肠镜检查示溃疡性结肠炎。

[诊断] 痢疾。

[辨证] 脾虚湿盛。

[治法] 益气健脾,化湿止泻。

[方药]

(1)内服方:党参 9 g,茯苓 9 g,白术 9 g,防风 9 g,白扁豆 9 g,怀山药 30 g,生薏苡仁 30 g,熟薏苡仁 30 g,白芍 15 g,大腹皮 15 g,石榴皮 15 g,芡实 15 g,陈皮 6 g,生甘草 6 g。7 剂。

(2)同时给予清肠栓,每晚 2 粒,纳肛。

[疗效] 二诊时,患者大便次数明显减少,日行 1~2 次,时欠成形,色黄,仍有少量黏液脓血,腹胀不适感稍有缓解,无腹痛,胃纳可,夜寐安。舌淡红,苔薄,脉细。上方去陈皮,加藕节炭 30 g,地榆炭 15 g,14 剂。辅以清肠栓,用法同前。三诊时,患者大便较前成形,黏液脓血量较前减少,大便日行 1~2 次,无腹胀、腹痛,时有乏力,胃纳可,夜寐安。舌淡苔薄,脉滑。上方改白芍 9 g,去防风、白扁豆,加肉桂、川黄连各 6 g,诃子 9 g,14 剂。辅以清肠栓,用法同前,巩固疗效。

后患者仍于门诊规律随访,随症加减治疗 3 月余,患者大便日行 1 次,基本成形,无黏液脓血,无腹痛、腹胀,症情较前明显好转。

参 考 文 献

[1] 徐景藩.徐景藩脾胃病临证经验集粹[M].北京:科学出版社,2010:39,40,164,165.

[2] 叶柏,徐景藩,单兆伟,等.连脂清肠汤和灌肠液治疗慢性结肠炎的临床和实验研究[J].中国中西医结合脾胃杂志,1997,5(3):147-150.

[3] 徐景藩.治泻方[J].中医杂志,1994,6(3):492.

[4] 宁丽琴,严晶,谭唱.国医大师徐景藩灌肠法治疗溃疡性结肠炎经验[J].临床医药文献杂志,2017,4(103):20259,20262.

［5］王文荣.杨春波主任治疗溃疡性结肠炎学术特点和经验总结［J］.福建中医药,2011,42(2)：20,21.

［6］杨春波.脾胃湿热理论的形成及临床应用［J］.福建中医药大学学报,2010,20(5)：1-5.

［7］陈江.马贵同诊治溃疡性结肠炎经验拾零［J］.江苏中医药,2005,26(9)：6,7.

［8］张晓峰,陆雄.马贵同治疗溃疡性结肠炎经验［J］.浙江中医杂志,2000,35(6)：231.

［9］丛军.蔡淦诊治溃疡性结肠炎的经验特色［J］.上海中医药杂志,2010,44(11)：5,6.

［10］邢海伦.劳绍贤教授诊治溃疡性结肠炎经验介绍［J］.新中医,2014,46(8)：21-23.

［11］庄昆海,刘凤斌.劳绍贤教授对溃疡性结肠炎的辨证论治思想［J］.广州中医药大学学报,2013,30(6)：914-916.

［12］李佃贵.溃疡性结肠炎浊毒论［M］.北京：中国科学技术出版社,2016：92,93,163-165.

［13］白海燕,李娜,杨知霖,等.李佃贵基于浊毒理论辨治溃疡性结肠炎经验撷英［J］.上海中医药杂志,2019,53(4)：1-4.

［14］娄莹莹,霍永利,赵亚萍,等.李佃贵治疗溃疡性结肠炎经验［J］.中华中医药杂志,2016,31(4)：1290-1292.

［15］沈洪.溃疡性结肠炎治疗用药的几个特点［J］.江西中医药,2006,27(1)：15,16.

［16］朱磊,沈洪,顾培青,等.沈洪教授治疗溃疡性结肠炎的经验探析［J］.中华中医药杂志,2015,30(7)：2381-2383.

［17］缪春润,沈洪.沈洪教授治疗溃疡性结肠炎的经验［J］.吉林中医药,2008,28(10)：709,710.

［18］韩柳春,柳越冬.王长洪治疗溃疡性结肠炎经验举要［J］.山西中医,2014,30(11)：9,10.

［19］季芳,王长洪.王长洪教授治疗溃疡性结肠炎的临床经验［J］.中国中西医结合消化杂志,2013,21(4)：212-214.

［20］齐相芬,张仁诚,胡文平,等.王长洪教授诊治缓解期溃疡性结肠炎经验总结［J］.辽宁中医药大学学报,2016,18(3)：193-195.

［21］张冰,庞雪莹.谢晶日教授分期论治溃疡性结肠炎经验探析［J］.中国中医急症,2017,26(12)：2133-2135,2158.

［22］贾艮林,谢晶日.谢晶日治疗溃疡性结肠炎［J］.长春中医药大学学报,2019,35(4)：645.

［23］李亮.谢晶日教授治疗活动期溃疡性结肠炎(脾虚湿热证)经验探微［J］.中国中医急症,2016,25(6)：1028-1030.

［24］张恒钰,周强,王跃旗,等.张声生从"内痈"分期论治溃疡性结肠炎经验［J］.北京中医药,2016,35(7)：671-673.

［25］张旭,周强,吴兵,等.张声生从"寒热""气血"论治溃疡性结肠炎［J］.中华中医药

杂志,2018,33(7)：2885-2887.

[26] 姜慧,李军祥,谭祥,等.李军祥教授治疗溃疡性结肠炎经验[J].中国中西医结合消化杂志,2019,27(3)：232-235.

[27] 毛堂友,李军祥.李军祥教授治疗溃疡性结肠炎的临证经验[C]//中国中西医结合学会.第二十九届全国中西医结合消化系统疾病学术会议论文集.成都：第二十九届全国中西医结合消化系统疾病学术会议,2017：546.

[28] 戴彦成,张亚利.唐志鹏用"和法"治疗溃疡性结肠炎经验拾萃[J].江西中医药,2007,38(299)：46,47.

[29] 王丹,戴彦成,唐志鹏.唐志鹏教授理脾法治疗溃疡性结肠炎经验[J].世界中医药,2016,11(12)：2738-2740.

[30] 历娜娜,郝微微,温红珠,等.郝微微治疗溃疡性结肠炎经验[J].陕西中医,2013,33(12)：1653,1654.

第十四章 溃疡性结肠炎的中药局部治疗

《景岳全书·杂证谟》[1]曰:"广肠最远,药不易达。"溃疡性结肠炎患者的直肠及远端结肠是炎症多发部位,局部治疗可以避免口服给药的弊端,如胃肠道酸碱和消化酶对药物的破坏,以及药物对胃的刺激作用,还可避免口服中药的苦涩感。局部治疗较口服给药还具有局部药物浓度高、不良反应少等优点。溃疡性结肠炎的中药局部治疗包括中药灌肠治疗和中药栓剂治疗。

第一节 溃疡性结肠炎的中药灌肠治疗

中药保留灌肠是治疗病变累及左半结肠的溃疡性结肠炎患者的常用局部治疗方法,使药物直达病处,疗效显著。

一、灌肠方药

灌肠药物多为自拟方或传统方剂、中成药和单药。常用的中药灌肠配方组成包括:① 清热燥湿解毒药,如黄芩、黄连、黄柏、苦参、秦皮、金银花、青黛、白头翁、蒲公英、红藤、马齿苋、败酱草、白花蛇舌草、鱼腥草等;② 涩肠止泻药,如石榴皮、五倍子、乌梅、诃子、赤石脂等;③ 止血药,如地榆、槐花、白及、三七等;④ 活血化瘀药,如丹参、乳香、没药、血竭等。灌肠用的中成药大多有敛疮护膜的作用,如锡类散、云南白药、复方西瓜霜、双料喉风散、新癀片、复方黄柏液(连翘、黄柏、金银花、蒲公英、蜈蚣等)、结肠宁、康复新液等。一些口服传统方剂也有较好的灌肠疗效,如白头翁汤、葛根芩连汤、乌梅丸、四神丸等。

名家治疗溃疡性结肠炎的中药灌肠方介绍如下。

1. 菖榆煎(徐景藩灌肠方[2,3])

【组成】地榆、白及、石菖蒲。

【加减】脓血便明显者,加黄柏15 g,败酱草30 g;腹泻次数频多者,加石榴皮20 g,秦皮10 g;便燥下血者,加生大黄10 g。

【用法】将灌肠方药浓煎成150 mL,于晚间排便后灌肠,尽可能保留6~8h。每日1次,连续5日,停1~2日,再灌5日,一般灌肠20~30次即可,缓解期灌肠每周2次。

2. 灌肠一号方(杨春波灌肠方[4])

【组成】苦参、生地榆、白蔹、桔梗、当归、甘草等。

【加减】依症加入鱼腥草、败酱草、大黄、白蔹、黄连、锡类散等清热化湿、解毒愈疡生肌;浙贝母、赤芍、大黄等化瘀祛痰;冰片、陈皮、甘草清热行气化痰;地榆炭、仙鹤草止血痢。

【用法】每晚睡前灌肠，每日 1 剂，将药液浓煎至 100 mL，温度 39～40℃。

对于结肠局部的病变，按溃疡性和炎症性的不同给予不同的治疗方法。溃疡性治以清热化瘀，祛痰生肌，用灌肠一号：苦参、生地榆、白蔹、桔梗、当归、甘草等。炎症性依痈治以清热调气，舒络敛涩，用灌肠二号：仙鹤草、地榆炭、赤芍、陈皮、儿茶。

3. 李乾构灌肠方[5,6]

（1）清化溃结汤

【组成】白头翁、红藤、黄连、木香、虎杖、六一散、焦神曲、焦山楂、焦麦芽、焦槟榔、生黄芪、生薏苡仁、生白术。

【加减】脾虚血瘀，大肠湿热者加用刘寄奴、地榆炭、三七粉。

【用法】头煎取 300 mL，分早中晚 3 次温服；二煎取 100 mL，每晚睡前保留灌肠。也可以将锡类散 1 支或梅花点舌丹 10 粒，融化于内服汤剂 80 mL 之中，用以保留灌肠。

（2）补益溃结汤

【组成】黄芪、炒白术、薏苡仁、五味子、补骨脂、肉豆蔻、木香、红藤、焦神曲、焦山楂、焦麦芽、焦槟榔、马齿苋。

【加减】脾肾阳虚，湿滞大肠者加用附子、干姜、党参、败酱草。

【用法】头煎取 300 mL，分早中晚 3 次温服；二煎取 100 mL，每晚睡前保留灌肠。也可以将锡类散 1 支或梅花点舌丹 10 粒，融化于内服汤药 80 mL 之中，用以保留灌肠。

4. 马贵同灌肠方[7]

【组成】五倍子、马齿苋。

【加减】病变初期或急性发作期加用青黛散、三七粉。

【用法】煎汤，浓缩至 100 mL，然后加入青黛散、三七粉各 3 g，每晚睡前保留灌肠。

5. 蔡淦灌肠方[8]

【组成】三七、白及、马齿苋、鸡冠花等。

【加减】随症合用中成药锡类散、云南白药或三七粉等。

【用法】煎汤，保留灌肠，每日 1 次。

6. 溃结灌肠方（劳绍贤灌肠方[9]**）**

【组成】救必应、败酱草、毛冬青、蚕沙（包煎）、地榆、青黛（包煎）、白及、甘草。

【加减】大便次数多者可加五倍子，黏液多者可加苦参，血便多者可加儿茶。

【用法】诸药煎为 150～200 mL 不稠浊的可以保持灌肠滴管管道通畅的药汁。早期或急性期患者可每日保留灌肠 1 次，病情缓解后可隔日灌肠。

7. 李佃贵灌肠方[10,11]

【组成】苦参、白头翁、蒲公英、黄柏、地榆、儿茶等。

【加减】便血多者，可加用云南白药、锡类散、珍珠层粉、仙鹤草等止血药；大便次数多者，可加用五倍子、石榴皮等；黏液多者，可加用白术、茯苓、薏苡仁、清半夏等。

【用法】水煎取汁 150 mL，每日 1 剂，保留灌肠。

8. 沈洪灌肠方[12-14]

【组成】黄柏、石菖蒲、地榆、苦参、白及、诃子、紫珠叶、乌梅、三七粉、锡类散。

【加减】活动期患者，大便次数多者，加用五味子、石榴皮等；便中鲜血量多或夹暗红血块者,加用槐花、紫草、茜草等,并配合加入马齿苋、青黛、败酱草等;肛门灼热坠胀,黏液较多,排便不爽者,酌加白头翁、秦皮、葛根;出血较多者,加用荆芥穗、防风、炒当归等。缓解期患者常加用炒白术、苍术,同时对于脾气亏虚较甚者,常加用黄芪、白芷、桔梗。

【用法】每剂灌肠方水煎 100 mL,调入三七粉、锡类散。病情较重处于急性期的患者每日 1 次,缓解期患者可隔日 1 次,肠道保留时间以整夜为最佳。

9. 王长洪灌肠方[15]

【组成】黄连、黄柏、黄芩、苦参、儿茶、青黛、白头翁、败酱草。

【加减】随症加入地榆、白及、甘草等。

【用法】每次 100 mL,睡前灌肠 1 次。

10. 谢晶日灌肠方[16,17]

(1)发作期灌肠方

【组成】苦参、土茯苓、黄柏、地榆、三七粉、赤石脂等。

【加减】湿热内蕴者加用马齿苋、黄芩、黄连等。

【用法】中药汤剂煎取浓汁 150 mL,以 37~39℃为宜,在肠内保留 1 h 以上,每晚睡前保留灌肠 1 次,7 日为 1 个疗程,一般治疗 2 个疗程。

(2)缓解期灌肠方

【组成】苦参、煅龙骨、煅牡蛎、白及、五倍子等。

【加减】湿热内蕴脓血便多者加用血竭、槐花等。

【用法】中药汤剂煎取浓汁 150 mL,以 37~39℃为宜,在肠内保留 1 h 以上,每晚睡前保留灌肠 1 次,7 日为 1 个疗程,一般治疗 2 个疗程。

11. 张声生灌肠方[18]

【组成】炙黄芪、肉桂、大黄炭、黄连、黄柏、三七粉、椿根皮、青黛、白及。

【加减】气血凝滞者加用五倍子。

【用法】每晚睡前灌肠 1 次,药液浓缩至 120 mL。

12. 李军祥灌肠方[19]

【组成】青黛、苦参、白及、五倍子、三七、地榆等。

【加减】活动期病情严重者,酌情加珍珠粉增效。

【用法】每晚保留灌肠。

二、灌肠方法

(一)传统保留灌肠法

传统灌肠的方法多采用针筒推注式,借助针筒将药液直接推注于发生病变的部位,充分地发挥药液的效用,促进消炎、止痛、止血及溃疡面愈合,达到有效治疗的目的。保留灌肠操作方法如下:

① 操作之前需要向患者告知、解释操作事项:保暖,防止受凉,排空大小便。② 插管深度:如炎症单纯累及直肠,则插管深度为 10~15 cm,如炎症累及直肠和乙状结肠,则插管深度为 15~25 cm,若为全结肠,插管深度为 25~30 cm。③ 药液温度:37~40℃。④ 灌注液量:应控制在 100~200 mL。⑤ 灌肠速度:控制在 60~70 滴/分,滴速不宜过

快以免刺激肠道蠕动,产生便意。⑥灌肠体位:注入药液后,所取体位依次为左侧卧位、俯卧位、膝胸卧位、右侧卧位、平卧位。⑦灌肠时间:保留时间1~2 h及以上。⑧在灌肠期间要密切观察患者面色,有无出冷汗、心慌、腹痛等情况[20]。

(二)直肠点滴法

近年来有医者认为,传统灌肠方法由于肛管直径粗,灌肠液在短时间内注入肠内对肠道刺激性大,患者舒适性差,加之药物在肠道的保留时间较短、外溢明显等,影响了药物的吸收和利用。直肠点滴法具有给药准确、迅速,保留时间长,方法灵活方便,类似直肠输液的作用特点。直肠点滴法一般先将配制好的药物加热至37℃左右,连接一次性输液器并改造输液器下端使之与吸痰管相连,润滑肛门内壁后插入吸痰管,以每分钟固定的滴速将药液滴入直肠。

(三)直肠喷药法

操作前先将药物研制成极细粉末,装入喷粉器中备用。待患者清净大便后,让患者臀部抬高,呈膝胸位,将乙状结肠镜经液状石蜡油涂抹后缓慢插入肛门内15 cm,在肠镜直视下找到溃疡出血黏膜病变部位,把药粉喷洒于溃疡面及周围3 cm表面,然后缓慢地边喷边退出至肛门。喷药完毕,嘱患者侧卧位休息。

(四)气药灌肠法

气药灌肠法是基于常规灌肠方法的一种技术创新,通过气压作用,将药液弥散分布至结肠的各个部位,使药液与病灶部位充分接触,发挥抗炎、止血和修复黏膜等作用,发挥"药之所达,肠疾得康"的效果,解决了普通的灌肠方法无法准确覆盖左半结肠及近端结肠的缺点,而且增大了药物灌注面积,配合体位改变可延长药液保留时间[21]。同时气药灌肠法可将药液温度控制在38~40℃,时间也可以自主调控,患者舒适度及依从性均有所提高。

三、灌肠操作的注意事项

灌肠虽是临床常用基础护理操作技术,如操作不当,也会带来不良后果,甚至发生严重并发症,如肛直肠损伤、肠穿孔等。操作者应在操作前详细了解患者的年龄、饮食习惯,是否有便秘、腹水、慢性咳嗽等导致腹压增高的基础疾病,有无肠炎及肠腔溃疡史,了解肛管、直肠有无内痔、息肉、肿瘤,女性患者的生育情况、子宫位置,并向患者说明灌肠的目的、方法、注意事项及灌肠时的感受,消除其心中的顾虑,并嘱患者小便,准备好环境、用物,有家属者可让家属陪伴[22]。需要注意的是,对肛门、直肠、结肠术后,严重腹泻、肛瘘、急腹症疑有肠坏死穿孔应慎用灌肠疗法。女性患者应避开月经期、产褥期。对年老瘦弱、胃肠道功能紊乱、长期服用抗酸剂和非甾体抗炎药等药物、便秘、肠道肿瘤、截瘫等患者不主张灌肠[23]。

(一)常见不良反应[22,23]

1. 腹胀、腹痛

灌肠需要在一定时间内,反复将大量的溶液输入肠道,会造成腹压增加,或是刺激肠道,促进肠道蠕动,使部分患者出现腹胀、腹痛等症状。

2. 出血

大量溶液的刺激或肛管的摩擦,常使痔疮或肠壁黏膜破损而造成出血,甚至肠穿孔、出血。出血也可能是由于灌肠液冲洗掉紧附于溃疡表面的坏死组织，使小血管破裂所致。

3. 肠穿孔

肠穿孔是灌肠常见的严重不良反应，以腹痛、腹胀为主要症状，有时初期并无明显症状。溃疡性结肠炎患者因慢性炎症导致直肠瓣肥大，肠壁薄弱，肛管容易捅破肠壁。

4. 其他不良反应

灌肠亦可能造成电解质紊乱等不良反应，需时刻注意观察[24]。

（二）不良反应的处理

灌肠后可能伴有肛门不适、便意频等症状，休息后多可自行缓解，需跟患者沟通解释，消除患者紧张情绪。如患者出现腹胀、腹痛，应先安抚其情绪，同时暂停溶液的输入，可适当更换至舒适体位，稍做休息，观察患者反应，待患者不适症状减轻后决定是否继续输入溶液。如果患者腹胀、腹痛不减甚至加重，应进一步检查以排除肠穿孔的可能。

严重不良反应的处理：若肛管少量带血，多为肠壁黏膜或痔疮破损所致，一般无须特别处理，但需密切观察其出血量的变化；若出现血量较大、持续腹痛等严重不良反应时，检查是否出现肠壁血管破损、肠穿孔等情况；如果出现肠穿孔，则需内镜下治疗，甚至外科手术治疗。

第二节　溃疡性结肠炎的中药栓剂治疗

中药栓剂直肠给药也属于局部治疗方法，可使药物与病灶直接接触，达到局部较高的药物浓度，而且使用方法简单，可用于治疗累及直肠的溃疡性结肠炎患者。

一、清肠栓

清肠栓是上海中医药大学附属龙华医院治疗溃疡性结肠炎的纯中药特色制剂，是马贵同教授根据本病发病的主要病理因素及特点，依据朱震亨痢疾"皆湿热为本"的理论，结合数十年的诊治经验研制而成的肠道用制剂。此制剂具有清热解毒、活血化瘀、祛腐生新、生肌愈疡的功效[25]。其主要由马齿苋、青黛、三七、五倍子等药组成，药少力专，每一味药都针对病症发挥疗效。

马齿苋性寒，味酸，具有清热解毒、凉血止血、除湿止痢的功效，用于热毒血痢、便血、痈肿疔疮等症。在《太平圣惠方》[26]中有记载使用马齿粥治疗血痢："马齿菜（二大握切），粳米（三合折细）。上以水和马齿菜煮粥，不着盐醋，空腹淡食。"《圣济总录》[27]中记载用马齿苋治疗久痢不止，或赤或白："马齿苋（细切一握），生姜（细切二两）。上二味和匀，用湿纸裹煨熟。不拘多少，细嚼，米饮咽下。"

青黛性寒，有清热解毒、凉血消斑、生肌愈溃、泻火定惊等功效。《本草正义》[28]记载青黛可以"治瘟疫热毒发狂……痈疡肿毒"。《本经逢原》[29]记载其可以"散郁火，治温毒发斑及产后热痢下重"。在《小儿卫生总微论方》[30]中有记载用青黛散治疗诸疳泻痢，毛焦羸瘦："青黛研为细散，水调服之，量大小与。"在《本草汇言》[31]中述："青黛清脏腑郁火,化膈间热痰,为大人之圣药。定惊痫,杀虫气,消癖积,乃童稚之灵丹。其味咸寒,主一切热毒疮肿。"

马齿苋与青黛共奏清热解毒除湿之效,为君药,可清肠道之湿热,在急性期,只有先清除湿热之标,才可缓解病症。其还具生肌愈溃之效,可减轻腹痛。

三七为臣药,其味苦、微甘,性平,善于活血化瘀、祛腐生肌、止血而不留瘀,配伍马齿苋、青黛加强止血之效,缓解便血。在《李时珍濒湖集简方》[32]中有记载用三七治疗大肠下血:"三七研末,同淡白酒调一二钱服,三服可愈。加五分入四物汤亦可。"或用三七治疗赤痢血痢:"三七三钱。研末,米泔水调服。"在《医学衷中参西录》[33]中也有提到三七:"兼治二便下血,女子血崩,痢疾下血鲜红(宜与鸦胆子并用)久不愈,肠中腐烂,浸成溃疡,所下之痢色紫腥臭,杂以脂膜,此乃肠烂欲穿(三七能化腐生新,是以治之)。"

五倍子为佐使药,味酸,性平,敛肺涩肠,止血解毒,助青黛、三七收敛溃疡创口而不留邪。《本草纲目》[34]中有记载利用五倍子治疗泻痢不止:"五倍子一两,半生半烧,为末,糊丸梧子大。每服三十丸。红痢烧酒下,白痢水酒下,水泄米汤下。"

清肠栓的组方既针对溃疡性结肠炎的主要病因(湿、瘀)治本,又针对其主要病理变化(炎症、溃疡)而治标,做到了辨病和辨证用药的有机结合[35]。

清肠栓有良好的抗炎愈溃、祛腐生肌作用。临床和实验研究发现清肠栓能够改变溃疡性结肠炎患者的血液高黏状态,提高结肠组织 SOD 活性;调节结肠黏膜一氧化氮水平[36];能抑制促炎细胞因子 IL-1β、IL-6 mRNA 表达,促进抑炎细胞因子 IL-13、IL-4、IL-10 表达[37,38];通过调节 Bcl-2、Bax 两者间的比例变化诱导淋巴细胞凋亡[39];降低结肠上皮细胞凋亡率[40];可促进结肠黏膜细胞增殖、增加杯状细胞的数量和分泌黏液的水平,从而促进结肠溃疡的愈合、黏膜损伤的修复[41]。

清肠栓治疗直肠型溃疡性结肠炎取得了较好疗效,总有效率为92.2%[41]。对60例溃疡性结肠炎患者分别予清肠栓和柳氮磺吡啶栓治疗,发现清肠栓组有效率高于柳氮磺吡啶栓组,随访半年后清肠栓组复发率为6.67%,而柳氮磺吡啶栓组为47.37%,说明清肠栓的远期疗效要优于柳氮磺吡啶栓[42]。刘玉婷等[36]用健脾化湿汤和清肠栓联合治疗溃疡性结肠炎患者,疗效优于单纯服用健脾化湿汤,发现治疗组在肠镜下黏膜溃疡、糜烂、充血水肿的情况得到改善,表明口服汤剂和局部清肠栓剂联合使用具有良好的消炎和促进溃疡愈合的作用。基于临床研究和疗效观察,证实使用清肠栓肛塞直接作用于患处,可以有效缓解急慢性、轻中度、左半结肠及直肠型溃疡性结肠炎患者的临床症状,促进黏膜愈合,而且安全性好。

二、锡类散栓

锡类散在我国具有悠久的历史,原载于清朝尤在泾的《金匮翼方》,主要成分为珍珠、冰片、青黛、牛黄等,方中珍珠可清热解毒、收敛生肌,对久治不愈的黏膜溃疡疗效显著;冰片有消肿止痛、防腐止痒作用;青黛有凉血解毒之功效;牛黄有镇静作用。全方共奏清热解毒、活血止痛、托毒排脓、去腐生肌之功效。其主要用于治疗舌、咽及口腔溃疡、糜烂等。锡类散栓是以锡类散为主要成分,加入熔融的基质,制成栓剂。其作用机制可能是通过提高肠壁黏膜内的 SOD 活性,加强氧自由基的清除,从而达到减轻溃疡性结肠炎炎症的目的。欧阳建东等[43]将40只大鼠分为4组,分别给予锡类散栓、柳氮磺吡啶栓、基质栓剂和空白对照组。治疗结果显示锡类散组与基质组相比黏膜轻度充血、水肿、溃疡基本愈合;而基质组全部标本均有充血、水肿,伴有糜烂、溃疡。研究结果表明锡类散栓可以促进溃疡愈合及炎症吸收。

三、溃结栓

蒋志洪等[44]研制出用于治疗溃疡性结肠炎的溃结栓,其由白花丹根、三七、三叉苦等组成。方中白花丹根味苦,性微温,功能散瘀消肿、止痛;三七味甘、微苦,性温,归肝、胃经,功能散瘀止血、消肿定痛;三叉苦味苦,性寒,功能清热解毒、祛风除湿。三药合用具有清热解毒、活血化瘀功效,能够改善胃肠动力、血流供应及抑制促炎性介质的释放,以改善局部炎症反应。另外,其还可止血止泻,保护受损肠黏膜,促进溃疡愈合。

四、复方五倍子栓

复方五倍子栓由施中华等研制而成,组成为五倍子、地榆、制大黄和生黄芪,每枚1.5 g,含生药15 g。方中五倍子性酸涩,涩肠止血;大黄清热解毒、凉血行滞;黄柏善清下焦湿热;地榆凉血止血、解毒敛疮;生黄芪益气健脾生肌。全方有清热燥湿、活血止血、益气生肌之功。其治疗溃疡性结肠炎1个月、3个月、6个月的有效率分别为87.5%(28/32)、90.6%(29/32)、90.6%(29/32)[45]。

参 考 文 献

[1] 张介宾.景岳全书[M].上海:上海古籍出版社,1991.

[2] 陆为民,周晓波,徐丹华.徐景藩教授论治溃疡性结肠炎的经验[C]//中华中医药学会.中华中医药学会脾胃病分会第二十五届全国脾胃病学术交流会论文汇编.贵阳:中华中医药学会脾胃病分会第二十五届全国脾胃病学术交流会,2013.

[3] 宁丽琴,严晶,谭唱.国医大师徐景藩灌肠法治疗溃疡性结肠炎经验[J].临床医药文献电子杂志,2017,4(A3):20259,20262.

[4] 王文荣,柯晓,黄恒青,等.杨春波主任治疗湿热蕴肠证溃疡性结肠炎临床经验探讨[J].福建中医药,2011,42(6):23 - 25.

[5] 李乾构.溃疡性结肠炎的辨证论治体会[J].北京中医,2000,19(1):5,6.

[6] 李乾构.中医药治疗溃疡性结肠炎的思路[J].北京中医药,2004,23(3):149,150.

[7] 张晓峰,陆雄.马贵同治疗溃疡性结肠炎经验[J].浙江中医杂志,2000,35(6):231,232.

[8] 丛军.蔡淦诊治溃疡性结肠炎的经验特色[J].上海中医药杂志,2010,44(11):5,6.

[9] 邢海伦.劳绍贤教授诊治溃疡性结肠炎经验介绍[J].新中医,2014,46(8):21 - 23.

[10] 杜艳茹,张纨,王延峰,等.李佃贵从浊毒论治溃疡性结肠炎[J].上海中医药杂志,2009,43(2):7,8.

[11] 娄莹莹,霍永利,赵亚萍,等.李佃贵治疗溃疡性结肠炎经验[J].中华中医药杂志,

2016,31(4):1290-1292.

[12] 陈红宇,沈洪.沈洪教授运用灌肠方治疗溃疡性结肠炎经验[J].浙江中医药大学学报,2017,41(1):66-68.

[13] 刘又前,顾培青,张露.沈洪教授辨治溃疡性结肠炎的证治思想撷英[J].中国中医急症,2015,24(12):64-66.

[14] 王琦.沈洪运用凉血化瘀法治疗溃疡性结肠炎经验撷粹[J].江苏中医药,2019,51(5):17-19.

[15] 韩柳春,柳越冬.王长洪治疗溃疡性结肠炎经验举要[J].山西中医,2014,30(11):9,10.

[16] 张冰,庞雪莹.谢晶日教授分期论治溃疡性结肠炎经验探析[J].中国中医急症,2017,26(12):2133-2135,2158.

[17] 孙涛,张杨.谢晶日教授中药内服与灌肠治疗活动期溃疡性结肠炎经验[J].中医药学报,2012,40(6):84,85.

[18] 张恒钰,周强,王跃旗,等.张声生从"内痈"分期论治溃疡性结肠炎经验[J].北京中医药,2016,35(7):671-673.

[19] 姜慧,李军祥,谭祥,等.李军祥教授治疗溃疡性结肠炎经验[J].中国中西医结合消化杂志,2019,27(3):232-235.

[20] 罗健,刘义兰.消化内科临床护理思维与实践[M].北京:人民卫生出版社,2013:4.

[21] 杨旭,常有,李梅,等.中药气药灌肠治疗溃疡性结肠炎的疗效观察[J].辽宁中医杂志,2011,38(12):2382-2384.

[22] 唐裕丰.清洁灌肠并发症的预防及护理[J].护理实践与研究,2009,6(3):94-96.

[23] 郑彬彬,林海珍,王丹亮,等.老年患者清洁灌肠并发症的原因分析与护理[J].解放军护理杂志,2006,23(11):92.

[24] 沈艳.清洁灌肠不良反应的处理及正确护理[J].三峡大学学报(自然科学版),2017,39(S1):260,261.

[25] 郑红斌,胡鸿毅.马贵同治疗溃疡性结肠炎经验[J].中医杂志,1999,40(12):15,16.

[26] 王怀隐,王祐,等.太平圣惠方[M].北京:人民卫生出版社,1958.

[27] 赵佶.圣济总录[M].北京:人民卫生出版社,1962.

[28] 张山雷.本草正义[M].太原:山西科学技术出版社,2013.

[29] 张璐.本经逢原[M].上海:上海科学技术出版社,1959.

[30] 撰人未详.小儿卫生总微论方[M].上海:上海卫生出版社,1958.

[31] 倪朱谟.本草汇言[M].上海:上海科学技术出版社,2005.

[32] 张梁森.李时珍濒湖集简方[M].武汉:湖北科技出版社,1986.

[33] 张锡纯.医学衷中参西录[M].石家庄:河北人民出版社,1957.

[34] 李时珍.本草纲目[M].北京:人民卫生出版社,1957.

[35] 马贵同,龚雨萍,胡鸿毅,等.清肠栓治疗溃疡性结肠炎53例回顾性分析[J].中国

中西医结合消化杂志,2003,11(4):231,232.

[36] 刘玉婷,郝微微,历娜娜,等.健脾化湿汤联合清肠栓对脾虚湿热型溃疡性结肠炎患者生存质量的影响[J].南京中医药大学学报,2015,31(6):517-520.

[37] 张晓峰,胡鸿毅,陈英群,等.清肠栓对实验性溃疡性结肠炎大鼠IL-1β、IL-6 mRNA表达的影响[J].中国中医药科技,2003,10(5):263-265.

[38] 张涛,谢建群.清肠栓对大鼠溃疡性结肠炎结肠黏膜固有层淋巴细胞凋亡及血清IL-1β与IL-13的影响[J].上海中医药大学学报,2006,20(2):37-40.

[39] 施斌,谢建群,张涛,等.清肠栓对大鼠溃疡性结肠炎淋巴细胞凋亡调控蛋白Bcl-2及Bax表达的影响[J].河南中医,2008,28(12):28-31.

[40] 薛筠,谢建群.清肠栓对溃疡性结肠炎大鼠结肠上皮凋亡影响的流式细胞术研究[J].上海中医药大学学报,2005,19(3):42-44.

[41] 杨坤,唐志鹏.溃疡性结肠炎栓剂治疗的研究进展[J].世界华人消化杂志,2014,22(36):79-83.

[42] 马贵同,赵鸿,程焕章,等.清肠栓治疗溃疡性结肠炎的临床及实验研究[J].上海中医药杂志,1991(9):1-5.

[43] 欧阳建东,高靖,李明,等.锡类散栓剂治疗大鼠溃疡性结肠炎的实验研究[J].铁道医学,1999,27(3):150,151.

[44] 蒋志洪,罗和生,史宏,等.壮药溃结栓纳肛给药对溃疡性结肠炎模型动物的影响[J].武汉大学学报(医学版),2009,30(1):104-106.

[45] 施中华,余建法.复方五倍子栓治疗溃疡性结肠炎32例临床观察[J].中国中医药科技,2010,17(1):79.

第十五章 溃疡性结肠炎的针灸、推拿和导引治疗

针灸和推拿是中医外治法的重要特殊治疗技术。根据中医经络理论,通过针刺、艾灸或按压身体表面穴位与特定部位而发挥疏通经络气血、调节脏腑功能等祛邪扶正作用。《灵枢·经脉》[1]曰:"经脉者,所以能决死生,处百病,调虚实,不可不通。"临床运用针灸和推拿疗法治疗溃疡性结肠炎及其肠外并发症,取得了良好疗效。近年来,导引治疗的推广应用也促进了溃疡性结肠炎的康复。

第一节 溃疡性结肠炎的针灸治疗

针灸治疗是临床常用的治疗溃疡性结肠炎方法。实践证明,针灸治疗溃疡性结肠炎及其肠外并发症,疗效显著。

一、常用穴位

针灸治疗溃疡性结肠炎的常用穴位为足三里、天枢、上巨虚、中脘、神阙、关元、阴陵泉、三阴交、肾俞、百会等,有治疗疾病和调节身体功能的功效。

1. 足三里

足三里位于小腿外侧,犊鼻下 3 寸,犊鼻与解溪连线上,是足阳明胃经合穴,常常被用作主穴或配穴使用,是保健强身的要穴,主治胃肠病证、虚劳诸证。

2. 天枢

天枢位于腹部,横平脐内,前正中线一侧 2 寸处。此穴属足阳明胃经,为手阳明大肠经募穴,主治腹痛、痢疾、腹胀、腹泻、便秘等。

3. 上巨虚

上巨虚位于小腿前外侧,当犊鼻下 6 寸,距胫骨前缘一横指。此穴属足阳明胃经,为手阳明大肠经下合穴,主治下肢痿痹、膝痛、泄泻、痢疾、肠鸣、便秘等。

4. 中脘

中脘位于上腹部,前正中线上,当脐中上 4 寸。此穴属任脉,为手太阳与少阳、足阳明之会,胃之募穴,八会穴之腑会,主治胃痛、呕吐、呃逆、反胃、腹痛、腹胀、泄泻、痢疾等。

5. 神阙

神阙位于脐中部,脐中央。此穴属任脉,主治泻痢、绕脐腹痛、脱肛、妇人血冷不受胎等。

6. 关元

关元位于下腹部,前正中线上,当脐中下 3 寸。此穴属任脉,为足三阴、任脉之会,

小肠募穴,主治腹痛、泄泻、痢疾等。

7. 阴陵泉

阴陵泉位于小腿内侧,具体为胫骨内侧缘同此处下缘两者间凹陷内。此穴属足太阴脾经合穴,为"利水湿要穴",主治腹胀、腹泻、水肿、黄疸、小便不利、膝痛等。

8. 三阴交

三阴交位于小腿内侧,足内踝尖上 3 寸及胫骨内侧缘后端。此穴属足太阴脾经,为足太阴、足厥阴与足少阴此三经的交会穴,故其不但可发挥调理胃肠功能,而且可发挥疏利肝胆、调理肝肾、调畅情志作用,能够使精神状态得到改善,主治肠鸣、腹胀、腹泻等脾胃虚弱诸证。

9. 肾俞

肾俞位于第 2 腰椎棘突旁开 1.5 寸处。此穴属足太阳膀胱经,为肾之精气聚集之处,为补肾之要穴,主治腰痛、生殖泌尿疾病、耳鸣、耳聋,配中脘、天枢、足三里主治五更泄泻。

10. 百会

百会位于头顶正中,后发际正中上 7 寸,当两耳尖直上。此穴属督脉,具有升阳举陷、益气温阳作用,主治久泻久利、头痛、目眩、耳鸣、脱肛等,配合谷、足三里、天枢,可补中益气、升阳举陷,可使久泻久痢自止。

二、常用针灸方法

针灸治疗溃疡性结肠炎的常用方法包括针刺疗法和艾灸疗法。

1. 针刺疗法

针刺治疗溃疡性结肠炎,选穴:在腹部取天枢、关元、气海,背部取长强、大肠俞,下肢取足三里、三阴交、阴陵泉、上巨虚。诸穴合用,水湿得化,瘀滞得通,大肠气血得行,肠道组织营养状态得以改善,加速炎症的吸收和消退,促进病变部位溃疡愈合[2]。

方雄平在腹部取天枢、关元、气海,背部取长强、大肠俞,配穴取足三里、三阴交,其中天枢、关元、气海针刺 1~2 寸,大肠俞直刺 1~2 寸,长强直刺 0.5~1 寸,留针 15 min,运用平补平泻法,每隔 5 min 行针 1 次,隔日治疗 1 次。35 例患者中基本治愈 27 例,占77.1%,显效 5 例,占 14.3%,有效 2 例,占 5.7%,无效 1 例,占 2.9%,总有效率为97.1%[3]。温学民选取合谷、足三里、脾俞、胃俞、大肠俞、天枢、上巨虚、三阴交,足三里、脾俞、大肠俞、三阴交用补法,余穴用泻法,进针后留针 30 min,每日 1 次,10 次为1 个疗程,疗程之间间隔 3 日,治疗 3 个疗程评定疗效,显效 48 例,有效 30 例,无效7 例,总有效率为 91.8%[4]。

2. 艾灸疗法

艾灸疗法就是用点燃的艾灸药,作用于人体穴位皮肤上,给予适当的温、热、烫及药物离子透入刺激,以达到治疗疾病的目的。常用灸法分为悬灸、灼灸和隔物灸三类。悬灸亦可称为间接灸,灼灸则又可称为直接灸。隔物灸包括隔姜灸、隔蒜灸、隔盐灸等。艾灸治疗本病所选的穴位以脘腹及背部经穴为主。常用的穴位有中脘、关元、天枢、神阙、气海、小肠俞、足三里等[5]。其作用机制为艾灸通过对脏腑、新陈代谢、免疫、内分泌等多途径的调节发挥疗效。艾灸能抑制细胞凋亡、改善人体免疫功能,加快修复肠道受损黏膜。同时艾灸能够有效防治溃疡性结肠炎患者肠壁因反复破损与修复而形成的肠纤维化[6]。

（1）温和灸法：艾条燃烧产生的温热效应刺激经络穴位，通过经络传导而起调和气血、涩肠止泻、温阳益肾作用，并且调节人体免疫功能，因而可用于治疗溃疡性结肠炎。肖再军取手足阳明经及任脉穴位予回旋灸及雀啄灸法，治疗 30 日后总有效率为86.3%[7]。刘刚等取胃俞、大肠俞、中脘、神阙、关元、足三里、上巨虚行温和灸与口服美沙拉秦对照，治疗 8 周后，治疗组总有效率、黏膜愈合率均优于对照组[8]。

（2）隔姜灸法：郭保君等予对照组单纯美沙拉秦栓纳肛，试验组在对照组基础上常规穴位针刺后取肾俞、脾俞、中脘、关元隔姜灸，试验组完全缓解率及总有效率均高于对照组（完全缓解率分别为 54.3%、22.9%；总有效率分别为 88.6%、74.3%）[9]。贺君等予对照组双歧三联活菌胶囊口服，试验组在对照组基础上取穴天枢、气海、关元、合谷、上巨虚、三阴交针刺，并合脐环穴隔姜灸。治疗 4 周后试验组总有效率优于对照组（分别为 86.67%、66.67%）[10]。

（3）温针灸法：是在针刺的基础上加用灸法，先行针刺刺激以疏通气血，再加艾灸使热力及药力沿着针身渗透入体内，提高临床疗效。许力荣给予对照组中药汤剂口服，试验组在对照组基础上取关元、气海、大肠俞、天枢施以温针灸，长强穴施以普通针刺，试验组总有效率高于对照组（分别为 88.89%、68.89%）[11]。蒋海燕取气海、天枢、关元、足三里、三阴交、大肠俞行温针灸，长强穴行普通针刺，治疗后痊愈率约为 55%，总有效率为 92.5%[12]。

三、针灸疗法作用机制

1. 针灸对溃疡性结肠炎细胞因子和氧化应激的影响

赵凤玲等观察针灸联合温脾补肾方对急性溃疡性结肠炎大鼠血管活性肠肽、血清 TNF-α 和白细胞介素水平的影响，采用免疫学方法并加局部刺激建立溃疡性结肠炎大鼠模型，随机分为模型组、针灸组、温脾补肾方组和针灸联合温脾补肾方组（联合组）。针灸组选取天枢和足三里穴行针灸，温脾补肾方组给予灌胃，联合组给予针灸和灌胃。发现针灸组和温脾补肾方组结肠黏膜充血、水肿减轻，溃疡减轻，炎症细胞减少，少量组织粘连；联合组未见结肠黏膜充血、水肿、溃疡和组织粘连，有少量炎细胞浸润。各治疗组血管活性肠肽（VIP）、TNF-α 及 IL-6 水平均明显低于模型组，且联合组优于针灸组和温脾补肾方组（$P<0.05$）。各治疗组 SOD 和 GSH-Px 水平明显高于模型组，而脂质过氧化物（LPO）水平明显低于模型组，且联合组优于针灸组和温脾补肾方组（$P<0.05$）。结论提示针灸联合温脾补肾方治疗急性溃疡性结肠炎大鼠可改善结肠黏膜，降低炎症反应，改善氧化应激指标[13]。

2. 针灸对溃疡性结肠炎结肠纤维化的影响

Liu 等从对溃疡性结肠炎大鼠结肠成纤维细胞合成分泌胶原影响的角度，探讨艾灸防治溃疡性结肠炎肠纤维化的作用机制。采用免疫法加局部刺激制备溃疡性结肠炎肠纤维化大鼠模型，将大鼠随机分为正常组、模型组、隔药灸组、温和灸组和西药组。隔药灸组、温和灸组选取天枢、气海穴分别进行隔药灸、温和灸治疗；西药组予柳氮磺吡啶溶液灌胃治疗。结果提示溃疡性结肠炎纤维化大鼠结肠成纤维细胞（CFB）培养上清液能显著激发正常大鼠 CFB 大量分泌 I、III、IV 型胶原,隔药灸组、温和灸组上清液则显著抑制正常大鼠 CFB I、III、IV 型胶原的分泌[14]。吴焕淦等观察隔药灸对大鼠溃疡性结肠炎肠纤维化结肠组织 TGF-β 及其受体基因表达的影响,推测隔药灸可通过调节结肠组织中 TGF-β1 含量,抑制 TGF-β1 与其受体的结合,从而起到抑制结肠组织中成纤维细胞合成胶原纤维,达到减轻结肠组织纤维化的治疗目的[15]。

3. 针灸对溃疡性结肠炎肠道微生态的影响

侯天舒等观察电针对溃疡性结肠炎大鼠肠道菌群的影响,从肠道微生态的角度探讨电针治疗溃疡性结肠炎的机制。将 39 只健康雄性 SD 大鼠随机分为空白组(13 只)和造模组(26 只),造模组饮用 4% 的葡聚糖硫酸钠溶液 7 日,复制模型后随机分为模型组和电针组。电针天枢、足三里、上巨虚,每日 1 次,每次 10 min,治疗 5 日。结果提示模型组大鼠肠道菌群的丰度值($P<0.05$)及多样性指数($P<0.05$)明显降低,疾病活动指数明显增高($P<0.05$)。电针能降低模型组大鼠疾病活动指数($P<0.05$),提高肠道菌群的丰度值($P<0.05$)及多样性指数($P<0.01$);菌种鉴定表明电针能提高模型大鼠肠道菌群中乳酸杆菌和毛螺科菌含量,降低双酶梭菌的含量。以上表明电针能明显改善模型大鼠肠道菌群的多样性及有益菌群的含量,对模型组大鼠肠道微生态发挥的保护作用很可能是电针治疗溃疡性结肠炎的机制之一[16]。

张博等观察自拟扶正平溃汤联合针灸治疗溃疡性结肠炎的疗效及对肠道菌群失调和 Th17/Tr 细胞免疫平衡的影响。将 100 例溃疡性结肠炎患者随机分为观察组(50 例)和对照组(50 例),两组均给予常规西医治疗,观察组在常规西医治疗基础上给予针灸联合自拟扶正平溃汤治疗,两组疗程均为 3 个月。结果:两组治疗后腹痛、腹胀、大便次数、大便性状、血便、食少纳差、神疲少言、肢体乏倦评分均显著降低($P<0.05$),观察组上述评分均低于对照组($P<0.05$);两组治疗后结肠炎症评分均有显著改善($P<0.05$),两组治疗后双歧杆菌、乳酸杆菌数量均升高($P<0.05$),大肠埃希菌、肠球菌数量均减少($P<0.05$),观察组上述菌群的改善情况优于对照组($P<0.05$);两组治疗后 Th17 细胞比例、Th17/Tr 值显著降低,Tr 细胞比例显著升高,观察组上述细胞比例改善情况优于对照组($P<0.05$)。结果提示自拟扶正平溃汤联合针灸能够显著缓解慢性溃疡性结肠炎患者的临床症状、体征,抑制患者肠道黏膜炎性损害,机制可能与改善肠道菌群失调,促进 Th17/Tr 细胞免疫平衡,从而抑制炎症反应有关[17]。

第二节　溃疡性结肠炎的推拿治疗

中医学认为溃疡性结肠炎病位在大肠,与脾脏功能失调有关。根据十二经脉循行规律,足太阴脾经、足厥阴肝经、足少阴肾经、足阳明胃经均循行至腹部。临床运用揉腹、运腹、推腹等手法,作用于腹部循行经脉以调脾,则清气得升,浊气自降,水谷运化和顺,且推拿手法可疏通腹部经络以达到"通则不痛"的效果。腹部推拿可有效治疗溃疡性结肠炎,改善腹痛等症状。

江煜等将 60 例溃疡性结肠炎患者随机分为治疗组、对照组,各 30 例,治疗组给予腹部推拿治疗,对照组给予口服美沙拉秦肠溶片治疗,持续治疗 21 日后比较两组临床疗效、腹痛视觉模拟评分法(visual analogue scale,VAS)及不良反应发生情况。结果提示两组总有效率差异无统计学意义($P>0.05$),两组VAS评分改善程度差异无统计学意义($P>0.05$),表明腹部推拿具有和口服美沙拉秦相当的治疗作用[18]。马晓薇等观察针灸联合推拿三步九法治疗溃疡性结肠炎的疗效。将60例溃疡性结肠炎患者随机分为两组。对照组30例,予单纯针刺治疗,取穴天枢、足三里、脾俞、胃俞、中脘、关元、章门、大肠俞,30分/次,1次/日;治疗组30例,予推拿三步九法联合针刺治疗。第一步:取俯卧位,推拿按摩背部两侧膀胱经,自上而下由膈俞到大肠俞按摩5 min,选取膈俞、脾俞、大肠俞、胃俞、膏肓俞行拇指按法1~2 min。拇指推拿背部的两侧膀胱经,2 min左右,运用小鱼际擦法横擦肾俞、督脉、命门,使其透热。第二步:取仰卧位,运用掌揉法和掌摩法分别按摩神阙2 min和小腹7 min。运用拇指按揉法按摩天枢、关元、中脘和气海各1 min,运用拇指点法对足三里、太冲和阴陵泉各进行点按1 min,直到有局部酸痛感觉为止。第三步:取坐位,对胁肋和肩背用双手搓法搓3~5遍;针刺治疗同对照组。连续治疗10日为1个疗程。观察临床症状、不良反应。结果提示治疗组显效23例,有效6例,无效1例,总有效率为96.67%。对照组显效15例,有效11例,无效4例,总有效率为86.67%。治疗组疗效优于对照组($P<0.05$)[19]。

第三节 溃疡性结肠炎的导引治疗

郝微微总结针灸推拿、穴位敷贴、艾灸拔罐的有效穴位,将"经穴-脏腑相关学说"融合于传统功法,设计益肠培元导引术,具有升阳举陷、温中止泻之功,又可调和脏腑功能,以达诸脏和则清升浊降、气血调和、泻痢自止的目的。其组成是选取大肠经、胃经、脾经、膀胱经、任督二脉上的穴位,以及八段锦中的四式导引动作。临床用于溃疡性结肠炎的辅助治疗。

1. 第一节(合谷曲池清其热)

方法:用大拇指按揉的方法对合谷、曲池进行按揉,每分钟60次,按揉2 min。

作用及意义:原穴是脏腑元气经过和留止的部位,从经穴-脏腑相关理论的角度来看,合谷、曲池均属于大肠经。两者配伍"合治内腑",故可清泻阳明,清利湿热,调理大肠气血,调节大肠功能。

2. 第二节(三里巨虚调其胃)

方法:用大拇指按揉的方法对足三里、上巨虚进行按揉,每分钟60次,按揉2 min。

作用及意义:中医学认为本病病位在脾、胃、肠,而胃经属胃络脾。若脾胃失运,升降失司,清浊不分,混杂而下以致本病。故治疗常选胃经经穴。足三里是足阳明胃经主穴,是保健要穴;上巨虚是大肠的下合穴,两者配伍具有调和肠胃、通经活络的功效。

3. 第三节(阴陵三阴益脾气)

方法:用大拇指按揉的方法对阴陵泉、三阴交进行按揉,每分钟60次,按揉2 min。

作用及意义:阴陵泉为脾经合穴,是"利水湿要穴",具有健脾利水之功效。三阴交为足太阴脾经、足厥阴肝经、足少阴肾经三经之交会穴,与阴陵泉配伍,具有健脾益气、运化水湿之功效。

4. 第四节(中脘神阙培其元)

方法：用按揉的方法对中脘、神阙进行按揉，每分钟 60 次，按揉 2 min。

作用及意义：中脘为胃之募，腑之会，又系手太阴、少阳、足阳明、任脉之会所，可治一切腑病，有疏利中焦气机、补益中气的功效。神阙为元神之门户，有回阳救逆之功效。该穴于腹部中间，系上下焦之枢纽，又邻近胃与大小肠，所以按揉该穴还能健脾胃、理肠止泻。

5. 第五节(天枢关元益其肠)

方法：用按揉的方法对天枢、关元进行按揉，每分钟 60 次，按揉 2 min。

作用及意义：天枢和关元均为大肠、小肠之募穴，天枢除湿化浊、活血化瘀；关元调补下焦、固本培元。按揉此二穴，可以较全面地兼顾本病虚实夹杂、正虚邪恋的特点，有标本兼治之意，调节整个肠道功能，可取得较好的疗效。

6. 第六节(肾俞百会升清阳)

方法：用手掌在肾俞至八髎穴来回摩擦，用大拇指按揉的方法对百会进行按揉，每分钟 60 次，按揉 2 min。

作用及意义：督脉总督全身之阳气，背俞穴为脏腑经气汇聚之处，刺激这些穴位既可升阳举陷、温中止泻，又可调和脏腑功能。诸脏和则清升浊降，气血调和，泻痢自止。

7. 第七节(调理气机须单举)

方法：双手十字交叉于小腹前，翻掌向上意托天，左右分掌拨云式，双手捧抱式还原。式随气走要缓慢，一呼一吸一周旋，呼气尽时停片刻，随气而成要自然。

作用及意义：脾胃是人体的后天之本，气血生化的源泉。脾主升发清气，胃主消降浊气。这一式中，左右上肢松紧配合的上下对拉拔伸，调节全身气机，有助于气机调畅，下痢自止。

8. 第八节(垂首攀足固肾腰)

方法：两足横开与肩同宽，两手平扶小腹前。平分左右向后转，吸气藏腰撑腰间。式随气走定深浅，呼气弯腰盘足圆，手势引导勿用力，松腰收腹守涌泉。

作用及意义：这一式前屈后伸，双手按摩腰背下肢后方，调节督脉和足太阳膀胱经等背部经络，有助于固护肾气，诸症自除。

9. 第九节(振身七颠精神跃)

方法：两腿并立撇足尖，足尖用力足跟悬，呼气上顶手下按，落足呼气一周天。如此反复共七遍，全身气走回丹田，全身放松做颠抖，自然呼吸态怡然。

作用及意义：这一式颠足而立，拔伸脊柱，下落振身，调节五脏六腑。

10. 第十节(揉肚摩腹百病消)

方法：平躺于床上，逆时针方向揉肚或摩腹，凝神调息垂双目，静默呼吸守丹田。

作用及意义：在按摩腹部时气沉丹田，呼吸宁静，精神内守，病安从来，也正好可以作为整套导引术的收功。

参 考 文 献

[1] 史菘.灵枢经[M].长春：时代文艺出版社,2008.

[2] 谢晶日,李泽洋.针灸治疗溃疡性结肠炎研究进展[J].针灸临床杂志,2013,29

（10）：69－71.

［3］方雄平.中医针灸治疗慢性溃疡性结肠炎疗效观察［J］.亚太传统医药,2012,8（5）：58,59.

［4］温学民.针刺治疗溃疡性结肠炎85例［J］.内蒙古中医药,2014,33（25）：42.

［5］沈洪,汪芳裕,于成功,等.溃疡性结肠炎——中西医的过去现在与未来［M］.南京：东南大学出版社,2012.

［6］孙熙洋,储浩然.艾灸治疗溃疡性结肠炎的研究进展［J］.内蒙古中医药,2018,37（3）：108,109.

［7］肖再军.穴位艾灸治疗脾肾阳虚型溃疡性结肠炎102例临床观察［J］.北方药学,2014,11（3）：98,99.

［8］刘刚,周莉,熊国卫,等.灸药合治溃疡性结肠炎25例临床观察［J］.江苏中医药,2016,48（5）：66,67.

［9］郭保君,陆鹏,张镭潇,等.针灸健脾补肾法治疗溃疡性结肠炎疗效观察［J］.四川中医,2016,34（5）：182－185.

［10］贺君,廖穆熙,孟珍珍.针刺联合脐环穴隔姜灸治疗脾肾阳虚型溃疡性结肠炎临床疗效及对相关炎性因子的影响［J］.广州中医药大学学报,2015,32（4）：687－689,693.

［11］许力荣.中医针灸治疗慢性溃疡性结肠炎疗效观察［J］.世界最新医学信息文摘,2016,16（49）：206.

［12］蒋海燕.中医针灸治疗慢性溃疡性结肠炎疗效观察［J］.中医临床研究,2015,7（30）：109,110.

［13］赵凤玲,常玉洁,董雪莲,等.针灸联合温脾补肾方对急性溃疡性结肠炎大鼠血管活性肠肽、血清肿瘤坏死因子-α和白细胞介素水平的影响［J］.中国中医急症,2017,26（12）：2090－2092,2123.

［14］Liu H R, Tan L Y, Wu H G, et al. Effect of moxibustion on the synthesis and secretion of collagen by colonic fibroblasts in ulcerative colitis fibrosis rats［J］. Journal of Acupuncture and Tuina Science, 2008, 6（1）：4－7.

［15］吴焕淦,张必萌,安广青.隔药灸调节大鼠溃疡性结肠炎肠纤维化TGF－β及其受体的研究［J］.江西中医学院学报,2003,15（1）：39－42.

［16］侯天舒,韩晓霞,杨阳,等.电针对溃疡性结肠炎大鼠肠道微生态的保护作用［J］.针刺研究,2014,39（1）：27－34.

［17］张博,熊壮,姜鑫.自拟扶正平溃汤联合针灸治疗慢性溃疡性结肠炎的疗效及对肠道菌群失调和Th17/Treg细胞免疫平衡的影响［J］.现代中西医结合杂志,2018,27（11）：1164－1167,1171.

［18］江煜,林志刚,陈乐春,等.腹部推拿治疗溃疡性结肠炎的临床疗效观察［J］.按摩与康复医学,2019,10（23）：28－30.

［19］马晓薇,邓丽娟,曹玉梅,等.针灸联合推拿三步九法治疗慢性溃疡性结肠炎随机平行对照研究［J］.实用中医内科杂志,2014,28（4）：151－153.

第十六章　溃疡性结肠炎的中西医结合治疗

溃疡性结肠炎是终身性疾病,其自然病史分为缓解期和发作期,药物治疗的主要目标是诱导和维持缓解,改善患者的生活质量。常用药物包括5－ASA、激素、免疫调节剂、生物制剂,以及粪便微生物移植等疗法,然而部分患者对上述药物不应答或不耐受,甚或出现明显的副作用。运用中医扶正祛邪的治疗理念,开展中西医结合治疗,兼取所长,采用综合性、个体化治疗措施,关注整体与局部,能够显著提高溃疡性结肠炎的临床缓解率和黏膜愈合率,减少复发,改善患者的生活质量。

在现代医学诊断明确的基础上,如何更为有效地发挥中西医结合的优势,选择合适的中西医结合治疗的方法和时机,是值得研究的临床命题。2017年中华中医药学会脾胃病分会发布了《溃疡性结肠炎中医诊疗专家共识意见(2017)》[1],2017年中国中西医结合学会消化系统疾病专业委员会发布了《溃疡性结肠炎中西医结合诊疗共识意见(2017年)》[2],上述两个共识意见的发布推动了我国中西医结合治疗溃疡性结肠炎的进程。本章介绍中西医结合治疗溃疡性结肠炎的方法、机制研究及未来展望。

第一节　中西医结合治疗溃疡性结肠炎的策略

一、中西医结合治疗适用人群的选择

几乎所有的溃疡性结肠炎患者都是中西医结合治疗的潜在适用人群,包括各种性别、年龄、病程、分期(活动期、缓解期)、病变部位(直肠型、左半结肠型、广泛型)、疾病活动度(轻度、中度、重度、急性重度)、肠外并发症(皮肤、骨关节、眼部、肝胆管等)、疾病经过(复发、药物不应答、药物难治性、药物副作用等)和围手术期等患者。

二、根据疾病活动度进行中西医结合治疗

对于轻度至中度溃疡性结肠炎者,一般来说,单用中药或单用西药如5－ASA制剂等可取得较满意的临床疗效。部分患者对上述治疗不应答,腹痛、腹泻、黏液脓血便等症状改善不明显,可在5－ASA等药物基础上,辨证论治加用中药治疗,或在中药口服、灌肠治疗的基础上,加用柳氮磺吡啶或5－ASA等药物。对于重度或急性重度溃疡性结肠炎患者,建议采用中西医结合的方法,在补液、抗炎、营养支持的治疗基础上,再加用静脉激素或拯救治疗(钙调神经磷酸酶抑制剂或生物制剂),配合中药治疗,以协同诱导缓解,避免西药治疗升级和结肠切除术。

三、根据病变部位进行中西医结合治疗

根据病变部位治疗是指按照病变范围以选择不同治疗方式。在口服用药整体治疗

的基础上,针对局部病理改变,病变局限于直肠及病变部位在乙状结肠以下的溃疡性结肠炎患者加用栓剂纳肛治疗。西药栓剂常见的包括美沙拉秦栓及柳氮磺吡啶栓。纯中药栓剂有清肠栓,其具有清热解毒、活血祛瘀的功效,能明显减少复发率,且使用方便、安全有效[3]。病变部位较高或广泛型溃疡性结肠炎患者则在口服用药整体治疗的基础上,可加用激素灌肠剂、美沙拉秦灌肠剂和中药灌肠治疗。中药灌肠药物的选择以清热化湿、解毒凉血、敛疮生肌、活血止血为主。

四、根据病情分期进行中西医结合治疗

活动期治疗采用中西医结合方式,两者相互配合,相辅相成,尤其对于激素不应答、激素难治性、激素依赖性、免疫调节剂难治性患者,采用中药口服和灌肠治疗,整体与局部相结合,可以减少西药用量,减轻药物相关不良反应,促进诱导缓解[4]。根据具体情况,部分患者甚至可以逐步过渡到纯中医治疗。活动期的中药治疗,多以清热化湿、凉血解毒、活血化瘀、敛疮生肌为治疗原则。

缓解期可单用中药或以中药为主西药辅助的维持治疗方法。因为缓解期的患者炎症负荷低、症状不明显,此时的治疗应以提高患者自身防病、抗病能力为主。中药的使用可以改善患者体质,匡扶正气,延长患者缓解期,减少复发。缓解期的中药治疗,多以益气健脾、温补肾阳、收敛固涩为治疗原则。

第二节 中西医结合治疗溃疡性结肠炎的临床实践

在临床实践中,在中医和西医两套治疗思想理念和临床思维指导下,溃疡性结肠炎的治疗应选择整体治疗与肠道局部治疗、西药治疗与中药治疗相结合的方法。已经形成数种中西医结合治疗溃疡性结肠炎的用药模式,而且证实中药和西药联合治疗本病的疗效优于单用中药治疗或单用西药治疗。

一、中西医结合治疗溃疡性结肠炎的用药模式

中西医结合治疗溃疡性结肠炎的用药模式包括中药口服联合西药口服治疗、中药灌肠联合西药口服治疗、中药口服或灌肠联合西药注射治疗等,这里重点介绍前两种用药模式的临床应用情况。

1. 中药口服联合西药口服治疗

王志斌等[5]采用随机对照双盲双模拟的方法,观察清肠温中方(组成:黄连、炮姜、苦参、三七、木香、青黛、地榆炭、甘草)对轻度至中度活动期寒热错杂、湿热瘀阻型溃疡性结肠炎患者的临床疗效。将 72 例轻中度溃疡性结肠炎患者按随机数字表法分为治疗组(36 例)和对照组(36 例)。治疗组:给予清肠温中方配方颗粒口服,每次 1 包,早晚各 1 次,同时口服美沙拉秦肠溶片模拟剂,每次 4 片,每日 4 次。对照组:给予美沙拉秦肠溶片口服,每次 4 片(1 g),每日 4 次,同时口服中药配方颗粒模拟剂,每次 1 包,早晚各 1 次。两组疗程均为 8 周。结果表明,两组治疗后腹痛、腹泻、黏液脓血便单项症状积分、中医证候积分、黏膜病变 Baron 分级、改良 Mayo 评分、IBDQ 量表评分均有明显

改善($P<0.01$),两组治疗后各项评分及疗效比较,差异无统计学意义($P>0.05$)。由此可见清肠温中方能够明显改善轻、中度活动期溃疡性结肠炎患者的临床症状、降低疾病活动度、提高生活质量,作用和美沙拉秦相仿。

沈洪等[6]采用区组随机、双盲双模拟对照临床试验,观察虎地肠溶胶囊(组成:朱砂七、虎杖、白花蛇舌草、北败酱、二色补血草、地榆炭、白及、甘草)联合美沙拉秦肠溶片对轻度至中度活动期溃疡性结肠炎的临床疗效。将355例溃疡性结肠炎患者随机分为试验组(118例)、阳性对照组(118例)、联合用药组(119例)。试验组:虎地肠溶胶囊、美沙拉秦肠溶片模拟剂;阳性对照组:虎地肠溶胶囊模拟剂、美沙拉秦肠溶片;联合用药组:虎地肠溶胶囊、美沙拉秦肠溶片。剂量均为每次4粒,每日3次,口服,疗程均为6周。治疗结束时,试验组中医证候有效率为91.09%,阳性对照组为84.62%,联合用药组为95.58%,联合用药组优于阳性对照组($P<0.05$)。用药6周后,试验组和联合用药组在改善脓血便方面优于阳性对照组($P<0.05$);联合用药组对于里急后重、肛门灼热、小便短赤的改善优于阳性对照组($P<0.05$)。结论是虎地肠溶胶囊对轻度至中度活动期溃疡性结肠炎患者的症状有改善作用,和美沙拉秦联用效果更佳。

樊静娜等[7]用安肠愈疡汤(组成:生黄芪30 g、炒白术30 g、薏苡仁30 g、败酱草30 g、黄连9 g、黄芩9 g、木香9 g、槟榔15 g、地榆炭15 g、白及12 g、当归9 g、炒白芍12 g、防风6 g、生甘草9 g)治疗脾虚湿阻型溃疡性结肠炎患者。采用随机数表法将其随机分为中药组和中西医结合组,每组30例。中药组给予安肠愈疡汤,可根据病情变化进行随症加减,如腹痛肠鸣明显者改防风9 g、炒白芍15 g,加醋延胡索15 g;脓血便明显者加炒槐米15 g、白头翁30 g;大便夹不消化食物者,加炒谷芽15 g、炒麦芽15 g消食导滞。中西医结合组在中药组治疗的基础上,联合美沙拉秦肠溶片口服,每日1.5 g。结果表明,两组治疗第4、8、12周时中医症状积分均较治疗前显著下降($P<0.01$),且治疗第4周时,中西医结合组优于中药组($P<0.05$),而治疗第8、12周时两组间比较,差异无统计学意义。中西医结合组总有效率为93.3%,高于中药组的80.0%($P<0.05$)。两组治疗后肠镜黏膜Baron积分、组织病理学Geboes评分均较治疗前显著下降($P<0.01$),且中西医结合组低于中药组($P<0.05$)。治疗期间无不良反应发生。结果表明,安肠愈疡汤联合美沙拉秦口服可明显提高临床疗效,增效减毒,促进肠黏膜愈合,加快肠黏膜屏障功能的修复。

2. 中药灌肠联合西药口服治疗

中药灌肠治疗是继承中医传统的直肠给药方法,结合辨证论治,以其简、便、效、廉的特点被广泛应用于溃疡性结肠炎。

张声生等[8]采用清热除湿中药灌肠方(组成:黄柏30 g、石菖蒲20 g、苦参10 g、地榆20 g、白及9 g、三七粉3 g、诃子10 g、青黛3 g)治疗溃疡性结肠炎。将80例患者随机分为中药灌肠试验组与柳氮磺吡啶栓纳肛对照组。基础治疗以西药美沙拉秦肠溶片,每次1 g,每日4次。试验组在基础治疗上,加用清热除湿中药灌肠方150 mL,以直肠滴入法于每晚睡前灌肠1次。对照组在基础治疗上给予柳氮磺吡啶栓,每次1粒,纳肛,每晚睡前1次。疗程均为28日。治疗结束时试验组缓解率为50.0%,对照组缓解率为40.0%,差异无统计学意义。试验组腹痛症状总有效率为94.3%,对照组为84.0%,差异有统计学意义($P<0.05$),脓血便、腹泻、腹胀症状总有效率组间比较差异无统计学意

义。可见清热除湿中药灌肠方联合美沙拉秦口服能够使溃疡性结肠炎快速诱导缓解，有效改善症状，尤其对腹痛症状有良好的治疗效果。

刘军楼等[9]采用清肠化湿灌肠方（组成：黄柏 30 g、石菖蒲 20 g、苦参 10 g，地榆 30 g、白及 9 g、三七粉 3 g、诃子 10 g、锡类散 1.5 g）联合美沙拉秦口服治疗轻度至中度远端溃疡性结肠炎。治疗组给予口服美沙拉秦肠溶片，每次 1 g，每日 4 次，联合清肠化湿灌肠方保留灌肠，每晚睡前灌肠 1 次，连续灌肠 12 日后休息 2 日。对照组给予口服美沙拉秦肠溶片，每次 1 g，每日 4 次。疗程为 12 周。结果表明，治疗 12 周后，治疗组总有效率明显高于对照组（$P<0.05$）；腹泻、便血的消失率均优于对照组（$P<0.05$）；两组用药后各出现 1 例上腹不适、头晕、恶心等症状，均可自行缓解；对照组发生谷丙转氨酶、谷草转氨酶轻度升高 1 例，予保肝治疗后恢复正常。

霍红等[10]采用紫艾汤（组成：紫草 30 g、艾叶 10 g、黄柏 30 g、苦参 30 g、白及 30 g、当归 20 g、木香 12 g、黄连 9 g）保留灌肠联合美沙拉秦肠溶片口服治疗远端结肠型溃疡性结肠炎。观察组和对照组各 30 例。对照组给予口服美沙拉秦肠溶片，每次 1 g，每日 4 次。观察组在美沙拉秦肠溶片口服治疗的同时，联合紫艾汤每晚保留灌肠 1 次。疗程为 30 日。结果表明，观察组有效率高于对照组（分别为 96.67%、70.00%，$P<0.05$），说明紫艾汤保留灌肠联合美沙拉秦口服对患者腹泻、腹痛、黏液脓血便、里急后重等症状有显著的改善作用。

综上所述，中药灌肠可以使药物直达病所，联合西药口服，效果优于单纯西药口服治疗，这种用药治疗模式已应用于治疗溃疡性结肠炎。

二、中药联合西药治疗溃疡性结肠炎的临床实践

中药联合西药治疗溃疡性结肠炎，可有效改善患者体质、促进患者临床缓解、提高患者生活质量。

1. 中药与氨基水杨酸制剂联合治疗溃疡性结肠炎

氨基水杨酸制剂是治疗溃疡性结肠炎的一线药物，联合中药治疗可以增加疗效，甚至减少治疗升级。上文已经介绍了中药口服或灌肠联合美沙拉秦治疗本病的临床应用情况。临床常用经典名方芍药汤和参苓白术散联合氨基水杨酸制剂治疗大肠湿热型、脾虚湿蕴型溃疡性结肠炎，也有较好的临床疗效。

芍药汤（组成：芍药、黄连、黄芩、大黄、当归、肉桂、木香、槟榔、甘草）出自金代刘完素《素问病机气宜保命集》，功效为清热燥湿、调气和血，是治疗湿热痢疾的方剂。杨莉等[11]对芍药汤联合氨基水杨酸制剂治疗溃疡性结肠炎的随机对照试验进行 Meta 分析表明，芍药汤联合氨基水杨酸制剂较单纯使用氨基水杨酸制剂能更好地改善临床症状，修复肠道黏膜。

参苓白术散（组成：人参、白术、茯苓、山药、白扁豆、莲子、薏苡仁、砂仁、桔梗、甘草）出自《太平惠民和剂局方》，功效为健脾益气、渗湿止泻，是治疗脾虚湿蕴泄泻的方剂。吴科锐等[12]对参苓白术散联合氨基水杨酸制剂治疗溃疡性结肠炎的临床试验进行 Meta 分析表明，参苓白术散联合氨基水杨酸制剂治疗溃疡性结肠炎比单用氨基水杨酸制剂疗效更好。

2. 中药与激素联合治疗溃疡性结肠炎

激素用于诱导缓解中度至重度溃疡性结肠炎，联合中药治疗可以增加疗效，减轻毒

副作用。从中医理论上分析,应用激素初期,患者多以阴虚火旺证型为主;日久损伤元气,尤其是激素减量时,多以脾胃虚弱、湿热留恋为主。现有研究表明,通过中药干预能有效减轻患者使用激素而出现的副作用,减少激素的用量,达到停用的目的。

刘志威等[13]用槐花散(组成:槐花 12 g、柏叶 12 g、荆芥穗 6 g、枳壳 6 g。研末)联合激素治疗急性活动期溃疡性结肠炎患者。观察组和对照组各 20 例。对照组给予糖皮质激素进行治疗,轻度至中度患者口服甲泼尼龙片,每日 30~40 mg;重度患者采用静脉注射甲泼尼龙,每日 40~60 mg;随后逐渐减少激素剂量直至停药。观察组在同等条件下使用激素的同时给予中药方剂槐花散,温开水送服,每次 6 g,每日 1 次。疗程为 12 周。结果表明,观察组患者总有效率为 95.00%,明显高于对照组的 75.00%(P<0.05);两组患者的主要症状积分与治疗前相比均有显著改善,差异有统计学意义(P<0.05);且观察组患者的改善情况明显优于对照组,差异有统计学意义(P<0.05);两组患者不良反应均较轻,无明显差异(P>0.05)。

张亚利等[14]研究健脾清肠方(组成:党参 15 g、黄芪 30 g、马齿苋 30 g、生地榆 30 g、白及 9 g、三七 9 g、木香 9 g、陈皮 9 g、甘草 6 g)在激素依赖性溃疡性结肠炎患者在激素撤退中的应用。选择证属脾虚湿热型的激素依赖性溃疡性结肠炎患者共 60 例,随机分为对照组和观察组,各 30 例。两组患者均采用标准激素减量方法撤减激素,对照组给予口服补脾益肠丸,每次 6 g,每日 3 次。观察组给予口服健脾清肠方,每次 150 mL,每日 2 次。疗程为 3 个月。结果表明,与本组治疗前比较,治疗后两组患者 Mayo 评分均显著减少(P<0.01),且观察组较对照组显著减少(P<0.01)。治疗后观察组有 66.67%患者进入缓解期,对照组有 13.33%患者进入缓解期,观察组高于对照组(P<0.01)。治疗后对照组黏膜愈合率为 46.67%,观察组黏膜愈合率为 70.00%,观察组高于对照组(P<0.01)。治疗后对照组中医证候疗效有效率为 80.00%,观察组有效率为 96.67%,观察组高于对照组(P<0.01)。

周继旺等[15]使用序贯中药治疗激素依赖性溃疡性结肠炎。将 84 例患者分为中西医结合组和单纯西药组,各 42 例。单纯西药组予常规西药治疗及泼尼松 1.0 mg/(kg·d),口服;以后按照病情逐渐递减剂量,并维持最低剂量治疗。中西医结合组在单纯西药组的基础上,加自拟中药治疗:党参 20 g、白术 20 g、薏苡仁 20 g、防风 12 g、赤芍 10 g、白芍 10 g、黄连 8 g、黄芩 12 g、煨木香 10 g、丹参 20 g、地榆 10 g、仙鹤草 10 g、炒山楂 10 g、炒神曲 10 g、炙甘草 6 g。加减:腹痛甚者加延胡索 12 g、乌药 6 g;腹胀甚者加厚朴 10 g、槟榔 10 g;脓血多者加白头翁 15 g、马齿苋 10 g;便溏次数多者加石榴皮 10 g。开始应用泼尼松阶段加用地骨皮 12 g、生地黄 10 g、女贞子 10 g;减量阶段加菟丝子 10 g、补骨脂 10 g、仙茅 10 g;维持阶段加肉苁蓉 10 g、杜仲 10 g、续断 10 g。水煎 400 mL,分 2 次温服,病变局限于直肠及乙状结肠则进行保留灌肠;疗程与相应激素治疗阶段一致。结果表明,中西医结合组治疗 3 个月的总有效率(90.48%)高于单纯西药组(71.43%)(P<0.05);中西医结合组泼尼松治疗时间平均(5.13±2.47)个月少于单纯西药组的(8.67±3.22)个月(P<0.05);中西医结合组泼尼松不良反应发生率(14.29%)低于单纯西药组(35.71%)(P<0.05);随访(1.60±0.38)年,中西医结合组复发率(9.52%)低于单纯西药组(23.81%)(P<0.05)。由此可见,在激素依赖性溃疡性结肠炎患者应用激素治疗过程中,根据不同阶段病机分别给予滋阴降火、阴阳双补、温补肾

阳等序贯疗法,能够提高治疗总有效率、减少激素不良反应和减少复发。

3. 中药与英夫利西单抗联合治疗溃疡性结肠炎

临床上应用生物制剂如英夫利西单抗诱导缓解和维持治疗溃疡性结肠炎,但也存在毒副作用、费用昂贵、出现原发性和继发性失效等多种问题,联合中药治疗不失为一种临床探索性方案,可以增加疗效,减轻毒副作用。

王禾等[16]采用姜黄水煎剂灌肠联合英夫利西单抗治疗难治性溃疡性结肠炎,将80例难治性溃疡性结肠炎患者随机分为观察组和对照组,各40例。对照组:在第0、2、6周以5 mg/kg剂量静脉注射英夫利西单抗诱导缓解,随后每隔8周给予相同剂量维持治疗。观察组在对照组基础上于睡前予以姜黄50 g水煎至150 mL,以直肠滴入法保留灌肠,每晚1次,配合英夫利西单抗使用开始连续7日。22周(治疗5次)后评价两组临床症状、内镜表现、炎性指标及粪便钙卫蛋白含量。结果表明,英夫利西单抗治疗1次后,两组均无患者进入临床缓解,但观察组出现应答的患者多于对照组($P<0.05$);英夫利西单抗治疗3次后,观察组临床缓解及治疗应答者多于对照组($P<0.05$);英夫利西单抗治疗3次及5次后,观察组内镜应答者均多于对照组($P<0.05$),且观察组CRP、IL-1、TNF-α、粪便钙卫蛋白含量低于对照组($P<0.05$)。由此可见,姜黄水煎剂灌肠联合英夫利西单抗治疗难治性溃疡性结肠炎能加速患者临床症状缓解,促进患者肠黏膜修复,以防炎性指标降至更低水平。

综上所述,中药联合美沙拉秦、激素、免疫调节剂、生物制剂等药物治疗,是临床治疗溃疡性结肠炎的趋势。目前大量的基础和临床研究表明,在中医辨证论治的同时,联合西医应用,可以优势互补,发挥协作治疗作用。中西医联合应用,效果远远大于使用单纯的西医治疗或单纯的中医治疗。

第三节 中西医结合治疗溃疡性结肠炎的展望

炎症性肠病是城市化疾病,其发病率和患病率与生活方式和饮食结构改变密切相关,也受到诊断技术进步的影响。据估算,到2025年,中国将有超过150万例炎症性肠病病例[17]。巨大的疾病负担、生活质量下降和医疗费用增长,将会给患者、临床医生、卫生保健系统和行政管理部门带来前所未有的挑战。

尽管对溃疡性结肠炎的认识有了相当大的进步,并且针对这一极为异质性疾病的许多临床表现提供了一系列的治疗选择,但在临床实践中,对所有患者获得满意的结果仍是难以明确的。溃疡性结肠炎患者仍然存在许多未满足的需求,包括影响患者正常生活能力,未能及时诊断和治疗,现有的治疗选择有明显的缺陷,需要新的治疗选择,未满足关注于疾病、临床实践和患者的需求等[18]。

精准医疗和个体化治疗是临床医学重要的发展方向,以确定合适的患者使用合适的药物,使疾病的诊治更具有针对性和特异性。对于炎症性肠病,精准医疗的总体目标是利用患者个体的临床和生物学特征来预测疾病过程,并制订治疗方案以提供最佳护理[18,19]。为了整合临床、血清学和多组学平台来预测患者的预后,需要使用最先进的机器学习和系统生物学方法[20]。系统生物学的建立围绕复杂生物系统的整体模型和数学模型。机器学习是人工智能的一个子集,它指的是算法从数据中学习,以发现模式并做出决定(无须明确编程)的能力。人工智能,特别是机器学习和系统生物学的出现,为高效集成和解释大数据集,发现可转化到临床的知识开辟了道路。大数据集成和机器学习已被应用于炎症性肠病转化研究。如机器学习等方法可以对患者诊断和风险分层,预测疾病进展和治疗应答,精细调整治疗方案,从而对成本、健康和安全性产生积极影响[21]。

溃疡性结肠炎的达标治疗,是要取得炎症实验室证据的正常化(CRP、粪便钙卫蛋白等)、黏膜愈合(内镜愈合、组织学愈合)和影像学的正常化/稳定[22]。同时,要在临床实践中实施以患者为中心的护理(patient-centered care),尊重患者的需求和偏好。帮助患者能够正常学习、工作与社交,改善生活质量,并预防未来与溃疡性结肠炎相关的并发症[23]。

中医采用辨证论治、随症化裁的治疗方法,重视整体与局部的关系,注重扶正与祛邪相结合。中药治疗溃疡性结肠炎除了有消炎愈溃作用,还有止泻、止痛、止血、消胀、增加食欲等作用,尤其是在调整身体虚弱、精神心理、功能性胃肠症状方面表现突出。然而,临床医生的中医诊治水平参差不齐,需要不断巩固中医基本功,学习中医经典著作,学习名家诊治经验,加强与同行的切磋和交流,以提高中医临证思维和实际诊疗水平,给每位患者开出正确、准确、贴切的处方。

按照疾病的证候表现对患者进行分型,先区分不同患者的阴阳、表里、寒热、虚实等病理属性,继而采用针对这些病理属性的方剂和药物治疗,是中医特有的、行之有效的治疗方法。证型会影响各类西药的疗效和安全性吗?某类西药是否对某种证型患者的疗效更好?证型可能成为西药治疗的预测因素吗?这些都是令人感兴趣和需要关注的临床问题。今后可以进行不同种类西药按照证候分型治疗的探索性研究,明确其切合临床证型的适应证,以增加疗效,减少副作用。

合理选择和优化管理中药与西药(5-ASA、激素、免疫调节剂、钙调神经磷酸酶抑制剂、生物制剂)的联合使用,协同发挥作用叠加和互补、减轻毒副作用的功效,更有效地治疗溃疡性结肠炎患者肠道炎症、肠道症状、合并症和肠外表现。今后需要探讨中西医结合治疗模式、临床决策思维方法,开展前瞻性、多中心、病证结合的中西医结合治疗溃疡性结肠炎临床试验循证医学研究,在此基础上,建立综合性和个体化的中西医结合治疗溃疡性结肠炎诊疗方案,融合中医、西医多学科团队的智慧和特长,更好地帮助广大的溃疡性结肠炎患者。

参 考 文 献

[1] 中华中医药学会脾胃病分会.溃疡性结肠炎中医诊疗专家共识意见(2017)[J].中华中医药杂志,2017,32(8):3585-3589.

[2] 中国中西医结合学会消化系统疾病专业委员会.溃疡性结肠炎中西医结合诊疗共识意见(2017年)[J].中国中西医结合消化杂志,2018,26(2):105-111,120.

[3] 李超男,龚雨萍.清肠栓治疗溃疡性结肠炎的临床和实验研究进展[J].临床医药文献电子杂志,2018,5(9):181-183.

[4] 沈洪.溃疡性结肠炎中医特色疗法[M].北京:人民军医出版社,2014.

[5] 王志斌,陈晨,郭一,等.清肠温中方治疗轻中度溃疡性结肠炎的临床研究[J].中

国中西医结合杂志,2018,38(1): 15 - 19.

[6] 沈洪,朱磊,胡乃中,等.虎地肠溶胶囊联合美沙拉秦肠溶片治疗活动期溃疡性结肠炎多中心、随机对照、双盲双模拟的临床研究[J].中国中西医结合杂志,2019,39(11): 1326 - 1331.

[7] 樊静娜,赵继亭,闫华,等.安肠愈疡汤联合美沙拉秦治疗脾虚湿阻型溃疡性结肠炎的疗效评价及对炎性因子的影响[J].中华中医药杂志,2020,35(7): 3765 - 3770.

[8] 张声生,杨雪,赵鲁卿,等.清热除湿中药灌肠方治疗溃疡性结肠炎近期疗效的观察[J].中国中西医结合消化杂志,2017,25(6): 401 - 405.

[9] 刘军楼,沈洪,顾培青,等.清肠化湿灌肠方联合美沙拉嗪治疗远端溃疡性结肠炎的临床疗效[J].世界华人消化杂志,2015,23(35): 5715 - 5721.

[10] 霍红,张怡,吴贵恺,等.紫艾汤保留灌肠联合美沙拉嗪肠溶片口服治疗远端结肠型溃疡性结肠炎的临床效果[J].中华中医药学刊,2018,36(3): 748 - 750.

[11] 杨莉,唐艳萍,弓艳霞,等.芍药汤联合氨基水杨酸制剂治疗溃疡性结肠炎的 Meta 分析[J].中国中西医结合消化杂志,2017,25(3): 168 - 173.

[12] 吴科锐,罗景山,吴江凤,等.参苓白术散联合氨基水杨酸制剂治疗溃疡性结肠炎的 Meta 分析[J].中国药房,2017,28(36): 5119 - 5122.

[13] 刘志威,王学群,李甜甜.槐花散对溃疡性结肠炎急性期糖皮质激素用量影响及疗效[J].牡丹江医学院学报,2017,38(4): 66,69 - 71.

[14] 张亚利,郑烈,郭倩,等.健脾清肠方对激素依赖脾虚湿热型溃疡性结肠炎患者激素撤退的影响[J].中国实验方剂学杂志,2020,26(4): 109 - 113.

[15] 周继旺,吴建业,陈军贤.序贯应用中药辅助治疗激素依赖性溃疡性结肠炎的临床分析[J].中国现代医生,2016,54(31): 122 - 125.

[16] 王禾,雷天能.姜黄水煎剂灌肠联合英夫利昔单抗治疗难治性溃疡性结肠炎疗效观察[J].中国中西医结合消化杂志,2019,27(3): 219 - 223.

[17] Kaplan G G. The global burden of IBD: from 2015 to 2025[J]. Nat Rev Gastroenterol Hepatol, 2015, 12(12): 720 - 727.

[18] Danese S, Allez M, van Bodegraven A A, et al. Unmet medical needs in ulcerative colitis: an expert group consensus[J]. Dig Dis, 2019, 37(4): 266 - 283.

[19] Wang C, Baer H M, Gaya D R, et al. Can molecular stratification improve the treatment of inflammatory bowel disease? [J]. Pharmacol Res, 2019, 148: 104442.

[20] Denson L A, Curran M, McGovern D P B, et al. Challenges in IBD research: precision medicine[J]. Inflamm Bowel Dis, 2019, 25(Suppl 2): S31 - S39.

[21] Seyed Tabib N S, Madgwick M, Sudhakar P, et al. Big data in IBD: big progress for clinical practice[J]. Gut, 2020, 69(8): 1520 - 1532.

[22] Flamant M, Roblin X. Inflammatory bowel disease: towards a personalized medicine [J]. Therap Adv Gastroenterol, 2018, 11: 1756283X17745029.

[23] Siegel C A. Refocusing IBD patient management: personalized, proactive, and patient-centered care[J]. Am J Gastroenterol, 2018, 113(10): 1440 - 1443.

第十七章　溃疡性结肠炎的中医护理

溃疡性结肠炎患者的中医日常调护涉及饮食、情志、运动、生活起居等方面,要做到饮食有节,起居有常,顺应自然,结合适当活动,以求身心功能的全面康复。此外,鼓励患者每日记录大便次数、性状,定期送检,有条件者每日同步记录腹痛、里急后重、情绪、胃纳、睡眠等病情变化。

第一节　饮食调护

《素问·脏气法时论》[1]曰:"毒药攻邪,五谷为养,五果为助,五畜为益,五菜为充,气味合而服之,以补益精气。"溃疡性结肠炎的起因与饮食不节、过食生冷、油腻、辛辣等食物关系密切。因此,要加强对溃疡性结肠炎患者健康饮食的宣教和管理。饮食调护得当,可以促进身体的康复,防止疾病的复发。

一、饮食宜忌

《素问·太阴阳明论》[1]曰:"食饮不节,起居不时者,阴受之。阳受之则入六腑,阴受之则入五脏。入六腑则身热不时卧,上为喘呼。入五脏则膜满闭塞,下为飧泄,久为肠澼。"可见对于腹痛、腹泻之人,饮食很有讲究。《备急千金要方》[2]言:"所食诸食,皆须大熟烂为佳,亦不得伤饱,此将息之大经也,若将息失所,圣医不救也。"

在活动期及服中药治疗期间,禁生冷、黏滑、肉面、五辛、酒酪、臭恶等物。生者,是指未经煮炒、炖熟的食物,食之难于消化。冷者,是指水浆、性冷的食物、饮料,食之损害胃阳。黏滑者,是饼子、团粉、油腻、海菜之类的食物。黏者又指五谷之黏者,如黍(高粱、玉米)、秫米、糯米之类的食物。滑者,是指柔滑的蔬菜,如菠菜、菱角、荸荠、苋菜、茼蒿、莴苣、蕨菜、芋头之类的食物。肉者,是指各种鸟、兽、鱼的肉。面者,是指大小麦、荞麦等制作的粉面。五辛者即五荤,包括薤、蒜、韭、葱、胡荽(香菜),谓其辛臭。酪者,是指以牛、羊、马的乳汁制造的食物。臭恶者,是指气味恶臭、膻秽的食物。以上各种食物,或质钝而难化,或热而生火,或味辛而散气,或性滞而生湿,或含毒而伤中,俱非中和之物,故不宜食用。

建议溃疡性结肠炎患者摄入清淡易消化的食物,避免生冷、辛辣、油腻、煎炸食物及富含纤维素的蔬菜;不适宜饮牛奶;应避免食用海鲜、虾蟹等;减少红肉(猪肉、牛肉、羊肉等)的摄入量。急性期患者,建议少食多餐,清淡少渣,以易消化、够热量为原则。缓解期患者,建议饮食以不伤脾胃为本,少食膏粱厚味,对于荤腥油腻,难以消化的食物要慎重或者禁止食用,防止病情迁延反复。

二、药食同源

饮食是人体维持日常生命的根本,为人体提供养料,弥补阴阳气血的不断消耗。食物和药物一样具有四气五味,虽性质相对平和,但也有类似治疗的功效。部分药物同时也是食物,如山药、白扁豆、姜类、枣类、芡实、莲子、茯苓、薏苡仁等健脾养胃中药都属于"药食同源"之列。这些药物不仅有治疗作用,而且安全营养,在保健和预防疾病方面有值得肯定的积极作用。

三、饮食疗法

饮食疗法可作为药物或其他治疗措施的辅助手段。张锡纯在《医学衷中参西录》[3]中言:"病患服之,不但疗病,并可充饥。不但充饥,更可适口。用之对证,病自渐愈。即不对证,亦无他患。"针对溃疡性结肠炎患者,以下提供一些简便易行的食疗方以供参考[4,5]。

1. 山药红枣粥

原料:山药 60 g,红枣 30 g。

做法:上两味加大米适量,共煮粥服食。

功效:恢复肠道吸收功能,养胃止泻。

2. 糯米固肠粥

原料:糯米 100 g,怀山药 30 g,胡椒少许。

做法:炒后共为细末,以极滚热汤调食。

功效:健脾止泻。

3. 糯米山楂粥

原料:糯米 60 g,炒山楂 30 g,红糖 30 g,生姜丝适量。

做法:将糯米、山楂、生姜丝放入适量水中,共蒸熟,再纳入红糖热服。

功效:温中健脾,消食和胃。

4. 莲子粉粥

原料:莲子 30 g(去心、炒熟,研细末),大米 60 g。

做法:先将大米煮粥,临熟加入莲子粉,略数沸便可食,盐糖调味均可。

功效:健脾止泻。

5. 薏苡仁粥

原料:炒薏苡仁 30 g,大米 60 g,水适量。

做法:水煮沸,加入薏苡仁、大米再煮,熟后食盐调味服食。

功效:祛湿健脾止泻。

6. 薏苡扁芡粥

原料:薏苡仁、扁豆、芡实各 50 g,大米适量。

做法:以上原料共煮服食。

功效:健脾补肾止泻。

7. 百合粥

原料:芡实、百合各 60 g。

做法：上两味药放入米粥内同煮成粥。

功效：健脾宁心止泻。

8. 瘦肉莲子汤

原料：瘦猪肉 100 g,莲子肉 500 g,百合 20 g。

做法：以上原料洗净放砂锅内加水煮汤,再加食盐等调味后温服,每日适量。

功效：益气补虚,健脾止泻。

9. 健脾止泻糕

原料：鲜山药 250 g,赤小豆 150 g,芡实米 30 g,白扁豆 20 g,茯苓 20 g,乌梅 4 枚,果料及白糖适量。

做法：将赤小豆制成豆沙加适量白糖。茯苓、白扁豆、芡实米共研成细末,加少量水蒸熟。鲜山药去皮蒸熟加入上粉,拌匀成泥状,在盘中一层鲜山药粉末泥,一层豆沙,共6~7 层,上层点缀适量果料,上锅再蒸。乌梅、白糖熬成脓汁,浇在蒸熟的糕上。

功效：健脾止泻。

第二节 情 志 调 护

情志因素如抑郁、焦虑可以诱发和加重溃疡性结肠炎的病情。《素问·举痛论》[1]曰：“怒则气逆,甚则呕血及飧泄。”《景岳全书·泄泻》[6]曰：“凡遇怒气便作泄泻者,必先以怒时挟食,致伤脾胃。故但有所犯,即随触而发,此肝脾二脏之病也。盖以肝木克土,脾气受伤而然。”肝主疏泄,脾主运化。肝失疏泄,横逆犯脾,尤其是在脾气素虚的情况下,会促发本病。

临床上部分溃疡性结肠炎患者病情较重,病程长,可能伴有贫血和低蛋白血症,身体虚弱,难以胜任就读、工作和日常生活,影响社交活动,容易出现情绪异常波动,常因心理压力过大而出现抑郁、焦虑。医护人员在工作中要与患者多沟通,安抚患者,帮助患者疏解不良情绪,保持良好的心态。中医有许多情志调护内容,可与现代心理护理相参,在疾病的防治、康复、保健中起到促进作用。

一、情绪疏导

《灵枢·师传》[1]曰：“人之情,莫不恶死而乐生。告之以其败,语之以其善,导之以其所便,开之以其所苦。虽有无道之人,恶有不听者乎。”其意为在医患沟通中,医生要指出疾病的危害,引起患者重视,让患者对疾病有正确的认识,持有正确的治病态度;同时也要让患者明白与医生相互合作的重要性,增强战胜疾病的信心;告知患者治疗的具体措施和调养方式;若患者有消极心理状态,要帮助患者从疾病的痛苦中走出来。因此,医生应该有意识地定期对患者进行情绪疏导,帮助患者在日常生活中树立积极乐观的心态。个性和情绪问题,中医责之于心肝。若肝失疏泄,肝气郁结,心情易于抑郁。溃疡性结肠炎缠绵难愈,患者难免心烦意乱,临证时需辅以调心疏肝之法,或药物疏肝解郁,养心调神,或采用心理疗法,用言语循循善诱,调整心态,疏理情绪,以此种种舒缓患者紧张、焦虑、抑郁情绪,让患者在日常生活中树立良好心态,每每能提高治疗效果。

二、情志相胜

《素问·阴阳应象大论》[1]中提及"悲胜怒""恐胜喜""怒胜思""喜胜忧""思胜恐"，这是根据五行之间相生相克关系的原理，用相互克制的情志来控制病态情绪，以达到调和情志的目的。在溃疡性结肠炎患者的常见情志病中，"忧""悲"过度较为多见。临床实际中由于诸多原因，上述情志生克的心理治疗方法受众多限制。医生应该鼓励、支持患者进行积极的自我调节，多与家人朋友沟通，寻求帮助，减轻压力，使心情愉悦，促进自我恢复。

三、五音疗法

《史记·乐书》[7]曰："故音乐者，所以动荡血脉，通流精神而和正心也。"表明音乐对于人的情志有调畅作用。例如，明快鲜活的歌舞能够激发喜悦的心境，沉静婉转的曲调可以平复紧张和焦虑。音乐这种艺术形式的治疗，对客观条件要求不高，患者可以随时随地通过聆听、感受、体验音乐而改变自己的心绪，让音乐潜移默化影响心理生理活动而发挥治疗作用。

《素问·金匮真言论》[1]中把角、徵、宫、商、羽五音和肝、心、脾、肺、肾五脏及怒、喜、思、悲、恐五志相对应，以音律的变化来描述脏腑的气机运行规律。郝万山[8]认为这五种调式的音乐对人体气机的影响分为五类：角调对应肝木，有助气机调达；徵调对应心火，有助气机上升；宫调对应脾土，有助气机平稳；商调对应肺金，有助气机内收；羽调对应肾水，有助气机下降。音乐通过对气机和脏腑功能的影响，进而可优化心理状态、激发情感变化；而心理状态的优化与适度的情感变化，又可反馈性地调节相应脏腑的功能，这为辨证施乐、对病选曲奠定了理论与实践基础。溃疡性结肠炎发病与脾土关系密切，而宫音属土，宫乐似土，敦厚平和，中正庄重。李海燕等[9]发现五音中"宫调"音乐，如《月儿高》《鸟投林》《二泉映月》等可以明显改善溃疡性结肠炎患者的焦虑状态，提高患者的临床疗效。

第三节　运动调护

人体是一个有机整体，其生命活动的维持既要靠运动劳作来促进，也要靠休息、睡眠来调节，二者缺一不可。劳逸适度，方能增强体质，促进疾病的康复及预防复发。过劳过逸均能损伤脏腑，削弱机体的抗病能力。劳倦过度易伤脾胃，久卧不动易困脾气，房事不节则伤肾，以致脾肾两虚，脾肾受损则致溃疡性结肠炎病情发展，或引起疾病复发。中医导引是我国古代的呼吸运动与肢体运动相结合的一种养生术，简单易学，练习时基本不用器具，不限场地。将中医导引术、功法锻炼融入溃疡性结肠炎患者的日常调护，强调自我锻炼，能提高患者的积极性，优化其身心健康，改善其机体功能状态。

郝微微设计的"益肠培元导引术"，将脏腑经络学说和八段锦相结合，同样可用于溃疡性结肠炎的日常运动调护，具体操作详见第十六章中溃疡性结肠炎的导引治疗。

一、五禽戏

五禽戏是一套健身祛病的导引术,相传是由东汉著名的医学家华佗在"户枢不蠹,流水不腐"的思想指导下,总结前人健身活动经验,模仿虎、鹿、熊、猿、鹤等兽禽动作编创而成,用以活动筋骨、增强体质。五禽戏不仅能养生,还可以治病,宗中医"整体观"理论,强调形神兼备,注重内外合一调理人体全身[10]。其中,熊戏五行属土,对应脾脏,具有健脾和胃、养胃阴而益脾阳之效,正应溃疡性结肠炎患者的脾胃功能康复训练;鹿戏五行属水,对应肾脏,有养肾壮命门之火的作用,对于病程日久的溃疡性结肠炎患者,补火生土,有助于脾肾两脏的调护。

二、八段锦

八段锦功法起源于北宋,古人把这套动作比喻为"锦",锦者,誉其似锦之柔和优美。现代的八段锦在内容上较古时有所变化。功法分为八段,每段一个动作,故名为"八段锦",其动作具有柔和缓慢、圆活连贯、松紧结合、动静相兼、神形相合、气寓其中的特点。练习要求松静自然,准确灵活,练养相兼,循序渐进。

八段锦动作分为八段:第一段,双手托天理三焦;第二段,左右开弓似射雕;第三段,调理脾胃臂单举;第四段,五劳七伤往后瞧;第五段,摇头摆尾去心火;第六段,两手攀足固肾腰;第七段,攒拳怒目增气力;第八段,背后七颠百病消。溃疡性结肠炎患者适宜练习第三段和第六段的动作,以调脾胃,固肾腰。

三、六字诀

六字诀是一种吐纳法,是通过嘘、呵、呼、呬、吹、嘻六个字的不同发音口型,唇齿喉舌的用力不同,以牵动不同的脏腑经络气血的运行。梁代陶弘景于《养性延命录》[11]中记载:"凡行气,以鼻纳气,以口吐气,微而引之,名曰长息。纳气有一,吐气有六。纳气一者,谓吸也。吐气有六者,谓吹、呼、唏、呵、嘘、呬,皆出气也……委曲治病,吹以去风,呼以去热,唏以去烦,呵以下气,嘘以散滞,呬以解极。"现代研究也表明"六字诀"五音与五脏的对应关系,长期习练能有效提升习练者的身心健康状况[12]。六字诀分六式六音:第一字,"嘘"字功平肝气;第二字,"呵"字功补心气;第三字,"呼"字功培脾气;第四字,"呬"字功补肺气;第五字,"吹"字功补肾气;第六字,"嘻"字功理三焦。

四、太极拳

太极拳有祛病健身和养生保健的功效。太极拳基本内容包括太极理论、拳术套路、太极推手,以及太极枪、棍、剑等器械套路和辅助训练方法。练习太极拳要求体悟阴阳、动静、刚柔之理,讲究含蓄内敛、连绵不断、刚柔相济、行云流水。

太极拳运动可使血液流畅、循环加强,增加各脏器的供血;深长均匀的腹式呼吸可使横膈肌活动范围扩大,带动胃、肠、肝、胆、胰做大幅度转动,腹腔内各脏器受柔和、持久而有节律的按摩,可促进消化液的分泌,加强胃肠的蠕动,改善局部供血,肠管的蠕动亦因改变腹压和局部微循环增加而得到双向调节,可以消除肝脏瘀血,改善肝胆功能。中医学认为,肝主疏泄,助脾胃运化,太极拳可以调畅情志,肝气条达,对胃肠功能有很大帮助[13]。

第四节 生活起居调护

《道德经》[14]曰："人法地,地法天,天法道,道法自然。"表明人处于天地宇宙之间,生命活动与宇宙自然的密切相关性,并指出"万物负阴而抱阳,冲气以为和""知和曰常,知常曰明"。我国传统养生观重视顺应自然,"法于阴阳,和于术数"是《黄帝内经》的养生总原则,其含义就是要顺从自然规律生活。"法于阴阳"表达的是人要按照自然界的变化规律而起居生活,随四季的变化而适时增减衣被;"和于术数"说的是人要根据正确的养生保健方法进行调养锻炼。四时阴阳的变化是自然界万物赖以生长的根本,顺应四时变化来调养生息,遵循生命发展的根本规律,像自然万物一样生、长、收、藏是十分必要的。溃疡性结肠炎患者的日常养生也要注意顺应自然,讲究一定的方式,以不伤正气为本。

参 考 文 献

[1] 杨永杰,龚树全.黄帝内经[M].北京:线装书局,2009.

[2] 孙思邈.备急千金要方[M].鲁兆麟等点校.沈阳:辽宁科学技术出版社,1997.

[3] 张锡纯.医学衷中参西录[M].石家庄:河北科学技术出版社,1985.

[4] 郭琪华.溃疡性结肠炎的饮食治疗[J].河南中医药学刊,1998,13(4):25,26.

[5] 赵瑞清,刘艳清,刘德清,等.专家与您面对面溃疡性结肠炎[M].北京:中国医药科技出版社,2016:107,108.

[6] 张介宾.景岳全书[M].赵立勋主校.北京:人民卫生出版社,1991.

[7] 司马迁.史记[M].北京:线装书局,2006.

[8] 郝万山,素心.妙音通经焕新生——五音治疗原理[J].中国气功科学,2000,34(12):42,43.

[9] 李海燕,席中原.五音中"宫调"对泄泻患者焦虑状态干预的研究[J].临床医药文献电子杂志,2019,6(26):139,142.

[10] 杨宇,韦东谊,张静文,等.传统中医养生·华佗五禽戏[M].南宁:广西科学技术出版社,2016:7.

[11] 陶弘景.养性延命录[M].上海:上海古籍出版社,1990.

[12] 高亮,李晓智.体育锻炼对老年人全面健康影响的理论与实践[M].北京:人民体育出版社,2018.

[13] 梁谊深,张丹璇,陈峭.传统养生功法在脾胃病治疗中的研究进展[J].中医外治杂志,2019,28(1):60,61.

[14] 李耳.道德经[M].北京:金盾出版社,2009.